ELSEVIER
URBAN & FISCHER

Florian Wittpahl   Reinhard Hamann

Lernkarten Infektionskrankheiten

Pathologie und Gesetzeskunde für Heilpraktiker

2. Auflage

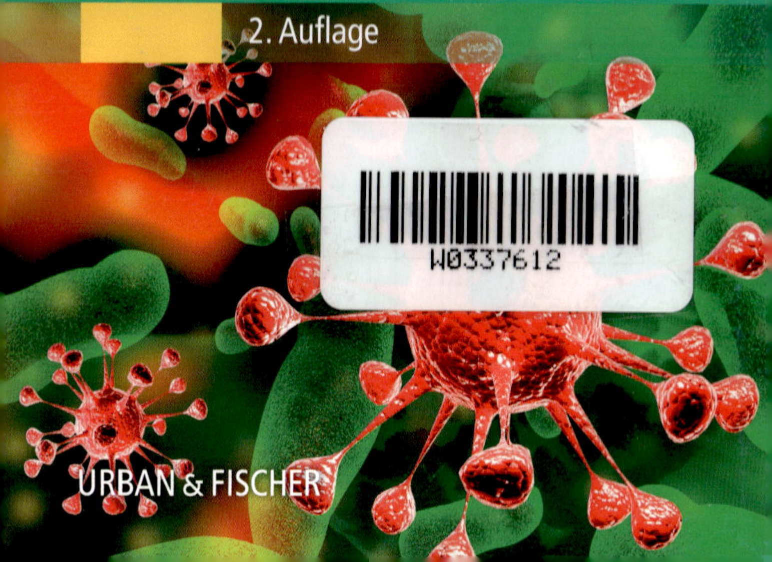

W0337612

URBAN & FISCHER

Zuschriften und Kritik an:
Elsevier GmbH, Urban & Fischer Verlag, Lektorat Komplementäre und Integrative Medizin, Hackerbrücke 6, 80335 München

Wichtiger Hinweis für den Benutzer
Die Erkenntnisse in der Medizin unterliegen laufendem Wandel durch Forschung und klinische Erfahrungen. Die Autoren dieses Werkes haben große Sorgfalt darauf verwendet, dass die in diesem Werk gemachten therapeutischen Angaben dem derzeitigen Wissensstand entsprechen. Das entbindet den Nutzer dieses Werkes aber nicht von der Verpflichtung, anhand weiterer schriftlicher Informationsquellen zu überprüfen, ob die dort gemachten Angaben von denen in diesem Buch abweichen und seine Verordnung in eigener Verantwortung zu treffen.

Wie allgemein üblich wurden Warenzeichen bzw. Namen (z.B. bei Pharmapräparaten) nicht besonders gekennzeichnet.

Bibliografische Information der Deutschen Nationalbibliothek
Die Deutsche Nationalbibliothek verzeichnet diese Publikation in der Deutschen Nationalbibliografie; detaillierte bibliografische Daten sind im Internet über http://dnb.d-nb.de abrufbar.

Alle Rechte vorbehalten
2. Auflage 2010
1. Auflage 2008
© Elsevier GmbH, München
Der Urban & Fischer Verlag ist ein Imprint der Elsevier GmbH.

10 11 12 13 14 5 4 3 2 1

Für Copyright in Bezug auf das verwendete Bildmaterial siehe Abbildungsnachweis.

Das Werk einschließlich aller seiner Teile ist urheberrechtlich geschützt. Jede Verwertung außerhalb der engen Grenzen des Urheberrechtsgesetzes ist ohne Zustimmung des Verlages unzulässig und strafbar. Das gilt insbesondere für Vervielfältigungen, Übersetzungen, Mikroverfilmungen und die Einspeicherung und Verarbeitung in elektronischen Systemen.

Um den Textfluss nicht zu stören, wurde bei Patienten und Berufsbezeichnungen die grammatikalisch maskuline Form gewählt. Selbstverständlich sind in diesen Fällen immer Frauen und Männer gemeint.

Planung: Ingrid Puchner, München
Lektorat: Dr. rer. nat. Andreas Dubitzky, München
Herstellung: Marion Kraus, München
Satz: Mitterweger & Partner, Plankstadt
Druck und Bindung: Print Consult GmbH, München, Printed in Slovac Republic
Umschlaggestaltung: SpieszDesign Neu-Ulm
Titelbild: fotolia
Gedruckt auf 250 g Lumisilk 0,83-faches Volumen

ISBN 978-3-437-58331-5
Aktuelle Informationen finden Sie im Internet unter www.elsevier.de und www.elsevier.com

Vorwort

Wer sich entschlossen hat, Medizin zu studieren oder Heilpraktiker zu werden, muss ein enormes Lernpensum bewältigen: Auch die Infektionskrankheiten in ihrer Symptomatik und die juristischen Grundlagen des Infektionsschutzgesetzes sind prüfungsrelevant und sollten, will man die Prüfung bestehen, intensiv gelernt werden: Doch beide Themen stehen oft ganz unten auf der Beliebtheitsskala der zu paukenden Themen. Mit diesem Kartenset wollen wir Ihnen zu einem spannenderen und freudigen Umgang mit diesen Themen verhelfen. Das Kartenset können Sie als Lernkarten nutzen oder spielerisch als Quartett einsetzen und zu zweit oder mehreren Ihr Wissen vertiefen und prüfen.

Dieses Lernkartenset besteht aus zwei Teilen:

- 64 Karten zu den wichtigen Infektionskrankheiten: Diese sind in 16 Gruppen zu vier Karten unterteilt. Die Karten eignen sich zum Lernen und Quartettspielen.

- 36 Karten zum Infektionsschutzgesetz (IfSG) und zu den Grundlagen der allgemeinen Pathologie. Diese Karten sind gut zum Lernen geeignet, können aber auch wiederum als Quartett mit 9 Gruppen gespielt werden.

Die Karten beschränken sich auf die unserer Meinung nach wichtigsten Inhalte und erheben keinen Anspruch auf Vollständigkeit. Die Lernenden sollten sich mit allen Inhalten auch mit Hilfe eines ausführlichen Lehrbuchs vertraut machen.

Wir wünschen viel Erfolg und Spaß beim Lernen.

Florian Wittpahl und Reinhard Hamann

Hamburg im August 2010

Autoren

Florian Wittpahl

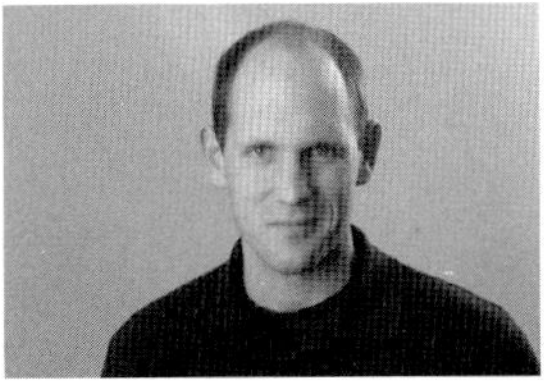

Rettungsassistent und Heilpraktiker
1993–1996 Tätigkeit als Rettungssanitäter mit Einsatz auf Rettungs- und Notarztwagen
1994–1997 Dozent an der ASB-Rettungsdienstfachschule in Hamburg
seit 1998 Heilpraktiker
Gründer und Leiter der Grünen Schule, Hamburger Akademie für Naturheilkunde
www.hafn.de
info@hafn.de

Reinhard Hamann

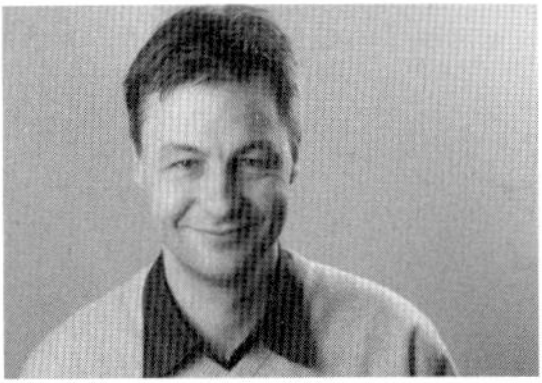

Dipl. Mathematiker und Heilpraktiker, Baubiologe IBN
seit 1998 Heilpraktiker in eigener Praxis in Hamburg-Eimsbüttel
seit 2004 Schwerpunkt baubiologische Messtechnik
Dozent für Hämatologie, Infektionskrankheiten und naturheilkundliche Therapieverfahren
www.die-baubiologen-hamburg.de
info@reinhard-hamann.de

Informationen zum Aufbau der Karten

Infektionskrankheiten:

- Im oberen Drittel der Karte sind angegeben: die Klassifikation der Erkrankung mit nachfolgender Kurzdefinition, eine charakteristische Abbildung, zudem eine Weltkarte, die das Verbreitungsgebiet der Erkrankung wiedergibt.
- Im mittleren Teil sind in tabellarischer Form aufgeführt: Informationen zum Erreger, zur Übertragung und Inkubationszeit – die Inkubationszeiten wurden zum besseren Lernen in fünf Gruppen eingeteilt (Stunden, Tage, Wochen, Monate und Jahre). Im darunter liegenden Abschnitt sind in der linken Spalte wichtige Symptome (geordnet nach Organsystemen) und rechts u.a. Komplikationen und Behandlungsmöglichkeiten genannt.
- Im letzten Drittel der Karte sind der Erkrankungsverlauf und die verschiedenen Formen der Erkrankung angegeben. Zudem geben Lernhinweise wichtige prüfungsrelevante Zusammenhänge wieder.

Infektionsschutzgesetz (IfSG) und allgemeine Infektionslehre:

- Im oberen Drittel der Karte sind die „Keynotes" zum Thema aufgeführt: In der linken Spalte stehen die Hauptaussagen, in der rechten Spalte ist über dem Kasten eine Art Überschrift für die Karte vergeben. Im darunter liegenden Kasten sind Lernhilfen und Anmerkungen aufgeführt.
- Im unteren Kartenteil sind Gesetzestexte mit Erklärungen bzw. pathophysiologische Zusammenhänge dargestellt. Die Gesetze sind nicht immer wortwörtlich und vollständig abgebildet, sondern beinhalten die wichtigsten Informationen.

Hinweise zum Umgang mit den Karten

Um beim eigenen Lernen oder gemeinsamen Abfragen ein besseres Verständnis über das Wissensgebiet zu erlangen, hat es sich bewährt, die Karten nach bestimmten Kriterien zu sortieren:

- Sei es nach den §§ des IfSG (z.B. Meldepflicht nach § 6 oder § 7), nach Erregerarten (z.B. Viren, Bakterien), Fiebertypen oder Inkubationszeit.
- Zusätzlich können die so gruppierten Karten alphabetisch sortiert werden, dies ist v.a. bei den meldepflichtigen Krankheiten zu empfehlen.

Es kann hilfreich sein, die Themen der Karten nicht auf einmal zu lernen, sondern in thematischen Gruppen durchzugehen.

In fast jeder schriftlichen Überprüfung und auch in den mündlichen Überprüfungen wird nach dem IfSG gefragt. Nachfolgend finden Sie eine Übersicht der unserer Erfahrung nach am häufigsten nachgefragten Themen:

- Erkrankungen nach § 6
- Erkrankungen/Erreger nach § 7
- Erkrankungen mit „Diarrhoe“
- Erkrankungen mit hohem Fieber
- Fiebertypen
- Erkrankungen mit Lymphknotenschwellung
- Erkrankungen mit Milzschwellung

Lerntipp zu den relevanten Paragraphen des IfSG: Es reicht meist aus, sich jeweils nur zu merken, ob eine Krankheit in § 6, § 7 oder in § 34 erwähnt ist oder ob sie sexuell übertragbar ist:

- Alle Krankheiten in § 6 stehen auch in § 7 und es gilt automatisch § 8.
- Für die Krankheiten aus § 6, durch in § 7 genannte Erreger, aus § 34 sowie sexuell übertragbare Krankheiten gilt *immer* § 24.

Spielanleitung

Quartett

Gespielt werden kann ab zwei Spielern. Ziel ist es, Gruppen mit gleichen Buchstaben zu sammeln. Es kann mit den Erkrankungen (Buchstaben A – P) oder mit den Gesetzen und Vorschriften (Buchstaben Q – Y) gespielt werden.

- Die Karten werden gut gemischt.
- Jeder Spieler erhält acht Karten, die übrigen werden verdeckt auf einen Haufen in die Mitte gelegt.
- Der erste Spieler fragt in die Runde, ob ein Anderer eine bestimmte Karte besitzt. (Man darf nur nach den Karten fragen, aus dessen Quartett man eine Karte hat.) Ist dies der Fall, darf der gefragte Spieler eine Frage zu dieser Karte stellen. Wird sie von Spieler 1 richtig beantwortet, erhält dieser die Karte und darf nach einer weiteren Karte fragen. Beantwortet er die Frage falsch, nimmt er eine Karte vom Stapel. Der gefragte Spieler behält seine Karte. Danach stellt der zweite Spieler seine Fragen, und so weiter.
- Hat ein Spieler ein komplettes Quartett, wird dieses abgelegt.
- Gewonnen hat der Spieler mit den meisten Quartetten.

Anmerkungen:

- Als richtig gelten inhaltlich korrekte Antworten, nicht unbedingt der genaue Wortlaut!
- Bei „Erstlernern" empfiehlt es sich, am Anfang nur Fragen aus bestimmten Kategorien zuzulassen.

Eine weitere Spielvariante könnte sein: Bei Ablage eines Quartetts müssen die vier Erkrankungen noch einmal in den wichtigsten Punkten zusammengefasst werden. Zu Beginn der Lernphase können diese evtl. abgelesen, später müssen sie auswendig vorgetragen werden.

Spielanleitung

Memory

Alternative für zwei Spieler: Mit dem halben Kartensatz der Erkrankungen (Buchstaben A–H oder I–P) oder den Gesetzen und Vorschriften (Buchstaben Q–Y) ist ein Memory-Spiel möglich:

- Karten mischen und verdeckt auf den Tisch legen.
- Ziel ist es, zwei zusammengehörige Kartenpaare aufzudecken: Nur die direkt aufeinanderfolgenden Karten gehören zusammen: So sind z. B. B1 und B2 ein Memory-Paar und B3 und B4. Die Karten B1 und B3 jedoch nicht.
- Jeder Spieler darf abwechselnd zwei Karten aufdecken.
- Wer zwei Karten aus der gleichen Kategorie aufgedeckt hat, nimmt diese auf und gibt sie dem Mitspieler. Dieser darf zu jeder Karte eine Frage stellen. Nur wenn der erste Spieler die Frage auch beantworten kann, erhält er die Karte. Sonst wird sie auf einen Ablagestapel gelegt.
- Wer am Ende die meisten Karten gesammelt hat, gewinnt das Spiel.

Abkürzungsverzeichnis/Begriffe

AK	Antikörper
bes.	besonders
β-hämolys. Streptok.	β-hämolysierende Streptokokken
D.	Deutschland/BRD
d.F.	der Fälle
DD	Differenzialdiagnose
E. coli	Escheria coli Bakterien
Erkr.	Erkrankung
Err.-Nw	Erregernachweis
Err.-res	Erregerreservoir
Err.-typ	Erregertyp
Ery	Erythrozyt
ev.	eventuell
F	Fieber
gramneg.	gramnegativ
grampos.	grampositiv
HKL	Herz-Kreislauf
i.d.R.	in der Regel
Immun.	Immunität
IZ	Inkubationszeit
Kompl	Komplikationen
kont.	kontaminiert
LK	Lymphknoten
Ma-Da	Magendarmsymptome
PNS	Peripheres Nervensystem
SchüttelFr	Schüttelfrost
STIKO	Ständige Impfkommission
Th.	Therapie
u.a.	und andere
Ü/EB	Übelkeit/Erbrechen
unspez.	unspezifisch
ÜW	Übertragungsweg
V.a.	Verdacht auf
v.a.	vor allem
Wo	Wochen
z.T.	zum Teil
ZNS	Zentrales Nervensystem

Begriffsbestimmungen gemäß IfSG

Krankheitserreger
Ist ein vermehrungsfähiges Agens (Virus, Bakterium, Pilz, Parasit) oder ein sonstiges biologisches übertragbares Agens, das bei Menschen eine Infektion oder übertragbare Krankheit verursachen kann.

Infektion
Ist die Aufnahme eines Krankheitserregers und seine nachfolgende Entwicklung oder Vermehrung im menschlichen Organismus.

Übertragbare Krankheit
Ist eine durch Krankheitserreger oder deren toxische Produkte, die unmittelbar oder mittelbar auf den Menschen übertragen werden, verursachte Krankheit.

Kranker
Ist eine Person, die an einer übertragbaren Krankheit erkrankt ist.

Krankheitsverdächtiger
Ist eine Person, bei der Symptome bestehen, welche das Vorliegen einer bestimmten übertragbaren Krankheit vermuten lassen.

Ausscheider
Ist eine Person, die Krankheitserreger ausscheidet und dadurch eine Ansteckungsquelle für die Allgemeinheit sein kann, ohne krank oder krankheitsverdächtig zu sein.

Ansteckungsverdächtiger
Ist eine Person, von der anzunehmen ist, dass sie Krankheitserreger aufgenommen hat, ohne krank, krankheitsverdächtig oder Ausscheider zu sein.

Nosokomiale Infektion
Ist eine Infektion mit Mikroorganismen bzw. deren Toxinen, die im zeitlichen Zusammenhang mit einer stationären oder einer ambulanten medizinischen Maßnahme steht, soweit die Infektion nicht bereits vorher bestand.

Impfschaden
Ein Impfschaden ist die gesundheitliche und wirtschaftliche Folge einer über das übliche Ausmaß einer Impfreaktion hinausgehenden gesundheitlichen Schädigung durch die Schutzimpfung. Ein Impfschaden liegt auch vor, wenn mit vermehrungsfähigen Erregern geimpft wurde und eine andere als die geimpfte Person geschädigt wurde.

Gesundheitsschädling
Ist ein Tier, durch das Krankheitserreger auf Menschen übertragen werden können. (z.B. Zecken, Flöhe, Läuse, Fliegen)

Abbildungsverzeichnis

Quelle	Abbildung
A1PIX Germany, Digital Picture Library, Taufkirchen	M2
Böcker W. et al.: Pathologie, 4. Aufl., Elsevier GmbH, Urban & Fischer, 2008	G2
Caro Fotoagentur GmbH, Berlin	N4
Classen M. et al.: Innere Medizin, 5. Aufl., Elsevier GmbH, Urban & Fischer, 2004	A1, C1, F2, F3, F4, I1, I4, N1, O2, O3
Das Fotoarchiv, Essen	H4
Deutsches Grünes Kreuz e.V., Marburg	C4
Dirschka T. Wuppertal	B1, J4, K1, O1, O4
Emond R. et al.: Colour Atlas of Infectious Disease, Elsevier GmbH, Mosby, 2003	H2
Fleischer K., Würzburg	H3
Forbes A. & Jackson W.: Color Atlas and Text of Clinical Medicine, 3 rd ed., Elsevier, Mosby, 2004	P2, E4, J3
fotolia Deutschland	G1
Gruber G. & Hansch A.: Kompaktatlas Blickdiagnosen, 2. Aufl., Elsevier GmbH, Urban & Fischer, 2009	D2, G4, P1
Heumann H., Stuttgart	B4
images.de digital photo GmbH, Berlin	E3, K3
Kaufmann G.W. et al.: Radiologie, 3. Aufl., Elsevier GmbH, Urban & Fischer, 2006	L1
Kühn B., Remscheid	P3, P4
La Roche AG, Basel	F1
Löscher T., München	D3
Marre R. et al.: Klinische Infektiologie, 2. Aufl., Elsevier GmbH, Urban & Fischer, 2007	A2, A3, C2, I3
Mayatepek E.: Pädiatrie, Elsevier GmbH, Urban & Fischer, 2007	B3
medicalpicture GmbH, Köln	C3, D1
Mims C. et al.: Medizinische Mikrobiologie - Infektiologie, Elsevier GmbH, Urban & Fischer, 2006	D4, E1, M3, M4, N3
Oethinger M., Cleveland	M1
Rassner G.: Dermatologie, Lehrbuch und Atlas, 9. Aufl., Elsevier GmbH, Urban & Fischer, 2009	A4, J1, J2, K2
Grafik-Atelier H. Riediger, Hamburg	E2
Raichle, Ulm	G3, L4
Rintelen, Velbert	I2, N2
Schmidt S., München	B2
Wittpahl F., Hamburg	H1, K4, L3
Wyeth Pharma GmbH, Münster	L2

- Die in § 6(1) genannten Krankheiten sind u.a. für Heilpraktiker und Ärzte bei **Verdacht**, **Erkrankung** und **Tod** namentlich zu melden.
- Sie unterliegen einem **Behandlungsverbot** für Heilpraktiker.
- Die Meldepflicht wurde 2007 lt. einer Verordnung des RKI auf Vogelgrippe beim Menschen ausgedehnt.

Meldepflicht für Heilpraktiker und Ärzte meist bei Verdacht, Erkrankung und Tod.

In den Absätzen (2) und (3) sind weitere Meldepflichten genannt, die nicht für Heilpraktiker gelten.

(1) Namentlich zu melden ist

1. der Krankheitsverdacht, die Erkrankung sowie der Tod an
   - Botulismus
   - Cholera
   - Diphtherie
   - Humaner spongiformer Enzephalopathie (HSE, außer angeborene Formen)
   - akuter Virushepatitis
   - enteropathischem hämolytisch-urämischen Syndrom (HUS)
   - virusbedingtem hämorrhagischem Fieber (VHF)
   - Masern
   - Meningokokken-Meningitis oder -sepsis
   - Milzbrand
   - Poliomyelitis
   - Pest
   - Tollwut
   - Typhus abdominalis/Paratyphus
   - sowie Erkrankung und Tod an behandlungsbedürftiger Tuberkulose
2. der Verdacht auf und die Erkrankung an einer Lebensmittelvergiftung oder an akuter infektiöser Gastroenteritis wenn:
   a) eine Person aus dem Gaststätten- oder Lebensmittelgewerbe betroffen ist,
   b) mehrere Erkrankungen mit vermutlich epidemischem Zusammenhang auftreten,
3. der Verdacht auf eine übermäßige Impfreaktion,
4. die Verletzung durch ein oder die Berührung eines tollwutkranken, -verdächtigen oder -ansteckungsverdächtigen Tieres/Tierkörpers,
5. das Auftreten anderer bedrohlicher oder epidemisch erscheinender Erkrankungen, wenn dies auf eine schwerwiegende Gefahr für die Allgemeinheit hinweist.

Die „Verordnung über die Meldepflicht bei Aviärer Influenza (Vogelgrippe)“ vom 11.5.2007 des RKI hat § 6(1) ausgedehnt auf den Verdacht, die Erkrankung und den Tod an Vogelgrippe beim Menschen! Auch besteht seit 2009 Meldepflicht gemäß § 6 bei Tod durch Influenza-Erreger H1N1 (Schweinegrippe).

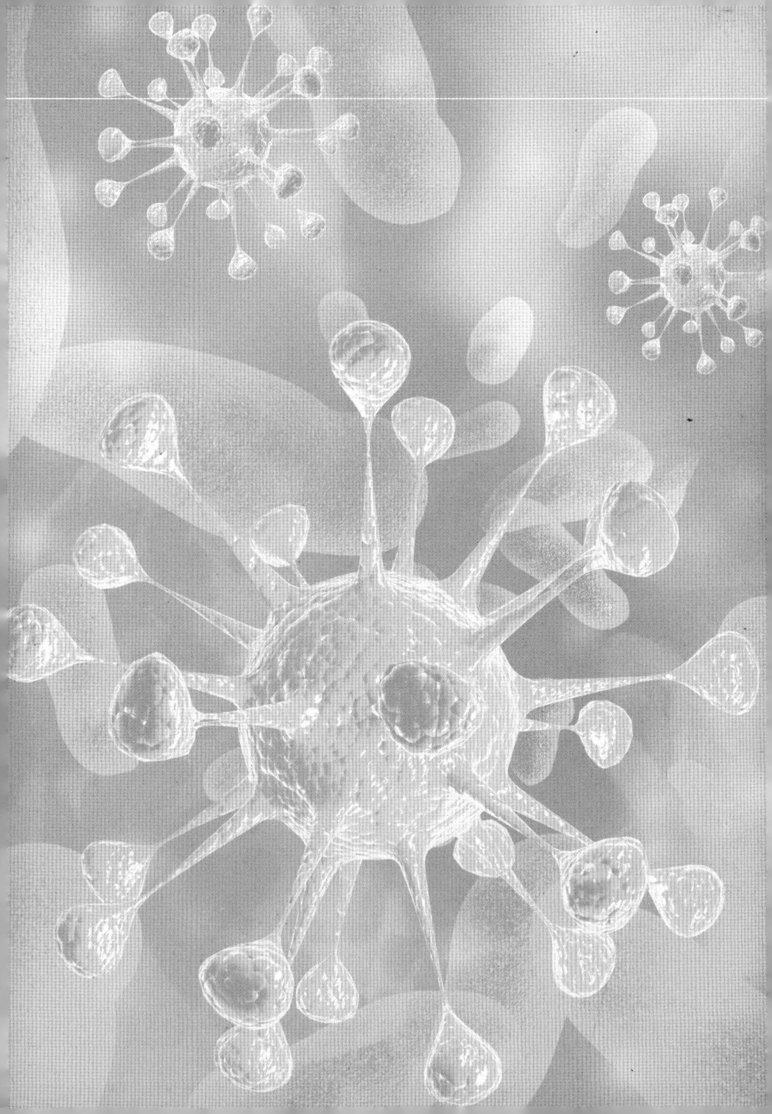

IfSG § 7

Infektionsschutzgesetz **Q2**

- Für **Heilpraktiker** besteht für folgende Krankheiten **Behandlungsverbot,** da ihre Erreger in § 7 genannt sind.
- Eine **Meldepflicht** besteht **nur für Labors** beim Nachweis der Erreger, wenn dieser auf eine akute Infektion hinweist.

Keine Meldepflicht für Heilpraktiker und Ärzte, aber Behandlungsverbot für Heilpraktiker.

Im Gesetz sind die **Erreger** genannt, zum Lernen wird hier die Liste der **Krankheiten** aufgeführt. Die schon in § 6 genannten Krankheiten wurden weggelassen (siehe Karte Q1).

(1) Namentlich zu melden ist
der Nachweis der Erreger folgender Krankheiten, falls eine akute Infektion vorliegt:

- Brucellose (Brucella sp.)
- Fleckfieber (Rickettsia prowazekii)
- FSME (FSME-Virus)
- Gastroenteritis bei folgenden Erregern:
  - Campylobacter sp., darmpathogen
  - Cryptosporidium parvum
  - E. coli, enterohämarrhagische Stämme (EHEC)
  - E. coli, sonstige darmpathogene Stämme
  - Giardia lamblia
  - Hanta-, Noro-, Rotaviren
  - Salmonella sonstige
  - Shigellen
  - Yersinia enterocolitica
- Gelbfieber (Gelbfiebervirus)
- HIB (Haemophilus influenza B)
- Influenza (Influenzaviren bei direktem Nachweis)
- Keratokunjunktivitis (Adenoviren bei dir. Nachweis im Konjunktivalabstrich)
- Legionellose (Legionella sp.)
- Lepra (Mycobacterium leprae)
- Leptospirose (Leptospira interrogans)
- Listeriose (Listeria monocytogenes; nur in spez. Fällen)
- Ornithose (Chlamydia psittaci)
- Q-Fieber (Coxiella burnetii)
- Rückfallfieber (Borrelia recurrentis)
- Trichinose (Trichinella spiralis)
- Tularämie (Francisella tularensis)
-

[...]

(3) Nichtnamentlich zu melden ist
der Nachweis der Erreger folgender Krankheiten:

- AIDS (HI-Viren)
- Echinokokkose (Echinococcus sp.)
- Malaria (Plasmodium sp.)
- Röteln (Rubellavirus bei konnataler Infektion)
- Syphilis (Treponema pallidum)
- Toxoplasmose (Toxoplasma gondii bei konnataler Infektion)

Hinweis:
Zusätzlich stehen in § 7 alle Erreger der bereits in § 6 genannten Krankheiten (s. Q1). Seit 2009 besteht Meldepflicht n. § 7 auch bei Infektionen mit Methicillin-resistenten Staphylococcus aureus (MRSA).

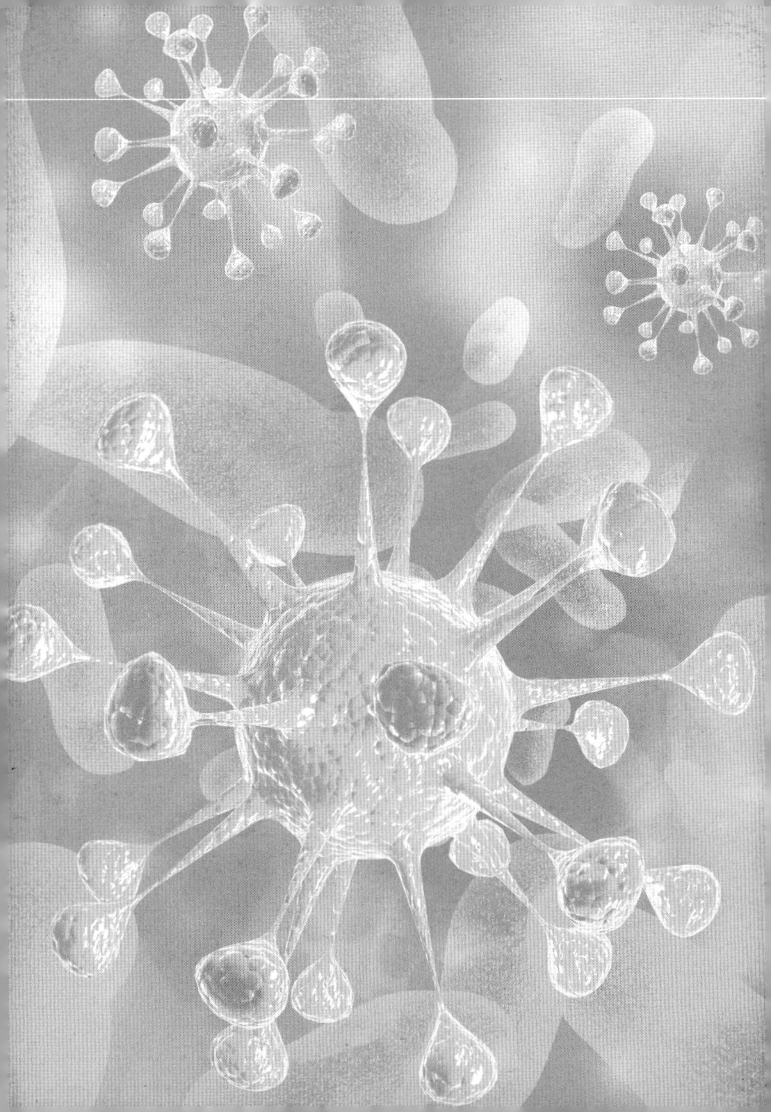

IfSG § 8

Infektionsschutzgesetz **Q3**

Wer muss in welchen Fällen melden?

- Meldepflicht besteht für Heilpraktiker im Falle des § 6(1).
- Die Meldepflicht erübrigt sich nur, wenn ein schriftlicher Nachweis über eine bereits erfolgte Meldung vorliegt!
- Wenn sich ein Verdacht als unbegründet herausstellt, muss auch dies gemeldet werden.

Unabhängig von der Meldepflicht besteht das Behandlungsverbot für Heilpraktiker auch für die indirekt in § 7 genannten Krankheiten!

(1) Zur Meldung sind verpflichtet

1. im Falle des § 6 der feststellende Arzt,
2. im Falle des § 7 die Leiter von Medizinaluntersuchungsämtern und sonstigen Laboren,
3. im Falle der §§ 6 und 7 die Leiter von Einrichtungen der pathologisch-anatomischen Diagnostik,
4. im Falle von Tollwut bei Tieren, mit denen Menschen Kontakt gehabt haben, auch der Tierarzt,
5. im Falle des § 6 Abs. 1 Nr. 1, 2 und 5 und Absatz 3 Angehörige von anderen Heil- und Pflegeberufen, die eine staatlich geregelte Ausbildung oder Anerkennung benötigen,
6. im Falle des § 6 Abs. 1 Nr. 1, 2 und 5 verantwortliche Flugzeugführer oder Kapitäne von Seeschiffen,
7. im Falle des § 6 Abs. 1 Nr. 1, 2 und 5 die Leiter von Pflegeeinrichtungen, Justizvollzugsanstalten, Heimen, Lagern etc.,
8. **im Falle des § 6 Abs. 1 der Heilpraktiker**

[...]

(3) Die Meldepflicht besteht nicht,
wenn dem Meldepflichtigen ein Nachweis vorliegt, dass die Meldung bereits erfolgte und andere als die bereits gemeldeten Angaben nicht erhoben wurden.
Absatz (1) gilt auch für Erkrankungen, bei denen der Verdacht bereits gemeldet wurde.

[...]

(5) Der Meldepflichtige hat dem Gesundheitsamt unverzüglich mitzuteilen, wenn sich eine Verdachtsmeldung NICHT bestätigt hat.

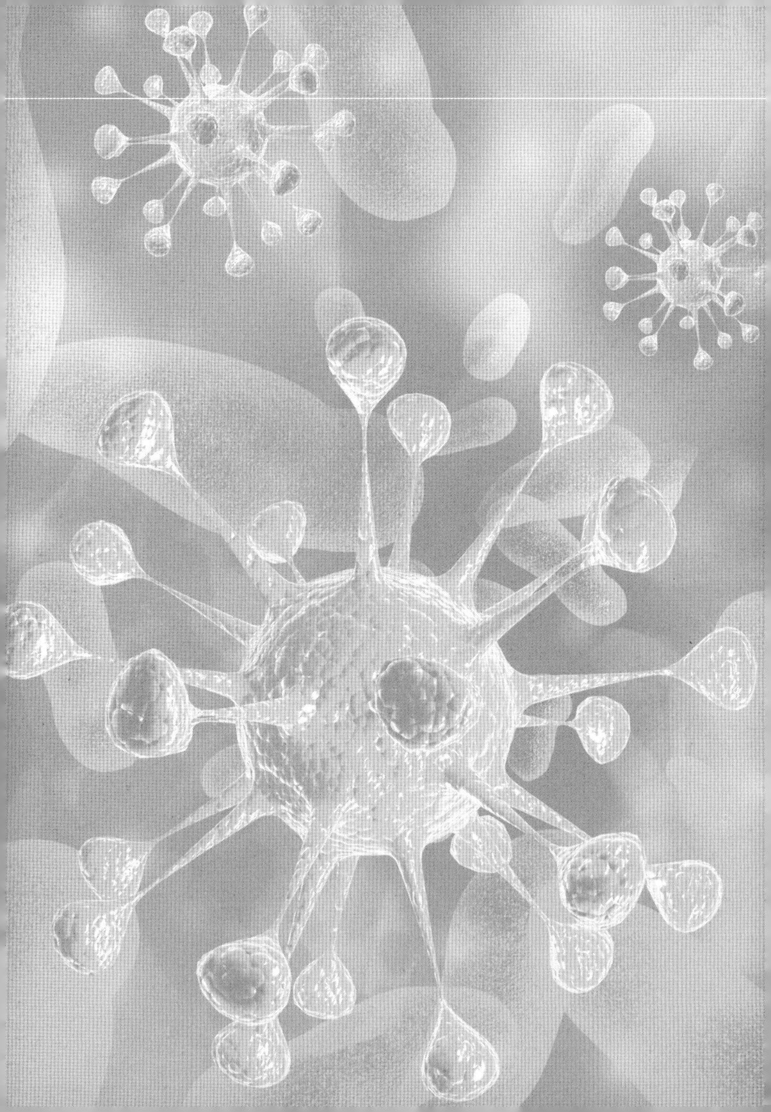

IfSG § 9

Was und wann muss gemeldet werden?

- Bei namentlicher Meldung durch Heilpraktiker reichen die dem Heilpraktiker vorliegenden Angaben.
- Die Meldung muss **unverzüglich innerhalb von 24 Stunden** erfolgen.
- Die Meldung geht an das für den derzeitigen Aufenthalt zuständige Gesundheitsamt.

Das unterrichtete Gesundheitsamt meldet die Erkrankung an das für die Hauptwohnung zuständige Gesundheitsamt, falls der derzeitige Aufenthaltsort von dieser abweicht.

§ 9 Namentliche Meldung

(1) Namentliche Meldungen müssen diverse Angaben enthalten. Diese sind auf den Formblättern genannt, die das Gesundheitsamt dafür zur Verfügung stellt.
Bei Heilpraktikern beschränkt sich die Meldepflicht auf die ihnen vorliegenden Angaben.

[...]

(3) Die namentliche Meldung muss unverzüglich, spätestens innerhalb von 24 Stunden nach erlangter Kenntnis dem für den Aufenthalt des Betroffenen zuständigen Gesundheitsamt erfolgen.
Das Gesundheitsamt unterrichtet dann ggf. das für die Hauptwohnung des Betroffenen oder das für den gewöhnlichen Aufenthaltsort zuständige Gesundheitsamt.

Praxistipp:

- Um sowohl das Gebot der Unverzüglichkeit als auch der schriftlichen Meldung praxisnah umsetzen zu können, empfiehlt es sich, sofort nach dem Behandlungstermin das Gesundheitsamt telefonisch von der Meldung zu unterrichten.
- Anschließend kann man, z.B. nach Feierabend, das Meldeformular mit den bekannten Daten ausfüllen und per Fax dem Gesundheitsamt zukommen lassen.
- Das Fax sollte innerhalb von 24 Stunden beim Gesundheitsamt eingegangen sein.

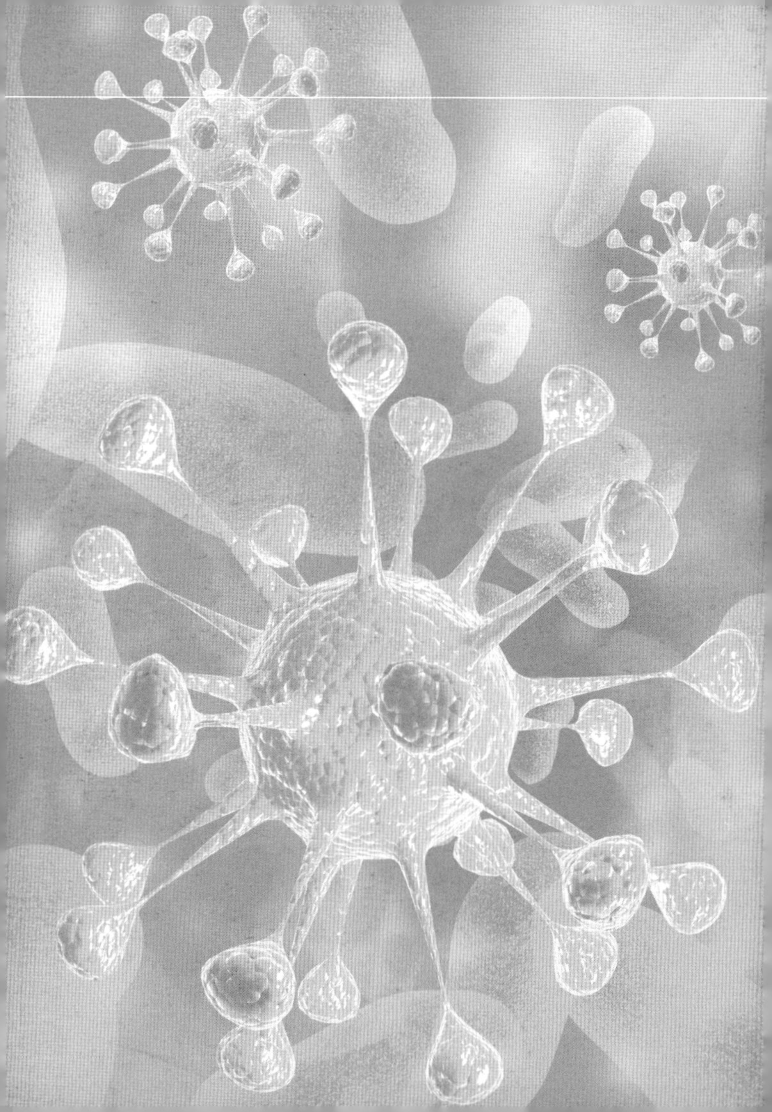

IfSG §§ 15–19

- Das Bundesgesundheitsministerium und die Landesregierungen können weitere Erkrankungen in die Meldepflicht einbeziehen.
- Die Behörden können diverse Maßnahmen zum Schutz gegen übertragbare Krankheiten treffen, wenn dem Einzelnen oder der Allgemeinheit Gefahr droht.

Erweiterung der Meldepflicht sowie Schutzmaßnahmen.

Heilpraktiker und Ärzte müssen sich über Erweiterungen der Meldepflicht informieren.

§ 15 Anpassung an die epidemische Lage

Das Bundesministerium für Gesundheit kann die Liste der in den §§ 6 und 7 genannten Krankheiten und Erreger und damit deren Meldepflicht aufheben, einschränken oder erweitern.
Die Landesregierungen dürfen per Rechtsverordnung die Meldepflicht ebenso erweitern.

§ 16 Allgemeine Maßnahmen der Behörden

Die zuständigen Behörden können zur Abwendung von Gefahren, die dem Einzelnen oder der Allgemeinheit durch das Auftreten übertragbarer Krankheiten drohen, Maßnahmen ergreifen wie

- Einholung von Auskünften
- Betreten von Räumen, Anlagen, Einrichtungen, Verkehrsmitteln
- Einsicht in relevante Bücher, Unterlagen etc.
- Anforderung oder Entnahme von Proben zur Untersuchung

§§ 17–19 Spezielle Maßnahmen der Behörden

Weitere mögliche Maßnahmen der zuständigen Behörden:

- Entseuchung und ggf. Vernichtung kontaminierter Gegenstände
- Beauftragung von Fachkräften zur Durchführung von speziellen Maßnahmen
- Einschränkung freiheitlicher Grundrechte (unter bestimmten Bedingungen)
- Entseuchung, Entwesung und Bekämpfung von Wirbeltieren, welche Krankheitserreger übertragen
- anonyme und kostenlose Beratung für Personen mit erhöhter Ansteckungsgefahr bzgl. sexuell übertragbarer Krankheiten u. Tuberkulose

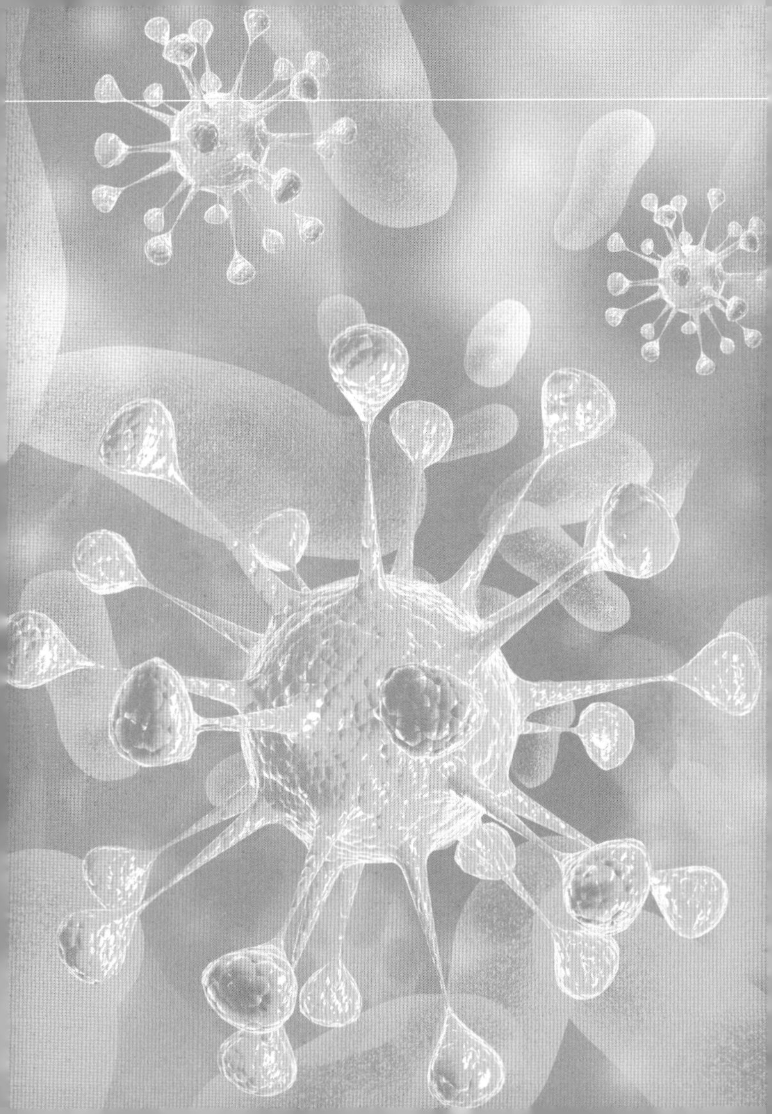

IfSG §§ 20–23

- Einrichtung der Ständigen Impfkommission (STIKO), welche die Impfempfehlungen herausgibt.
- Zwangsimpfungen können angeordnet werden.
- Die Empfehlungen der Kommission für Krankenhaushygiene und Infektionsprävention gelten auch für Heilpraktikerpraxen.

Regelungen zu Schutzimpfungen und nosokomialen Infektionen.

Heilpraktiker führen keine Schutzimpfungen durch!

§ 20 Schutzimpfungen u. andere Maßnahmen der spezifischen Prophylaxe

(1) Bundes-, Landesbehörden sowie Gesundheitsämter informieren über die Bedeutung von Schutzimpfungen.

(2) Beim Robert-Koch-Institut wird eine **Ständige Impfkommission** (STIKO) eingerichtet, welche Empfehlungen zur Durchführung von Schutzimpfungen und anderen Maßnahmen der spezifischen Prophylaxe herausgibt. Sie entwickelt darüber hinaus auch Kriterien zur Abgrenzung zwischen üblichen Impf-Begleitreaktionen sowie darüber hinausgehende gesundheitliche Schädigungen.

[...]

(6) u. (7) Das Bundesministerium für Gesundheit sowie auch die Landesregierungen können in bestimmten Fällen Schutzimpfungen anordnen und dadurch das Grundrecht der körperlichen Unversehrtheit einschränken.

§ 21 Impfstoffe

Regelungen zu Impfstoffen

§ 22 Impfausweis

Der impfende Arzt hat jede Schutzimpfung sowie aufgetretene, ungewöhnliche Impfreaktionen in einen Impfausweis einzutragen.

§ 23 Nosokomiale Infektionen

- Das Auftreten von Krankenhausinfektionen ist zu melden.
- Ferner hat das Robert-Koch-Institut eine Kommission für Krankenhaushygiene und Infektionsprävention einzurichten. Diese gibt Empfehlungen zu betrieblich-organisatorischen und baulich-funktionellen Maßnahmen der Hygiene in Krankenhäusern und anderen medizinischen Einrichtungen (wie z.B. **Heilpraktikerpraxen**) heraus.
- Diese Empfehlungen werden ständig weiterentwickelt und an die Erfordernisse angepasst.
- **Praxisinhaber müssen sich daher über diese Empfehlungen auf dem neuesten Stand halten.**

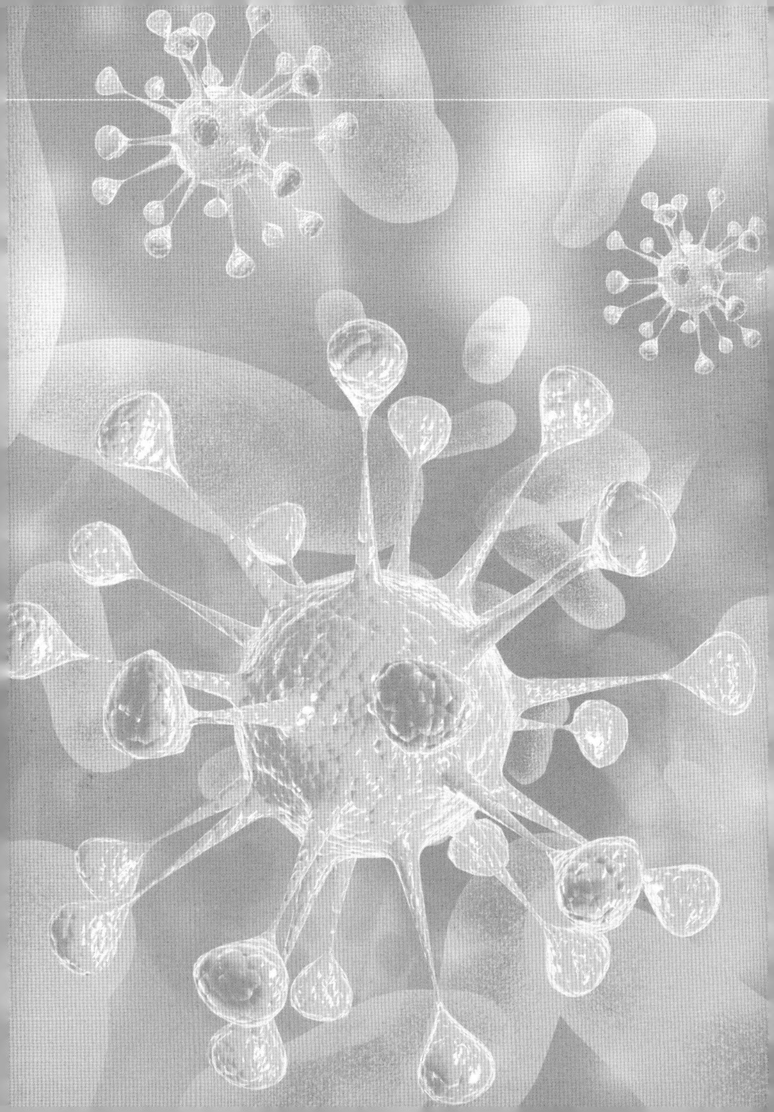

IfSG § 24

Infektionsschutzgesetz **R3**

Behandlungsverbot für Heilpraktiker.

Behandlungsverbot für Heilpraktiker:

- für alle in **§ 6** genannten Krankheiten,
- von Personen, die mit einem in **§ 7** genannten Erreger infiziert sind,
- für die in **§ 34** genannten Krankheiten,
- für **sexuell übertragbare** Krankheiten,
- für die **per Rechtsverordnung** meldepflichtigen Krankheiten.

Das Behandlungsverbot gilt nur für die genannten Krankheiten. Personen, die an einer solchen Krankheit erkrankt sind, dürfen jedoch wegen **anderer** Krankheiten behandelt werden.

§ 24 Behandlung übertragbarer Krankheiten

(1) Die Behandlung von Personen, die an einer der in § 6, Abs. 1, Nr. 1, 2 oder 5 oder § 34 Abs. 1 genannten übertragbaren Krankheit erkrankt oder dessen verdächtig sind oder die mit einem Krankheitserreger nach § 7 infiziert sind, ist insoweit im Rahmen der berufsmäßigen Ausübung der Heilkunde nur Ärzten gestattet.

(2) Satz (1) gilt entsprechend bei sexuell übertragbaren Krankheiten und für Krankheiten oder Krankheitserreger, die durch eine Rechtsverordnung auf Grund des § 15 Abs. 1 in die Meldepflicht einbezogen sind.

(3) Als Behandlung im Sinne von (1) und (2) gilt auch der direkte und indirekte Nachweis eines Krankheitserregers für die Feststellung einer Infektion oder übertragbaren Krankheit. § 46 gilt entsprechend.

Bemerkungen:

1. Wenn eine Person an einer Krankheit erkrankt ist, für welche für Heilpraktiker ein Behandlungsverbot besteht, darf er diese Person bzgl. einer anderen Krankheit behandeln.
   Dies selbstverständlich nur, wenn eine Weiterverbreitung der übertragbaren Krankheit ausgeschlossen ist und wenn die Behandlung den Zustand des Patienten nicht verschlechtert.
   Beispiel: Kopfschmerzen aufgrund von Wirbelblockaden bei einem HIV-Patienten dürfen behandelt werden.
2. **Heilpraktiker dürfen Geschlechtsorgane untersuchen. Nicht übertragbare Erkrankungen von Geschlechtsorganen dürfen behandelt werden.**
3. Ergibt sich bei einer allgemeinen Untersuchung, welche auch die Geschlechtsorgane umfasst, ein Verdacht auf eine sexuell übertragbare Krankheit (Zufallsbefund), muss der Patient an einen Arzt überwiesen werden.

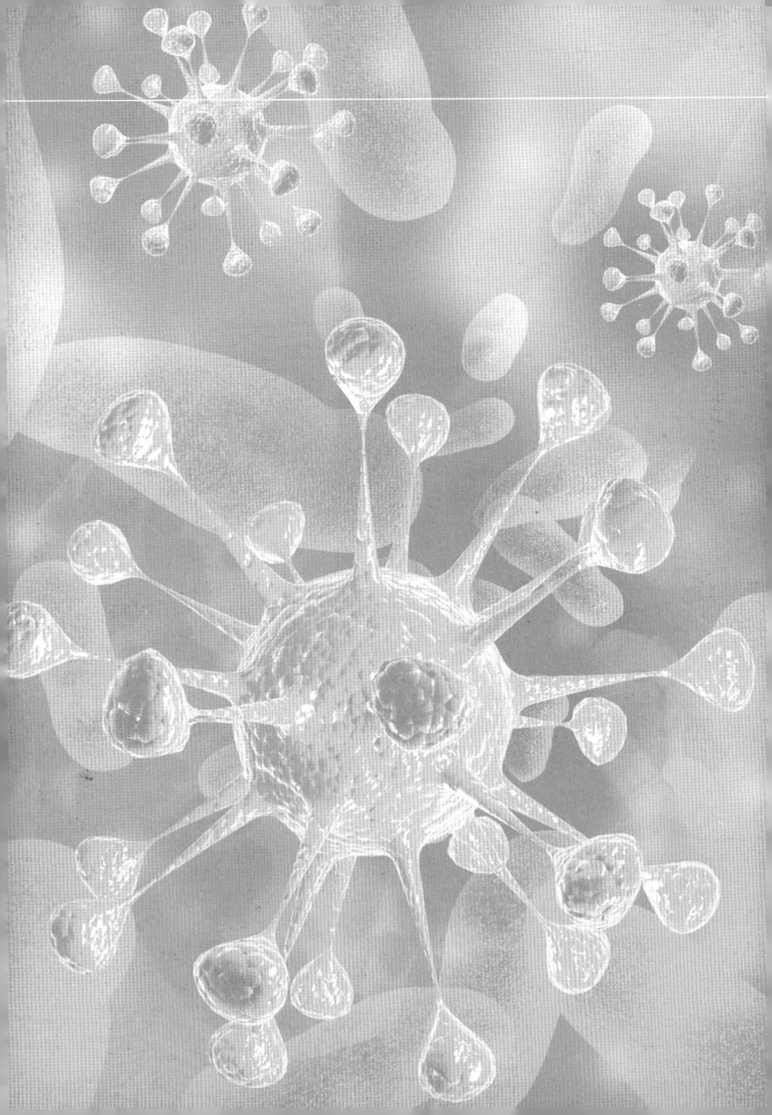

IfSG §§ 25–32

Infektionsschutzgesetz **R4**

Weitere Maßnahmen zur Bekämpfung übertragbarer Krankheiten.

Weitere Schutzmaßnahmen können sein:
- die Anordnung von bestimmten Untersuchungen,
- Beobachtung von gefährdeten Patienten,
- Quarantäne,
- berufliche Tätigkeitsverbote

Grundrechte können durch diese Maßnahmen eingeschränkt werden.

Quarantäne ist vorgeschriebenen für Personen, die an Lungenpest oder an von Mensch zu Mensch übertragbarem hämorrhagischem Fieber erkrankt oder dessen verdächtig sind.

§ 25 Organspenden

Das Gesundheitsamt muss im Zusammenhang mit Blut-, Organ- oder Gewebespenden bekannte Sachverhalte über übertragbare Krankheiten an die zuständigen Behörden übermitteln.

§§ 26–27 Untersuchungen von Personen

Das Gesundheitsamt darf bestimmte Untersuchungen bei Personen, die an einer übertragbaren Krankheit erkrankt oder dessen verdächtig sind, durchführen lassen. Es darf unter bestimmten Bedingungen auch eine Obduktion angeordnet werden. Bestimmte Grundrechte sind dadurch eingeschränkt.

§§ 28–30 Schutzmaßnahmen

Das Gesundheitsamt kann Schutzmaßnahmen ergreifen, z.B.:
- Beobachtung von Kranken, Krankheitsverdächtigen, Ansteckungsverdächtigen und Ausscheidern
- bestimmte Tätigkeiten im Lebensmittelgewerbe dürfen unter Umständen nicht ausgeübt werden
- Wohnungswechsel müssen angegeben werden
- Personen, die an Lungenpest oder an von Mensch zu Mensch übertragbarem hämorrhagischen Fieber erkrankt oder dessen verdächtig sind, *müssen* unter Quarantäne, in anderen Fällen *können* sie unter Quarantäne gestellt werden.

§ 31 Tätigkeitsverbote

Falls die Gefahr der Weiterverbreitung besteht, können für Kranke, Krankheitsverdächtige, Ansteckungsverdächtige und Ausscheider Tätigkeitsverbote ausgesprochen werden.

§ 32 Rechtsverordnungen

Landesregierungen dürfen per Rechtsverordnungen weitere Gebote und Verbote als Schutzmaßnahmen aussprechen. Auch dadurch können die Grundrechte eingeschränkt werden.

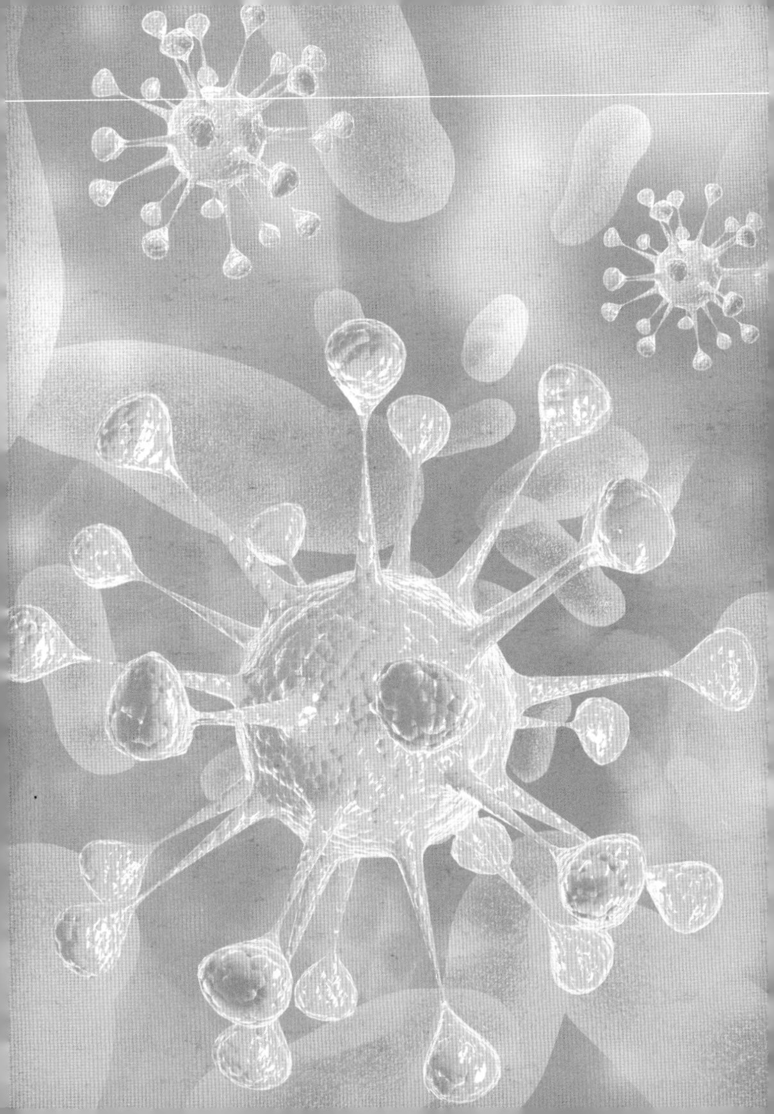

IfSG §§ 33–34

Infektionsschutzgesetz **S1**

- Im sog. „Schulparagraphen" (§ 34) sind weitere Krankheiten genannt, für die gemäß § 24 ein Behandlungsverbot für Heilpraktiker besteht.
- Personen, die selbst oder deren Familienangehörige an bestimmten Krankheiten erkrankt sind, dürfen z.B. Schulen, Kinderheime, -gärten, -horte nicht betreten.

Weitere Erkrankungen, für die ein Behandlungsverbot für Heilpraktiker besteht.

Verlausung wird ausdrücklich von den Krankheiten abgesetzt. Für diese Erkrankung besteht daher kein Behandlungsverbot für Heilpraktiker gemäß § 24!

§ 33 Gemeinschafteinrichtungen

Gemeinschaftseinrichtungen sind alle Einrichtungen, in denen Säuglinge, Kinder und Jugendliche betreut werden. Dazu gehören z.B. Kindergärten, Kindertagesstätten, -krippen, Schulen, Kinderheime, Kinderhorte.

§ 34 „Schulparagraph"

(1) Personen, die an bestimmten Krankheiten erkrankt oder dessen verdächtig sind, dürfen in den Gemeinschaftseinrichtungen keine Tätigkeiten ausüben bzw. die Räume nicht betreten und an deren Veranstaltungen nicht teilnehmen.
Neben einigen schon in den §§ 6 und 7 direkt oder durch Erregernennung genannten Krankheiten, sind hier folgende weitere Krankheiten genannt:

- Impetigo contagiosa (ansteckende Borkenflechte)
- Keuchhusten
- Mumps
- Scabies (Krätze)
- Scharlach oder sonstige Streptococcus pyogenes-Infektionen
- Windpocken

Außerdem ist die Verlausung genannt.
Entsprechendes gilt auch für Kinder, die das 6. Lebensjahr noch nicht vollendet haben und an infektiöser Gastroenteritis erkrankt oder dessen verdächtig sind.

(2) Ausscheider von

- Vibrio cholerae O1 u. O139
- Corynebakterium diphteriae
- Salmonella typhi und paratyphi
- Shigella sp.
- enterohämorrhagischen E. coli (EHEC)

dürfen nur mit Zustimmung des Gesundheitsamtes und unter Einhaltung der angeordneten Schutzmaßnahmen die Gemeinschaftseinrichtungen betreten bzw. an deren Veranstaltungen teilnehmen.

(3) Bei fast allen der in (1) genannten Krankheiten gelten die dort genannten Verbote auch für Personen, die nicht selbst, sondern in deren Familie/Wohngemeinschaft eine Person an dieser Krankheit erkrankt ist.

Lernhinweis:

Durch Erwähnung der Streptococcus pyogenes-Infektionen (§ 34) ergibt sich ein Behandlungsverbot für Erysipel, Puerperalsepsis, eitrige Formen der Tonsillitis, Otitis und Sinusitis.

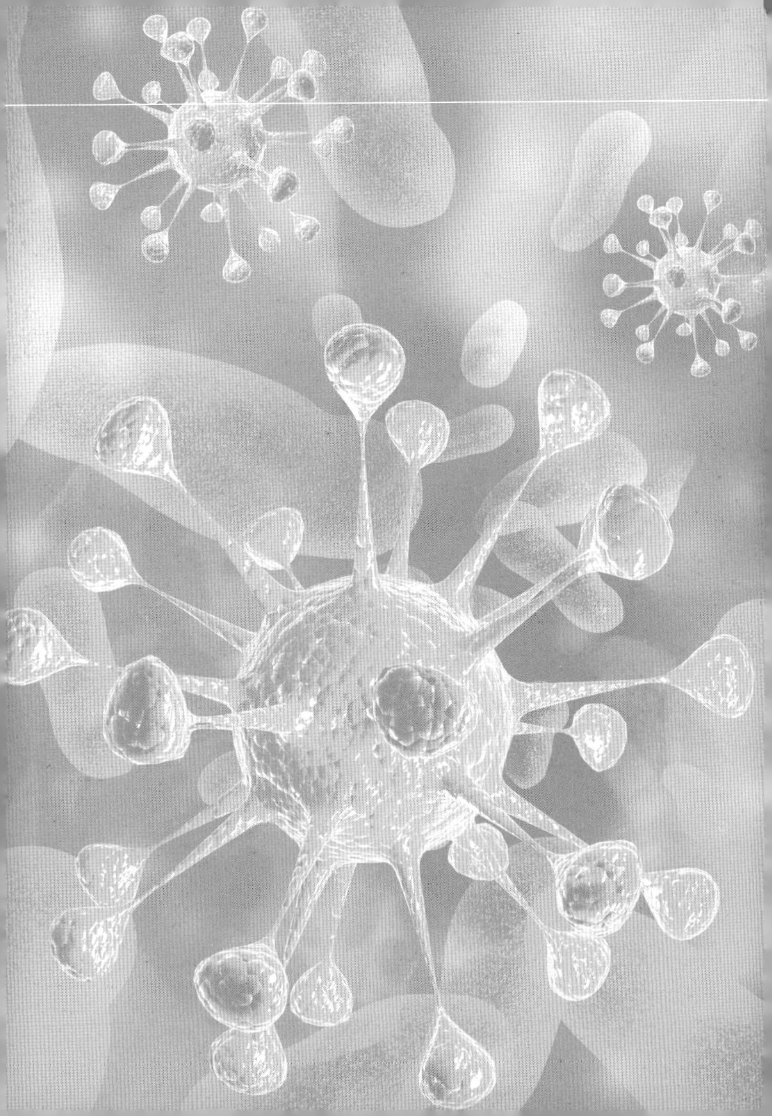

IfSG § 36

- Gemeinschaftseinrichtungen wie z.B. Krankenhäuser, Tageskliniken, Justizvollzugsanstalten, Heime aller Art und die in § 33 genannten sind verpflichtet, einen Hygieneplan aufzustellen.
- Alle Arten von Praxen, in denen invasiv gearbeitet wird, werden vom Gesundheitsamt hygienisch überwacht.

Infektionshygienische Überwachung von Praxen durch das Gesundheitsamt.

Auch wenn Praxen nicht ausdrücklich genannt sind, sollten auch diese einen an die Praxisverhältnisse angepassten Hygieneplan erstellen.

§ 36 Infektionshygienische Überwachung

(1) Die in § 33 genannten Einrichtungen, Krankenhäuser, Vorsorge- oder Rehabilitationseinrichtungen, Einrichtungen für ambulantes Operieren, Dialyseeinrichtungen, Tageskliniken, Entbindungseinrichtungen, Einrichtungen nach § 1 Abs. 1 bis 5 des Heimgesetzes, vergleichbare Behandlungs-, Betreuungs- oder Versorgungseinrichtungen sowie Obdachlosenunterkünfte, Gemeinschaftsunterkünfte für Asylbewerber, Spätaussiedler und Flüchtlinge sowie sonstige Massenunterkünfte und Justizvollzugsanstalten legen in Hygieneplänen innerbetriebliche Verfahrensweisen zur Infektionshygiene fest. Die genannten Einrichtungen unterliegen der infektionshygienischen Überwachung durch das Gesundheitsamt.

(2) Zahnarztpraxen sowie Arztpraxen und Praxen sonstiger Heilberufe, in denen invasive Eingriffe vorgenommen werden, sowie sonstige Einrichtungen und Gewerbe, bei denen durch Tätigkeiten am Menschen durch Blut Krankheitserreger übertragen werden können, können durch das Gesundheitsamt infektionshygienisch überwacht werden.

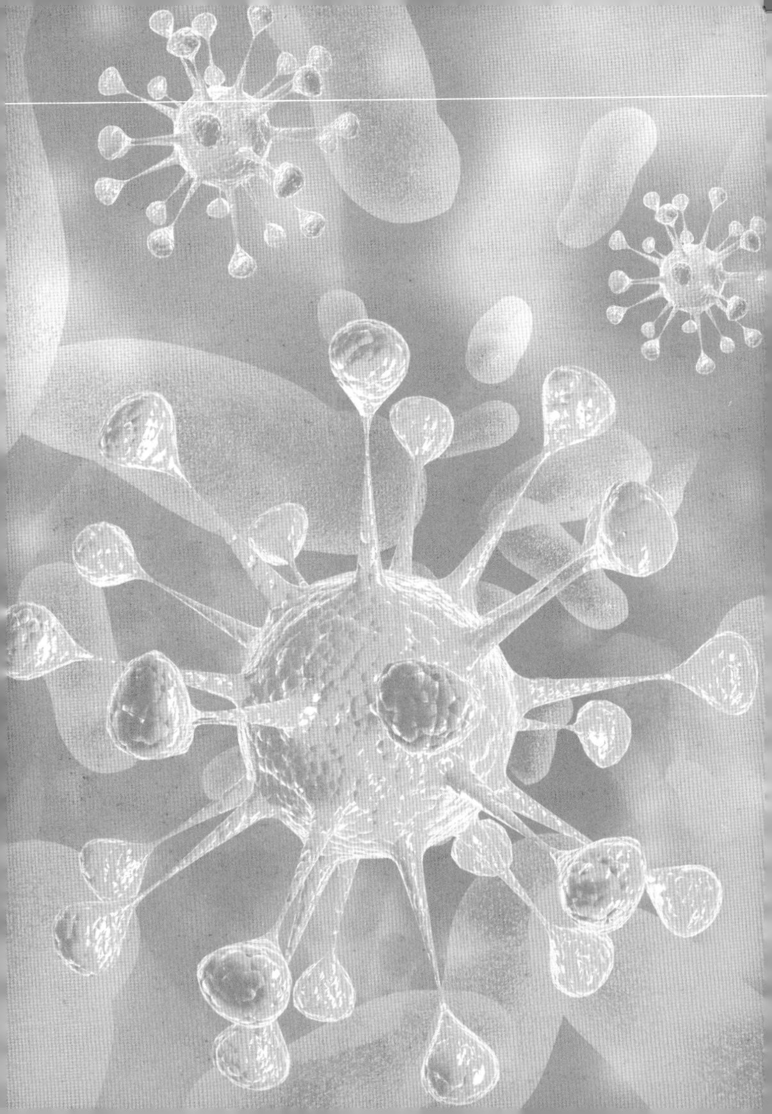

IfSG § 42

- In § 42 sind v.a. Erkrankungen des Verdauungstrakts, deren Ausscheider sowie infizierte Wunden und Hauterkrankungen genannt.
- An in § 42 genannten Infektionskrankheiten erkrankte Personen dürfen nicht im Lebensmittel-/Gaststättengewerbe tätig sein, falls sie direkt mit Speisen in Kontakt kommen.

Spezielle Vorschriften für Personen im Lebensmittel- und Gaststättengewerbe.

Personen im Lebensmittelgewerbe benötigen bei erstmaliger Tätigkeit eine höchstens 3 Monate alte Gesundheitsbescheinigung des Gesundheitsamtes.

§ 42 Personen im Lebensmittelgewerbe

(1) Personen, die

1. an Typhus abdominalis, Paratyphus, Cholera, Shigellenruhr, Salmonellose, einer anderen infektiösen Gastroenteritis oder Virushepatitis A oder E erkrankt oder dessen verdächtig sind,
2. an infizierten Wunden oder an Hautkrankheiten erkrankt sind, bei denen die Möglichkeit besteht, dass deren Krankheitserreger über Lebensmittel übertragen werden können,
3. sowie Ausscheider von Shigellen, Salmonellen, enterohämorrhagischen Escherichia coli oder Choleravibrionen

dürfen nicht tätig sein oder beschäftigt werden:

a) beim Herstellen, Behandeln oder Inverkehrbringen der in Absatz 2 genannten Lebensmittel, wenn sie dabei mit diesen in Berührung kommen, oder

b) in Küchen von Gaststätten und sonstigen Einrichtungen mit oder zur Gemeinschaftsverpflegung.

....

(2) Lebensmittel im Sinne des Absatzes 1 sind:

1. Fleisch, Geflügelfleisch und Erzeugnisse daraus
2. Milch und Erzeugnisse auf Milchbasis
3. Fische, Krebse oder Weichtiere und Erzeugnisse daraus
4. Eiprodukte
5. Säuglings- und Kleinkindernahrung
6. Speiseeis und Speiseeishalberzeugnisse
7. Backwaren mit nicht durchgebackener oder durcherhitzter Füllung oder Auflage
8. Feinkost-, Rohkost- und Kartoffelsalate, Marinaden, Mayonnaisen, andere emulgierte Soßen, Nahrungshefen.

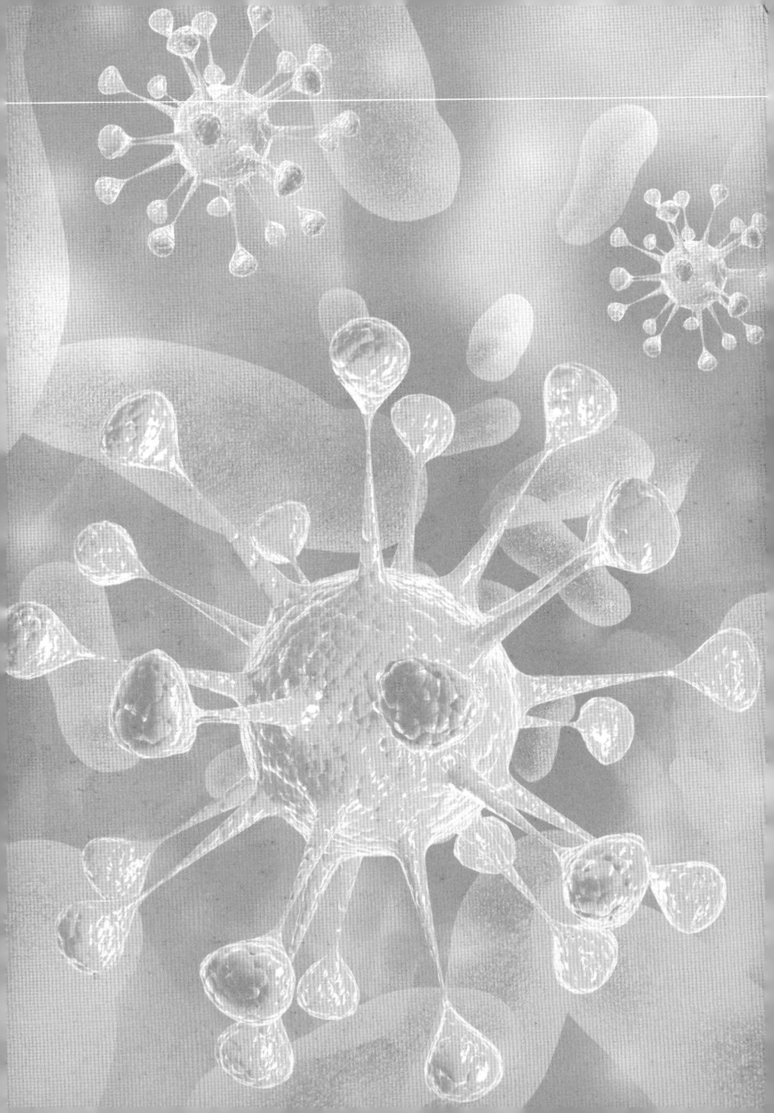

IfSG §§ 44–77

Diverse Ergänzungen.

- Regelungen zur Tätigkeit mit Krankheitserregern (§§ 44–53)
- Entschädigungsregelungen z.B. bei Impfschäden (§§ 56–68)
- Straftatbestand bei Verstößen gegen das Behandlungsverbot (§§ 73–75)
- Ordnungswidrigkeiten bei Verstößen gegen die Meldepflicht (§§ 73–75)

Auch der Verstoß gegen die Meldepflicht mit der Folge einer Verbreitung einer der in §§ 6 u. 7 genannten Krankheiten und Erreger ist eine Straftat.

§§ 44–53 Tätigkeiten mit Krankheitserregern

- Wer mit Krankheitserregern arbeitet, bedarf dazu einer Erlaubnis der zuständigen Behörde.
- Er muß diverse Vorschriften erfüllen.

§§ 56–68 Entschädigungen in besonderen Fällen

- Wer durch angeordnete Maßnahmen wie Tätigkeitsverboten, Quarantäne usw. einen Verdienstausfall hat, erhält dafür eine Entschädigung.
- Wer durch empfohlene oder angeordnete Maßnahmen wie z.B. Impfungen gesundheitliche Schäden zurückbehält, hat einen Anspruch auf Entschädigung.
- Zur Anerkennung eines Gesundheitsschadens genügt die Wahrscheinlichkeit des ursächlichen Zusammenhangs. Wenn über diesen in der medizinischen Wissenschaft Unklarheit besteht, kann mit Zustimmung der zuständigen Landesbehörde der Gesundheitsschaden trotzdem als Folge der Maßnahme anerkannt werden.

§§ 73–75 Straf- und Bußgeldvorschriften

- Wer gegen die Meldepflichten fahrlässig oder vorsätzlich verstößt, begeht eine Ordnungswidrigkeit, die mit Bußgeld bis zu 25.000 € geahndet werden kann.
- Wer vorsätzlich gegen die Meldepflicht verstößt und dadurch die Verbreitung von Krankheiten aus § 6 oder von Erregern aus § 7 verursacht, macht sich strafbar und wird mit Freiheitsstrafe bis zu 5 Jahren oder Geldstrafe bestraft.
- Wer gegen das Behandlungsverbot aus § 24 verstößt, wird mit Freiheitsstrafe bis zu einem Jahr oder Geldstrafe bestraft.

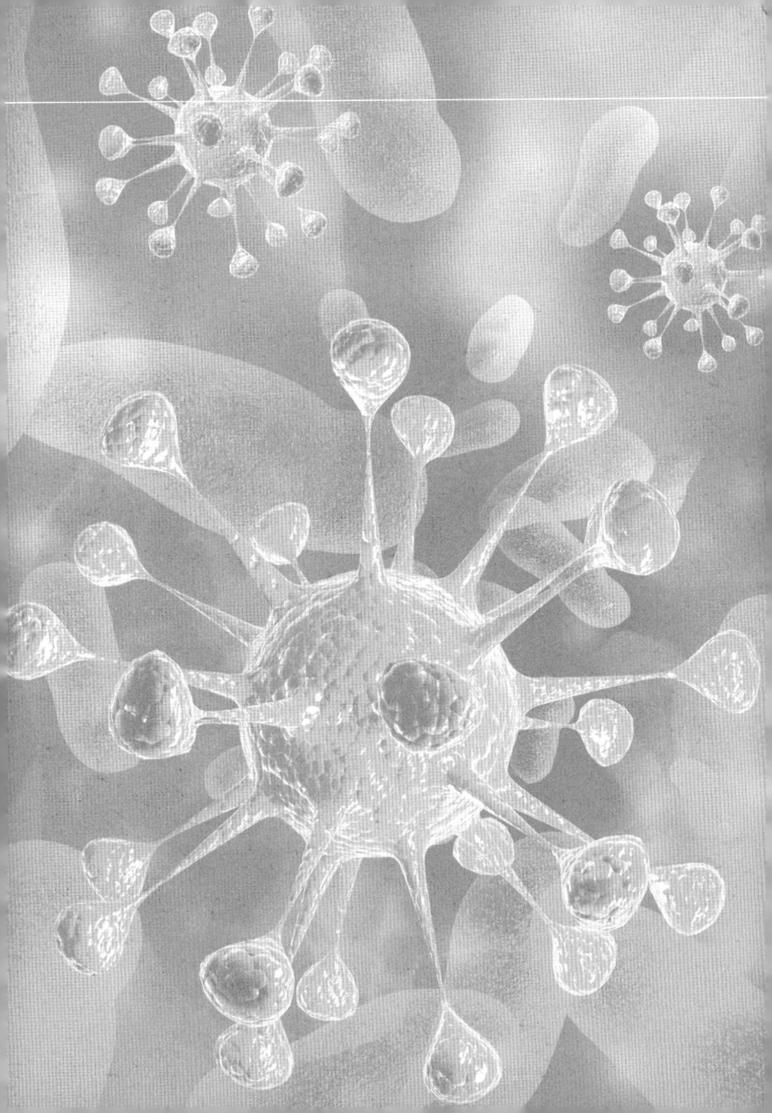

Heilpraktikergesetz

- Heilkunde darf nur von Ärzten, Heilpraktikern und approbierten Psychotherapeuten eigenverantwortlich ausgeübt werden.
- Es gibt die Möglichkeit, eine für das Gebiet der Psychotherapie beschränkte Zulassung nach dem Heilpraktikergesetz zu erhalten.

Grundlegendes Gesetz zur Ausübung der Heilkunde ohne ärztliche Approbation.

Das Gesundheitsamt stellt im Auftrag der Kreisverwaltung gutachterlich fest, dass der Antragsteller keine Gefahr für die Volksgesundheit darstellt.

Gesetz über die Zulassung zur Ausübung der Heilkunde ohne Bestallung

- Wer Heilkunde ausüben will, ohne approbierter Arzt (oder Psychotherapeut) zu sein, braucht eine Erlaubnis.
- Ausübung der Heilkunde ist jede berufsmäßig vorgenommene Tätigkeit zur Feststellung, Heilung oder Linderung von Krankheiten, Leiden oder Körperschäden bei Menschen.
  Was genau darunter fällt oder nicht fällt, wurde in diversen Einzelurteilen immer wieder neu geregelt.
- In den Durchführungsverordnungen werden die Voraussetzungen zur Erlangung dieser Erlaubnis festgelegt.
- Wer aufgrund dieser Erlaubnis die Heilkunde ausübt, muss die Berufsbezeichnung Heilpraktiker tragen und auch nach außen deutlich machen.
- Die Ausübung der Heilkunde im Umherziehen ist verboten.
- Wer ohne eine solche Erlaubnis und ohne Arzt oder Psychotherapeut zu sein, die Heilkunde ausübt, macht sich strafbar.
- Wer die Heilkunde im Umherziehen ausübt, begeht eine Ordnungswidrigkeit.
- Die Ausübung der Zahnheilkunde fällt nicht unter dieses Gesetz. Sie wird im Zahnheilkundegesetz geregelt. In diesem wird festgelegt, dass nur Ärzte und Zahnärzte die Zahnheilkunde ausüben dürfen (siehe Karte T2).

Durchführungsverordnung

- Die Durchführungsverordnung legt folgende Bedingungen für die Erlangung der Erlaubnis fest:
  - Mindestalter 25 Jahre
  - Hauptschulabschluss
  - sittliche Reife (dokumentiert durch amtliches Führungszeugnis)
  - Nachweis der körperlichen und seelischen gesundheitlichen Eignung (ärztliches Attest)
  - Nachweis, dass der Antragsteller keine Gefahr für die Volksgesundheit darstellt (Überprüfung durch das Gesundheitsamt).

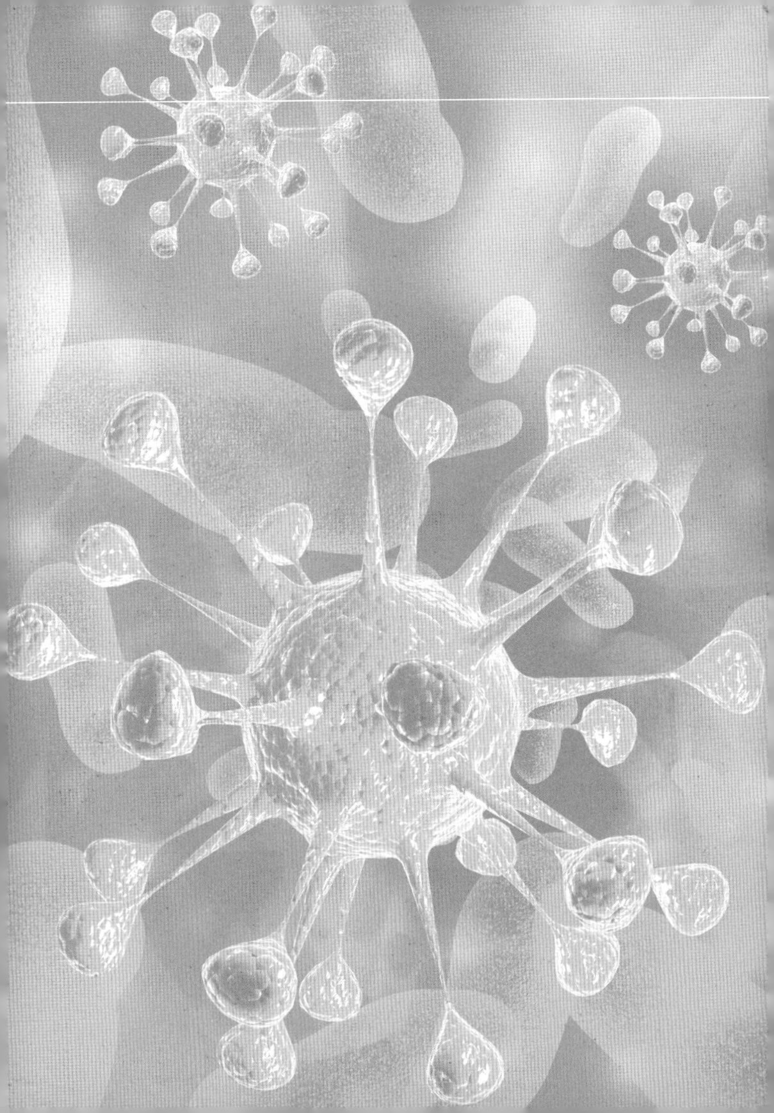

Zahnheilkundegesetz

- Die Ausübung der Zahnheilkunde ist ausschließlich Ärzten und Zahnärzten vorbehalten.
- Zum Zahnraum gehört die Mundhöhle von den inneren Lippen bis zum vorderen Gaumenbogen.
- Bestandteil des Mundraums ist auch das Kiefergelenk.

Regelungen zur Ausübung der Zahnheilkunde.

Die auf Reflexwirkungen beruhende Behandlung von Organen und Körperstrukturen über die Zähne ist erlaubt.

Nach dem Heilpraktikergesetz fällt die Ausübung der Zahnheilkunde nicht unter das Heilpraktikergesetz, sie wird ausschließlich im Gesetz zur Ausübung der Zahnheilkunde geregelt.

Zahnheilkundegesetz:

- Dieses behält die Ausübung der Zahnheilkunde approbierten Ärzten und Zahnärzten vor.
- Ausübung der Zahnheilkunde ist die berufsmäßige auf zahnärztlich wissenschaftliche Erkenntnis gegründete Feststellung und Behandlung von Zahn-, Mund- und Kieferkrankheiten. Als Krankheit ist jede von der Norm abweichende Erscheinung im Bereich der Zähne, des Mundes und der Kiefer anzusehen, einschließlich der Anomalien der Zahnstellung und des Fehlens von Zähnen.
- Der Verstoß gegen dieses Gesetz stellt eine Straftat dar, die mit einer Freiheitsstrafe bis zu einem Jahr oder Geldstrafe bestraft wird.

Beachte:

Für Heilpraktiker gelten folgende Regeln:

- Der Mund reicht anatomisch von den inneren Lippen bis zum vorderen Gaumenbogen. Die Behandlung des Kiefers und der Zunge ist ebenfalls untersagt.
- Damit ist z B. die Behandlung eines innen liegenden Herpes labialis verboten, die eines außen liegenden hingegen erlaubt.
- Zähne haben nach naturheilkundlicher Auffassung Reflexbeziehungen zu bestimmten Körperstrukturen. Die Behandlung dieser Körperstrukturen z.B. über neuraltherapeutische Injektionen an die zugehörigen Zahnhälse ist erlaubt.

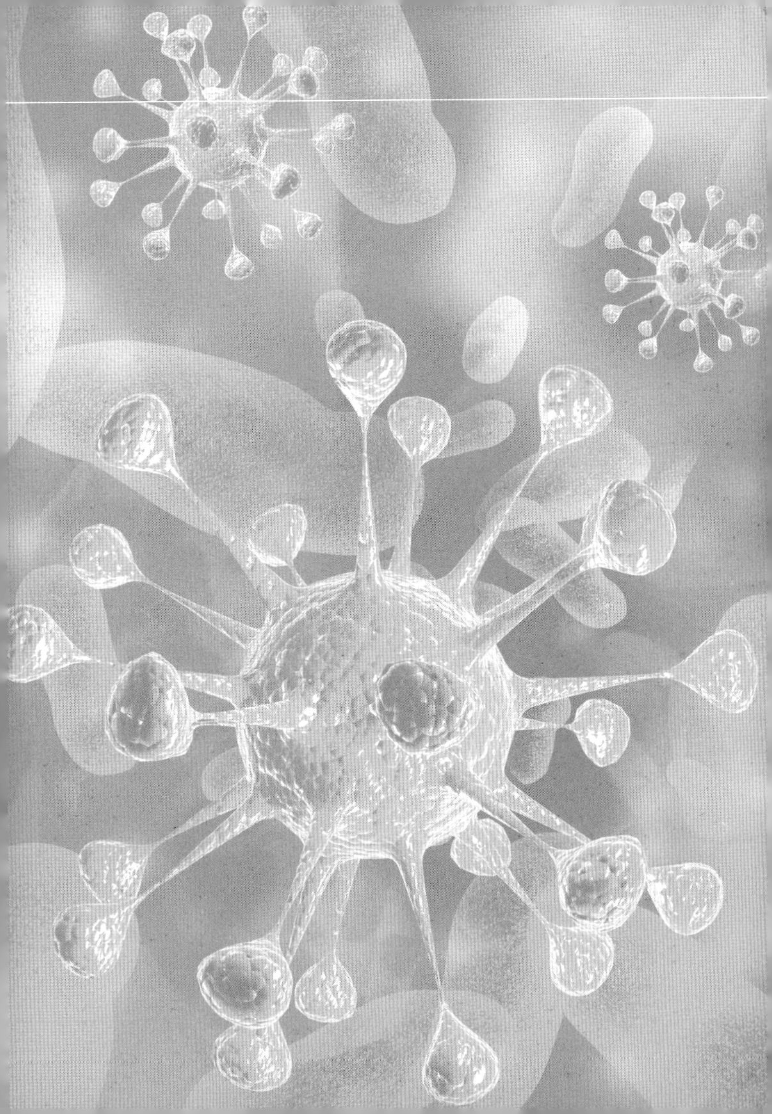

Hebammengesetz

- Geburtshilfe ist ausschließlich Hebammen und Ärzten vorbehalten.
- Geburtshilfe umfasst die Zeit vom Beginn der geburtseinleitenden Wehen bis zum Ende des Frühwochenbettes.
- Im Notfall ist jeder – insbesondere Angehörige von Gesundheitsberufen – zur Hilfe verpflichtet.

Regelungen zur Geburtshilfe.

Geburtserleichternde Maßnahmen, z.B. Akupunktur und Homöopathie sind unter Aufsicht und Absprache mit einer Hebamme und/oder dem Arzt möglich.

Hebammengesetz § 4

(1) Zur Leistung von Geburtshilfe sind, abgesehen von Notfällen, außer Ärztinnen und Ärzten nur Personen mit einer Erlaubnis zur Führung der Berufsbezeichnung „Hebamme" oder „Entbindungspfleger" [...] berechtigt. Die Ärztin und der Arzt sind verpflichtet, dafür Sorge zu tragen, dass bei einer Entbindung eine Hebamme oder ein Entbindungspfleger zugezogen wird.

(2) Geburtshilfe im Sinne des Absatzes 1 umfasst Überwachung des Geburtsvorgangs von Beginn der Wehen an, Hilfe bei der Geburt und Überwachung des Wochenbettverlaufs.

Beachte:

- Das Wochenbett ist die Zeit von der Nachgeburt bis zu ca. 6–8 Wochen nach der Geburt und unterteilt sich in Früh- und Spätwochenbett.
- Das Frühwochenbett umfasst die ersten 10 Tage nach der Geburt.
- Das Spätwochenbett dauert anschließend noch ca. 4–6 Wochen.
- Mit dem in diesem Gesetz genannten Wochenbettbegriff ist wohl der des Frühwochenbettes gemeint.

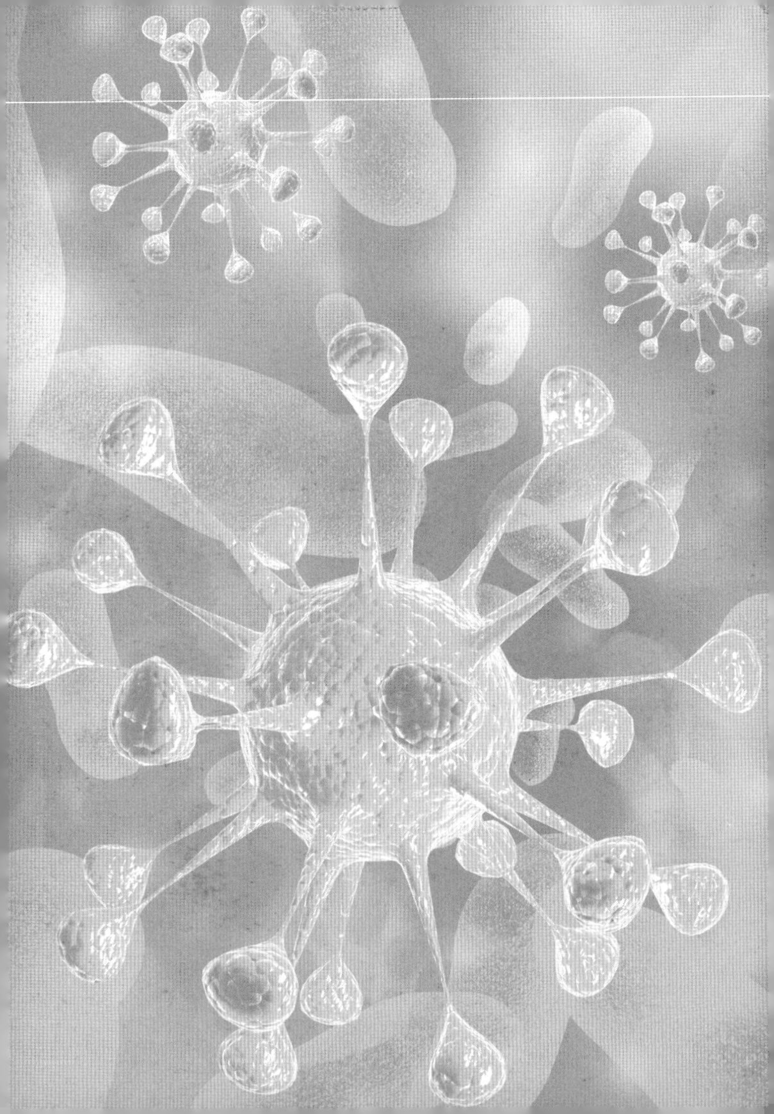

Betäubungsmittelgesetz

Gesetzeskunde **U1**

- Heilpraktiker dürfen Betäubungsmittel grundsätzlich nicht verordnen.
- Dies gilt auch für jede homöopathische Potenz von Betäubungsmitteln.
- Ausnahme von dieser Regel:
  - Opium ab D6,
  - Papaver somniferum ab D4

  dürfen verschrieben werden.

Regelungen zu Betäubungsmitteln.

Auch Ärzte dürfen Betäubungsmittel nur in begründeten Fällen und unter Benutzung spezieller Rezepte verschreiben.

Betäubungsmittelgesetz (Bestimmungen):

- Im Betäubungsmittelgesetz ist der Umgang mit Betäubungsmitteln geregelt. Hierzu gehört u.a. die Auflistung der Stoffe, die als Betäubungsmittel angesehen werden.
- Betäubungsmittel werden kategorisiert als
  - nicht verkehrsfähig (Handel und Abgabe verboten, z.B. Heroin),
  - verkehrsfähig, aber nicht verschreibungsfähig (Handel erlaubt, Abgabe verboten, z.B. Ausgangsprodukte für Chemikalien oder andere Medikamente),
  - verkehrs- und verschreibungsfähig, z.B. Codein.
- Innerhalb des Geltungsbereichs des Betäubungsmittelgesetzes gelten strenge Regelungen zu Herstellung, Inverkehrbringen sowie Ein- und Ausfuhr von Betäubungsmitteln.

Beachte:

- Nur Ärzte, Zahnärzte und Tierärzte dürfen Betäubungsmittel verschreiben und anwenden.
- Dies gilt anders als bei „normalen“ rezeptpflichtigen Medikamenten auch für jede homöopathische Potenz von Betäubungsmitteln.
- In den Anlagen zum Betäubungsmittelgesetz wurde als Sonderbestimmungen festgelegt, dass
  - Opium (der geronnene Saft, der aus Papaver somniferum gewonnen wird) nur bis zur 6. Dezimalpotenz (D6) sowie
  - Papaver somniferum (Pflanzen und Pflanzenteile von Papaver somniferum, jedoch ausgenommen der Samen) nur bis zur 4. Dezimalpotenz (D4)

  als verkehrs- und verschreibungsfähige Betäubungsmittel gelten.
- Das bedeutet, dass Opium ab D6 und Papaver somniferum ab D4 auch von Heilpraktikern verschrieben werden können.

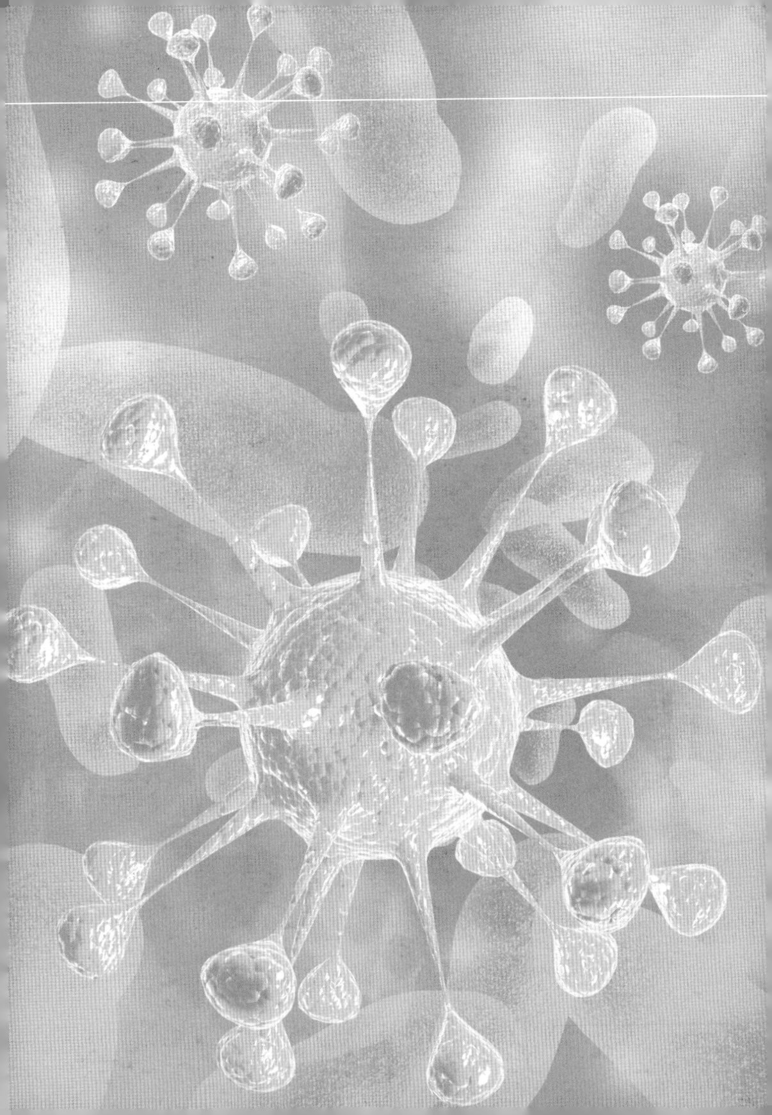

Arzneimittelgesetz

Gesetzeskunde **T4**

- Oberstes Ziel des Arzneimittelgesetzes ist die Gewährleistung der Arzneimittelsicherheit.
- Arzneimittel dürfen nur mit spezieller Erlaubnis hergestellt und nur von Apotheken verkauft werden.
- Die Herstellung von Arzneimitteln zur sofortigen Verabreichung in der Praxis ist erlaubt.

Regelungen zur Herstellung, zum Verkauf und zur Musterabgabe von Arzneimitteln.

Heilpraktiker können pro Jahr und Medikament vom Hersteller 2 Muster in der kleinsten Packungsgröße erhalten, die sie an Patienten weitergeben können.

Bestimmungen des Arzneimittelgesetzes:

- Arzneimittel sind alle Stoffe, die den Zweck haben
  - Krankheiten zu erkennen, zu heilen, zu lindern oder zu verhüten,
  - den Zustand von Körper und Seele zu erkennen und zu beeinflussen,
  - körpereigene Stoffe zu ersetzen,
  - Krankheitserreger, Parasiten und körperfremde Stoffe abzuwehren.
- Das Herstellen von Arzneimitteln bedarf einer Erlaubnis.
- Die Herstellung und direkte Verabreichung eines Arzneimittels in der Praxis (z.B. Eigenblutinjektion) ist erlaubt, **muss aber dem Gesundheitsamt angezeigt werden!**
- Der Verkauf von Arzneimitteln ist bis auf wenige Ausnahmen nur durch Apotheken erlaubt.
- Verschreibungspflichtige Arzneimittel (in der Roten Liste durch Rp gekennzeichnet) dürfen nur von Ärzten, Zahn-, und Tierärzten verschrieben werden.
- Verschreibungspflichtige Mittel dürfen als homöopathische Potenzen ab D4 verschrieben werden.

z.B. Strophantus ab D4 (Herzglykosid I. Ordnung)

Beachte:

- Die Abgrenzung zwischen Arzneimittel und Lebensmittel ist oft schwierig und umstritten.
- Muskelaufbaupräparate, Schlankheitsmittel und hoch dosierte Vitaminpräparate gelten nach derzeitiger Rechtssprechung (2007) als Arzneimittel.
- Andere Nahrungsergänzungsmittel dagegen sind Lebensmittel.
- Krankheitsbezogene Werbung für Lebensmittel (und daher auch für Nahrungsergänzungsmittel) ist verboten.
- Die Nahrungsergänzungsmittelverordnung regelt u.a., welche Inhaltsstoffe diese enthalten dürfen, wie sie gekennzeichnet und verkauft werden dürfen.
- Der Verkauf von jedweden Produkten innerhalb der Praxis ist aus diversen Gründen problematisch. Der wichtigste Grund ist die für Ärzte und damit auch für Heilpraktiker besondere Vertrauensbeziehung zwischen dem Patienten und dem Behandler. Diese darf nicht ausgenutzt werden, um selbst Präparate zu verkaufen oder auf spezielle Verkäufer hinzuweisen.

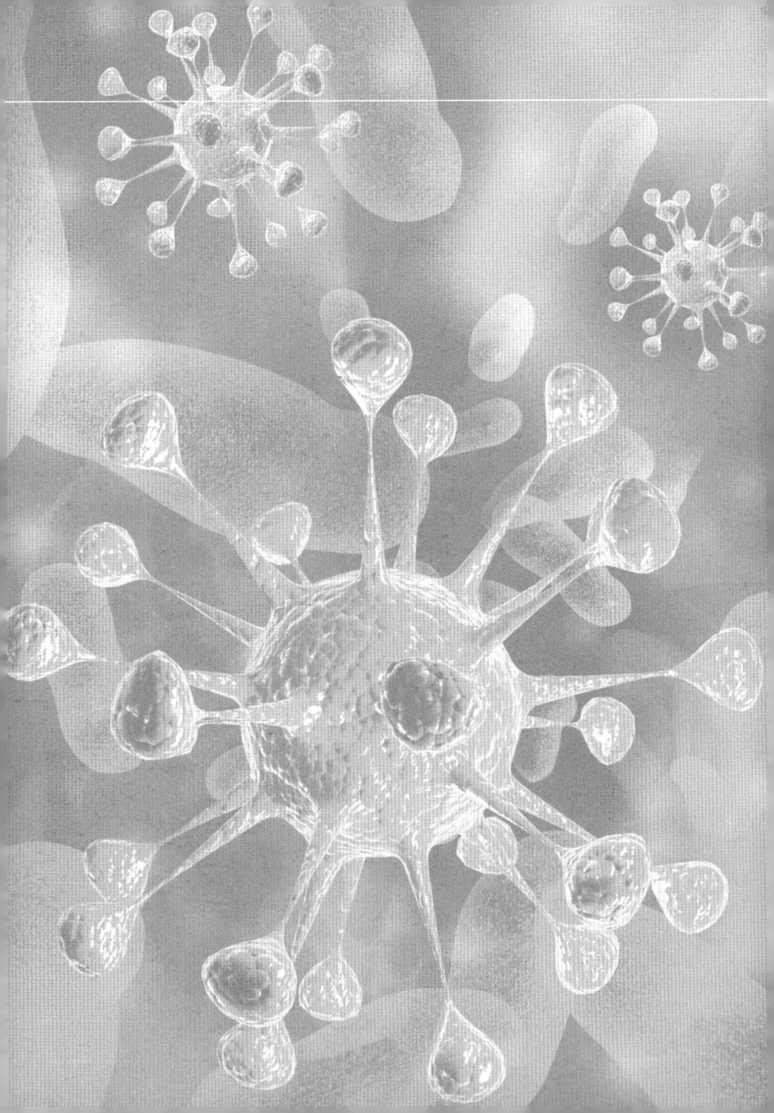

Pflichten nach BGB

- Nach dem Bürgerlichen Gesetzbuch (BGB) handelt es sich bei jedem Patientenkontakt um einen Dienstvertrag.
- Dadurch entstehen dem Anbieter von Leistungen bestimmte Haupt- und Nebenpflichten.
- Der Leistungsnehmer (Patient) ist zur Vergütung verpflichtet.

Das BGB regelt die Haupt- und Nebenpflichten zwischen dem Behandler und dem Patienten.

Natürlich ist der Leistungsnehmer auch zur Vergütung verpflichtet, wenn kein unmittelbarer Behandlungserfolg eintritt.

Behandlungspflicht
Wird eine Behandlung übernommen, darf diese auch nicht einfach „zur Unzeit" wieder abgebrochen werden. D.h. bei einem Behandlungsabbruch müssen evtl. notwendige Maßnahmen eingeleitet werden.

Aufklärungspflicht
Das Selbstbestimmungsrecht des Patienten setzt voraus, dass dieser sachgerecht aufgeklärt wurde über

- Maßnahmen und deren üblichen Verlauf,
- Risiken, Nebenwirkungen und mögliche Folgen,
- alternative Behandlungsmöglichkeiten,
- voraussichtlich anfallende Kosten,
- Folgen der Unterlassung einer angeratenen Behandlung.

Sorgfaltspflicht
Alle Maßnahmen müssen sorgfältig und gewissenhaft ausgeführt werden. Heilpraktiker müssen mit der gleichen Sorgfalt wie ein Arzt arbeiten.
Die Sorgfaltspflicht enthält auch die **Fortbildungspflicht** sowie die Installierung eines Praxissystems zur Qualitätssicherung.

Dokumentationspflicht
Alle durchgeführten Maßnahmen, aber auch alle Tätigkeiten im Sinne der Sorgfaltspflicht (z.B. Sterilisationsvorgänge) müssen dokumentiert werden.

- Bei Patientenkarteikarten erfordert dies lückenlose Einträge und die Verwendung dokumentenechter Stifte, so dass nachträgliche Änderungen nicht möglich sind.
- Es gilt eine Aufbewahrungsdauer von 10 Jahren für Patientenakten.
- Patienten haben ein Einsichtsrecht in ihre Patientenakte und Untersuchungsergebnisse.

Schweigepflicht und Datenschutz
Die Privatsphäre der Patienten ist durch die Schweigepflicht und das Verbot von Datenweitergabe geschützt.
Diese Schweigepflicht gilt anders als bei Ärzten nicht im Rahmen von Strafrechtsprozessen. In der Zivilgerichtsbarkeit darf sich ein Heilpraktiker jedoch auf seine Schweigepflicht berufen.

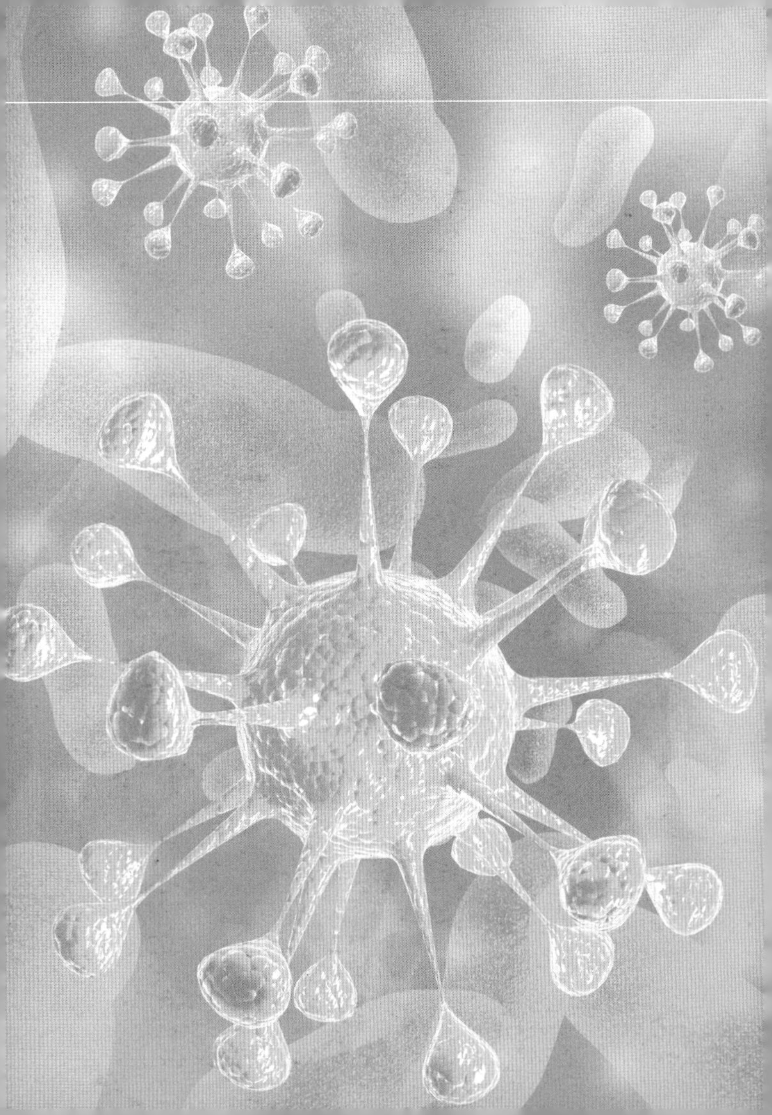

Heilmittelwerbegesetz

- Das Heilmittelwerbegesetz schränkt die Werbung in den Heilberufen ein.
- Werbung darf sich nicht beziehen auf die im IfSG genannten Krankheiten, Tumorerkrankungen, Suchtkrankheiten sowie krankhafte Komplikationen während der Schwangerschaft, Entbindung und des Wochenbetts.

Wichtige Einschränkung der Werbetätigkeit von Angehörigen der heilkundlichen Berufe.

Allgemein gilt das Gesetz gegen unlauteren Wettbewerb (UWG). Dieses beschränkt jede Werbung auf die „Verkehrsauffassung", d.h. auf „das, was allgemein üblich ist."

Grundsätzlich verboten ist irreführende Werbung

- z.B. falsche Angaben über Behandlungsmethoden
- Verschweigen von möglichen Nebenwirkungen
- Behauptung von nicht erwiesener Wirkung u.a.

Außerhalb von Fachkreisen darf nicht geworben werden

- mit Gutachten, Zeugnissen, Veröffentlichungen
- mit Hinweisen auf „ärztliche Empfehlung"
- durch Krankengeschichten
- mit Bildern, bei denen der Behandler in Berufskleidung sichtbar ist oder er heilkundliche Tätigkeit ausführt
- mit vergleichenden Bildern
- mit fremdsprachlich klingenden Bezeichnungen
- durch Erzeugen von Angstgefühlen
- durch Aussagen, deren Werbezweck nicht erkennbar ist
- mit Dank- und Anerkennungsschreiben von Patienten
- mit Preisausschreiben, Verlosungen, Geschenken, Musterabgabe.

Außerhalb von Fachkreisen darf nicht geworben werden

- für Medikamente gegen Schlaflosigkeit bzw. Psychopharmaka

Werbung darf sich nicht beziehen auf

- alle im Infektionsschutzgesetz genannten Krankheiten
- bösartige Neubildungen
- Suchtkrankheiten (ausgenommen Nikotinabhängigkeit)
- Komplikationen während der Schwangerschaft, Entbindung sowie des Wochenbetts

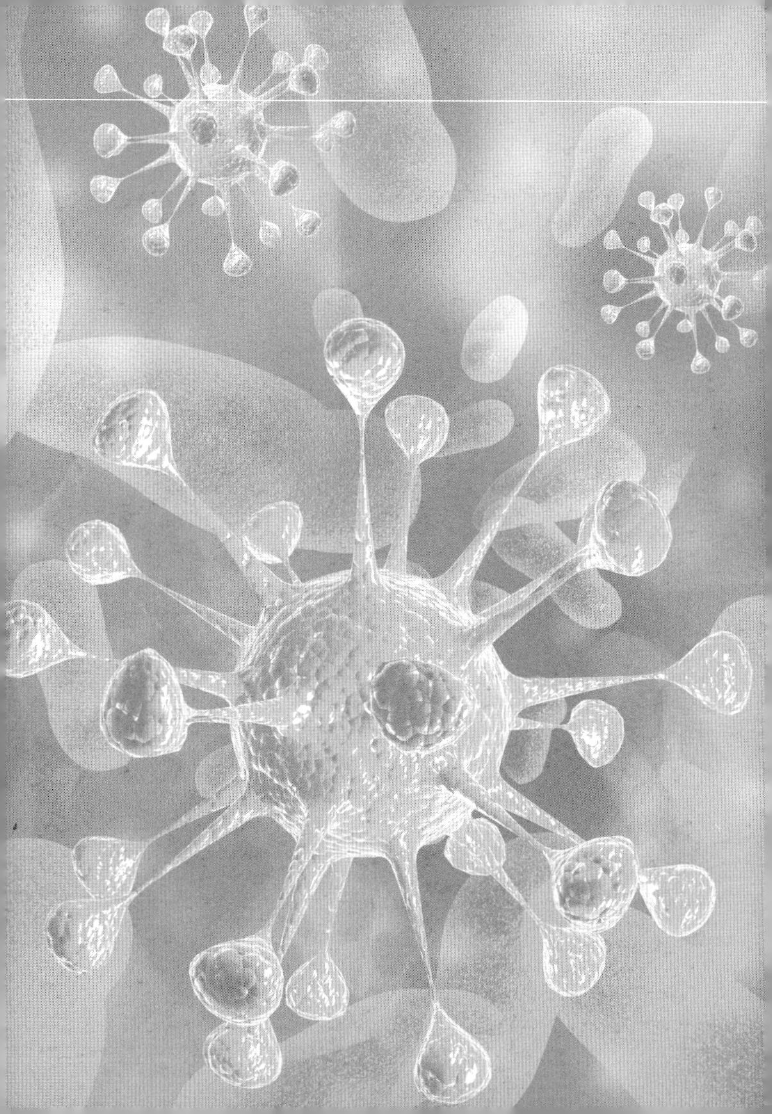

Medizinproduktegesetz

- Unter das Medizinproduktgesetz (MPG) fallen alle Instrumente, Apparate, Vorrichtungen, Stoffe und Software, welche zur Heilbehandlung am Menschen eingesetzt werden.
- Im MPG sind alle Vorschriften bzgl. der Anschaffung, Wartung und des Betriebs aller Medizinprodukte festgelegt.

Neben dem Arzneimittelgesetz wichtigstes Regelwerk für den Praxisbetrieb.

Praxisbetreiber müssen ein Bestandsverzeichnis und Gerätebücher auf Verlangen den Behörden vorlegen.

Medizinprodukte

- Medizinprodukte sind alle Instrumente, Apparate, Vorrichtungen, Stoffe und Zubereitungen aus Stoffen oder andere Gegenstände (einschließlich eingesetzter Software), die vom Hersteller zur Anwendung am Menschen zum Zweck der Erkennung, Verhütung, Überwachung, Behandlung oder Linderung von Krankheiten bestimmt sind.
- Aktive Medizinprodukte sind solche, die mit Strom betrieben werden.

Sachgerechte Handhabung

- Medizinprodukte dürfen nur von Menschen angewendet werden, welche die notwendige Sachkenntnis besitzen.
- Alle Anwender müssen in die Benutzung eines Medizinproduktes eingewiesen worden sein.
- Für bestimmte Geräte, welche explizit im Anhang genannt sind, muss diese Einweisung durch den Hersteller oder Lieferanten erfolgen.
- Geräte mit gefährlichen Mängeln dürfen nicht verwendet werden.

Bestandsverzeichnis

Alle elektrisch betriebenen Geräte müssen in einem Bestandsverzeichnis geführt werden. Dies beinhaltet folgende Angaben:

- Bezeichnung, Art, Typ, Anschaffungsjahr,
- Hersteller mit Anschrift,
- CE-Nummer,
- evtl. vorgegebene Frist zur sicherheitstechnischen Kontrolle.

Medizinproduktebuch

- Für bestimmte Geräte muss ein Medizinproduktebuch mit weiteren Angaben geführt werden.
- Zu diesen Geräten gehören z.B.
  - Geräte zur Stimulation von Nerven u. Muskeln (z.B. viele Elektroakupunkturgeräte),
  - Hochdruckinjektionsspritzen,
  - hyperbare Ozontherapiegeräte.
- Dies gilt auch für messtechnische Geräte wie Blutdruckmesser etc., allerdings nicht für elektronische Fieberthermometer und „Hand- bzw. Quecksilberblutdruckmessgeräte".

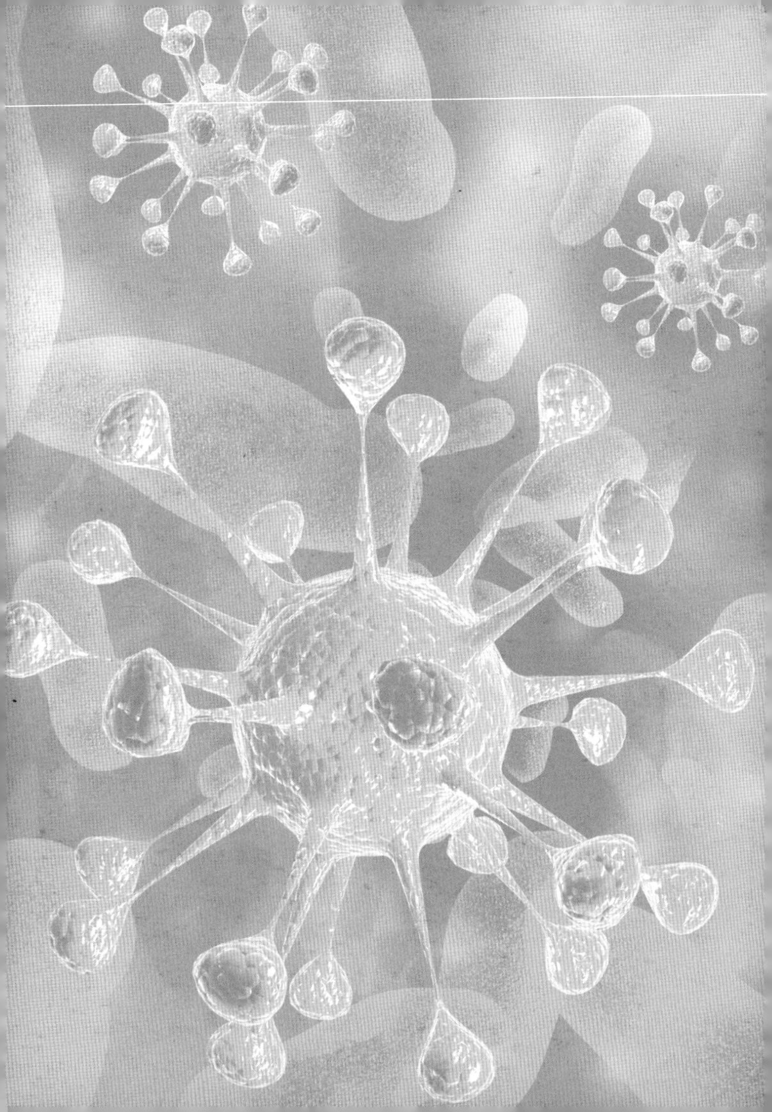

Definitionen: Infektiologie

- Epidemiologische Begriffe beschreiben die zeitliche und örtliche Ausbreitung einer Krankheit.
- Infektiologische Begriffe bezeichnen die „Krankheitskraft" einer Erregerart.
- Als Infektion wird bezeichnet: Halten und Vermehren eines Erregers mit einer Reaktion des Wirts.

Wichtige Begriffe zur allgemeinen Infektionslehre.

Ganzheitliche Therapie bedeutet u.a., einem pathogenem Erreger mit hoher Virulenz eine hohe Resistenz durch ein intaktes Immunsystem entgegenzusetzen.

Epidemiologie
Lehre von der Verbreitung ansteckender Krankheiten.

Epidemie
Zeitlich und örtlich begrenzte Ausbreitung einer ansteckenden Krankheit.
Bsp.: Salmonellen-Erkrankung in einem Krankenhaus.

Endemie
Örtlich begrenzte und zeitlich unbegrenzte Verbreitung einer ansteckenden Krankheit.
Bsp.: FSME-Endemie-Gebiete.

Pandemie
Zeitlich begrenztes, aber örtlich unbegrenztes Ausbreiten einer ansteckenden Krankheit.
Bsp: Influenza-Pandemie.

Prädilektionsstelle
Bevorzugt von einer Erscheinung betroffenes Gebiet.

Pathogenität
Fähigkeit eines Mikroorganismus, krankhafte Zustände auszulösen.

Virulenz
Das Ausmaß der Pathogenität. Äußert sich in unterschiedlicher Toxizität (Giftigkeit) und Invasionskraft (Kraft, mit der ein Erreger in den Körper eindringt).

Kontagiosität/Kontagiositätsindex
Aussage über Ansteckungskraft. Kontagiositätsindex: Anteil der tatsächlich erkrankten Menschen im Vergleich zu den Menschen, die dem Erreger ausgesetzt waren.

Resistenz
Schutz gegen Erreger durch unspezifische Abwehr.

Immunität
Schutz gegen bestimmte Erreger durch spezifische Abwehr, welche durch Infektion oder Impfung erworben ist. Eine Infektion kann auch ohne Symptome verlaufen, dann spricht man von „stiller Feiung".

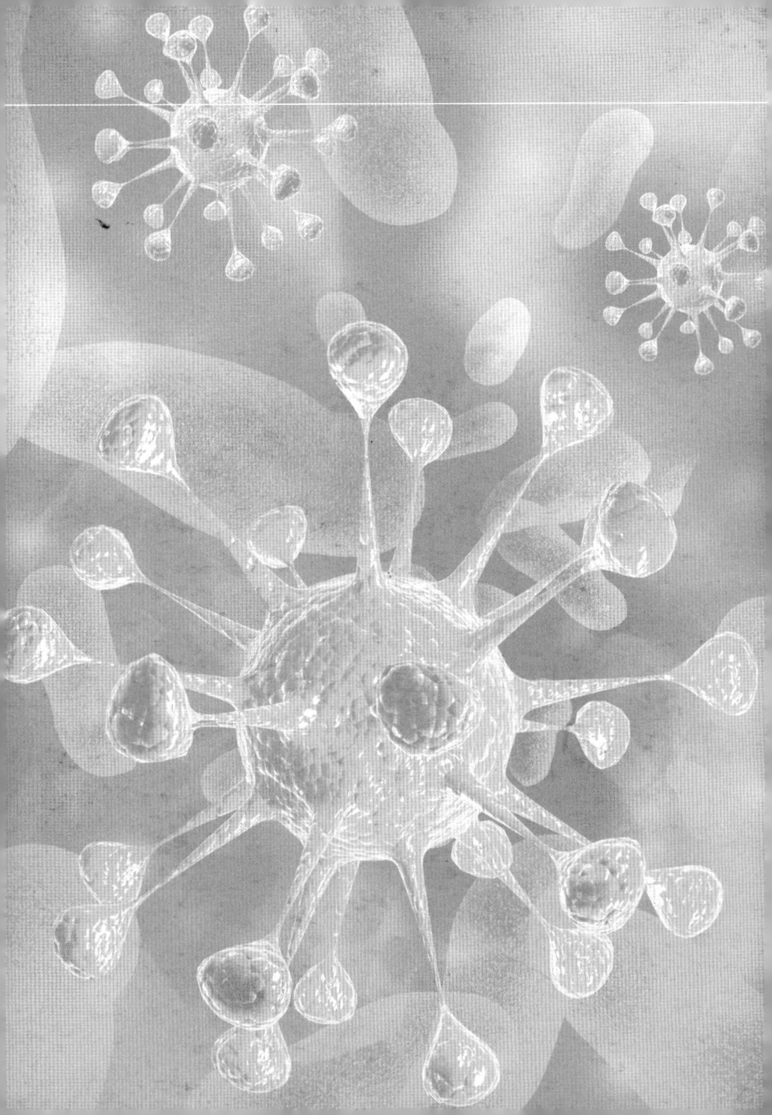

Cholera

Gallenbrechdurchfall

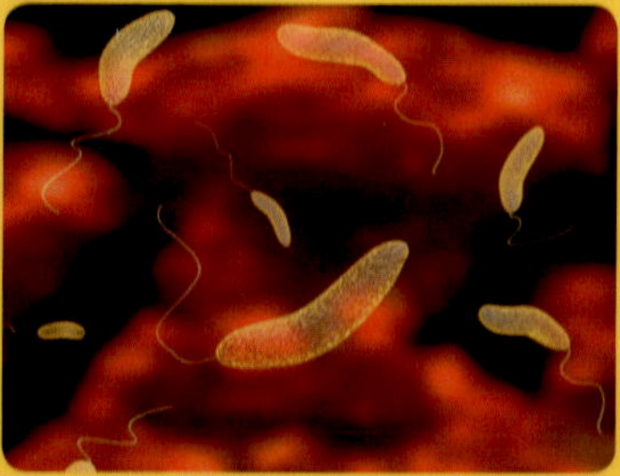

Akute Infektion u. Intoxikation des Dünndarms mit typischen reiswasserähnlichen Durchfällen.

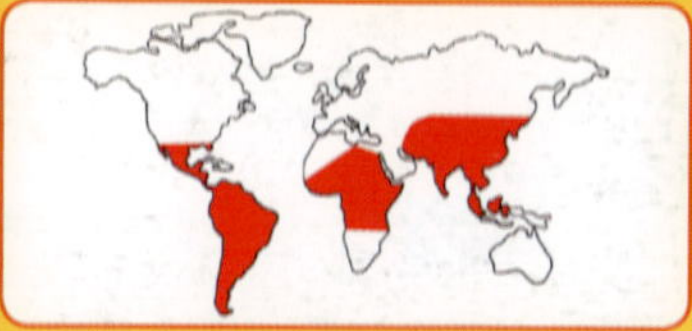

IfSG:	§ 6, 7(1), 8, 24, 34(1/2), 42
Erreger:	Vibrio cholerae O1 u. O139
Err.-typ:	gramnegative Bakterien
Err.-res:	Mensch

ÜW:	fäkal-orale Schmierinfektion, Wasser
IZ: Ⓢ Ⓣ	Std bis wenige Tage
Nachweis:	Err. in Stuhl, Erbrochenem

Prodromi:	–
Fieber:	ev. Untertemperatur (35°C)
Ma-Da:	Ü/EB, Diarrhoe
ZNS:	–
LK:	–
Haut:	schlaffe, trockene Haut

Kompl:	hohe Flüssigkeitsverluste mit hypovolämischem Schock u. Nierenversagen, Tod in wenigen Stunden
Therapie:	ev. Antibiotika, Flüssigkeitsersatz, Kreislaufstützung
Immunität:	kurzfristig
Impfung:	aktiv (geringer Schutz)

Symptome:

- bis zu 30 reiswasserartige Stühle
- **keine** Blutbeimengungen/Tenesmen
- Ü/EB, ev. Untertemperatur bis 35°C
- „Choleragesicht“: spitze Nase, eingefallene Wangen, stehende Hautfalten, „Waschfrauenhände“
- Heiserkeit
- Elektrolytmangel mit Herzrhythmusstörungen, Krämpfen
- später Fieber, Benommenheit, Verwirrtheit, ev. Tod
- ev. Dauerausscheidung

Lernhinweise:

- Nur ca. 10% der Infizierten erkranken schwer, Letalität unbehandelt ca. 60%, mit Behandlung <1%.
- Sonderform: Cholera sicca, „trockene“ Cholera mit raschem Tod vor Auftreten der Durchfälle.

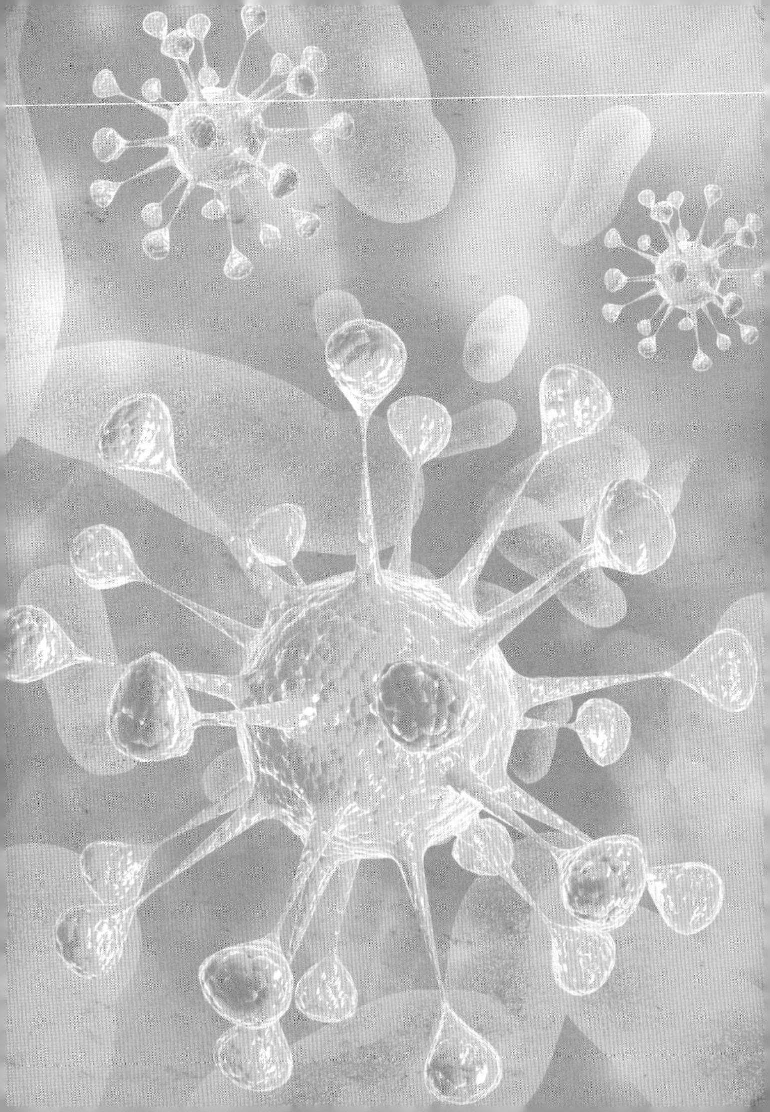

Typhus/Paratyphus

Typhus abdominalis

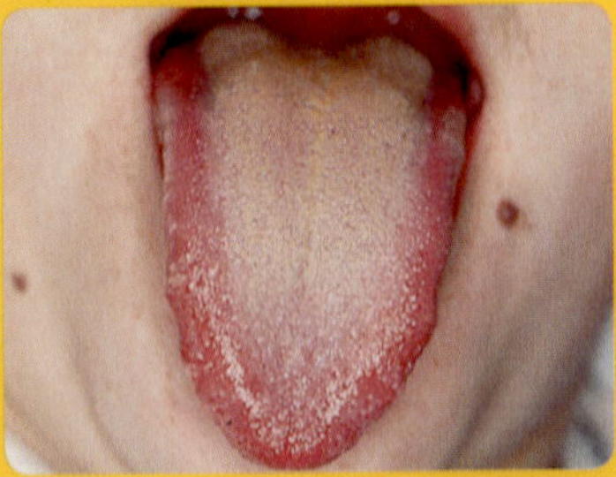

Infektion der lymphatischen Gewebe mit typischen erbsbreiartigen Durchfällen ab der 3. Wo.

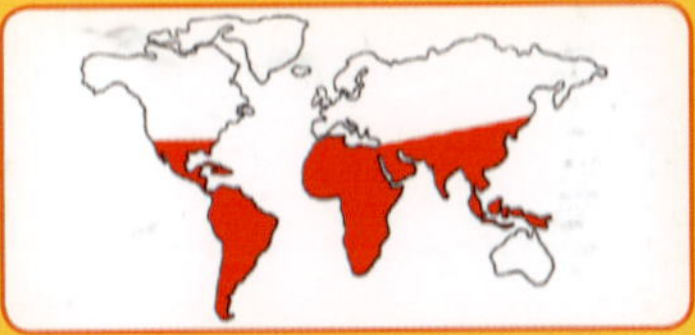

IfSG:	§ 6, 7(1), 8, 24, 34(1/2), 42
Erreger:	Salmonella typhi/paratyphi
Err.-typ:	gramnegative Bakterien
Err.-res:	Mensch (selten Haustiere)

ÜW:	fäkal-orale Schmierinfektion, Trinkwasser
IZ:	Ⓦ 1–3 Wo
Nachweis:	Err./AK im Blut

Prodromi:	Stadium incrementi mit treppenförmigem Fieber ↑
Fieber:	charakt. Fieberkurve (41 °C)
Ma-Da:	Obstipation → Diarrhoe
ZNS:	–
LK:	–
Haut:	Roseolen

Kompl:	Myokarditis, Meningitis, Enzepahlitis, Peritonitis, Dauerausscheider (5% d.F.)
Therapie:	Antibiotika, Kreislaufstützung
Immunität:	lebenslang
Impfung:	aktiv gegen Typhus

Stadium incrementi (1. Wo):
- treppenförmiger Fieberanstieg bis 40 °C
- Kopfschmerzen, Obstipation

Stadium fastigii (2–3 Wo):
- Kontinuafieber 40°–41 °C
- relative Bradykardie, Leukopenie
- Bewusstseinsstörungen
- weißlicher Zungenbelag (W-Zunge)
- Roseolen auf der Bauchhaut
- erst Obstipation, ab 3. Wo erbsbreiartige Durchfälle
- Hepatosplenomegalie

Stadium decrementi:
- stufenweise Fieberabfall mit Remissionen, lange Rekonvaleszenz

Paratyphus:
- Erreger: Salmonella paratyphi A, B, C
- vergleichsweise abgeschwächter Krankheitsverlauf

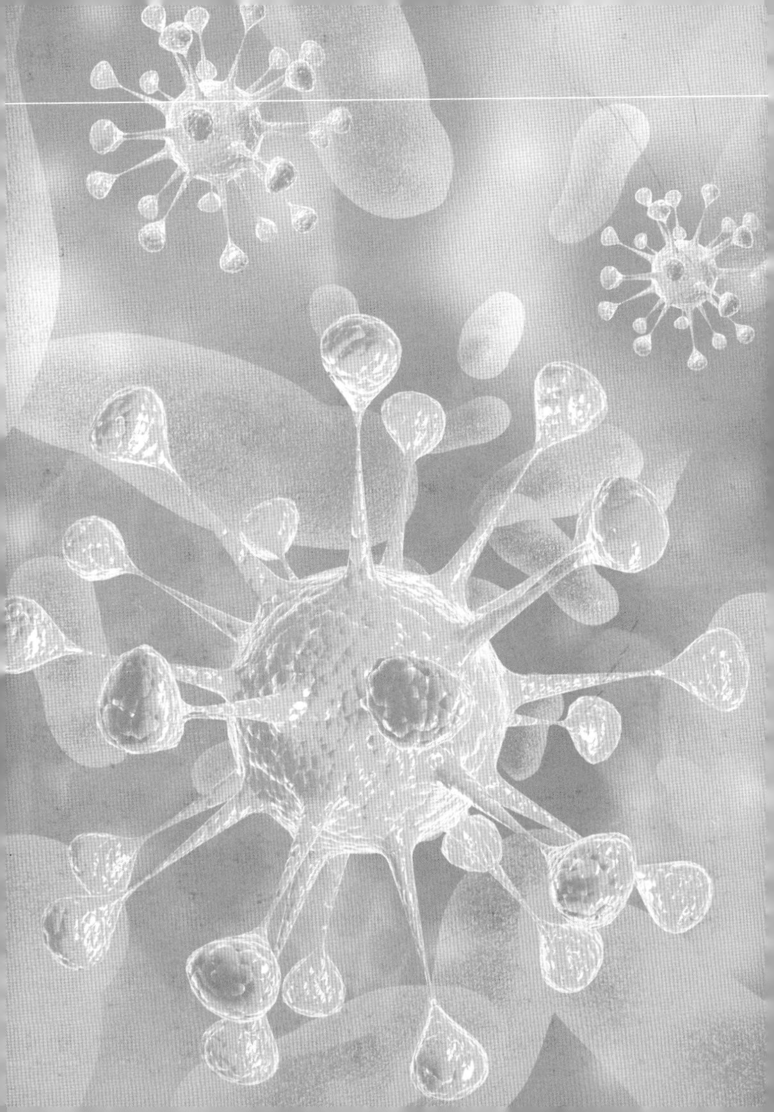

Amöbenruhr

Amöbiasis

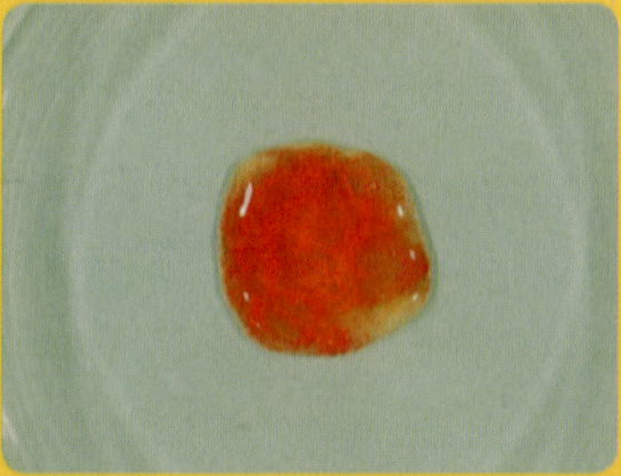

V.a. in Tropen vorkommende Infektion mit Entamöben und z.T. jahrelanger Symptomenfreiheit.

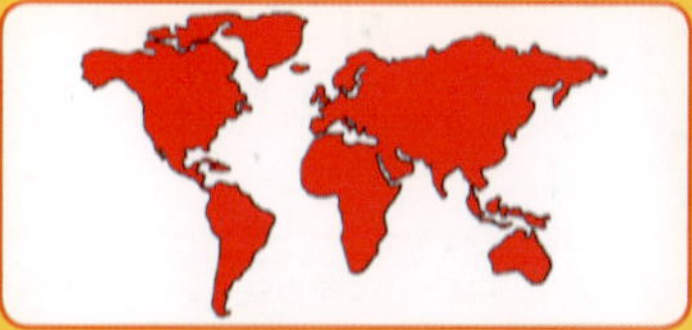

IfSG:	§ (6, 8 Epidemie) 24, 34, 42
Erreger:	Entamoeba histolytica
Err.-typ:	Protozoen
Err.-res:	Mensch, Wasser

ÜW:	fäkal-orale Aufnahme von Amöben (Trinkwasser)
IZ:	Ⓦ 2–6 Wo
Nachweis:	Err. im Stuhl

Prodromi:	–
Fieber:	–
Ma-Da:	Obstipation, Diarrhoe
ZNS:	–
LK:	–
Haut:	–

Kompl:	Darmblutung/-perforation, hämatogene Streuung führt zu Lebernekrosen, Durchbruch in Pleura, Perikard
Therapie:	Chemotherapeutika
Immunität:	–
Impfung:	–

Die Amöbe kann abgekapselt z.T. jahrelang symptomlos den Dickdarm besiedeln (symptomlose Darmlumeninfektion). Erst beim Einwandern in die Darmwand kommt es zu Symptomen:

Invasive Amöbenruhr:

- langsamer Beginn ohne Fieber (DD Shigellenruhr) mit leichter Verstopfung oder Durchfall (glasig-schleimig, ev. blutig)
- Krämpfe, Schwäche
- begleitende bakterielle Sekundärinfektionen
- ev. Dauerausscheidertum

Hämatogene Streuung:

- Leberbeteilung mit herdförmigen Leberabszessen und Nekrosen
- Perforationsgefahr in Pleura, Peritoneum, Perikard
- unbehandelt hohe Letalität

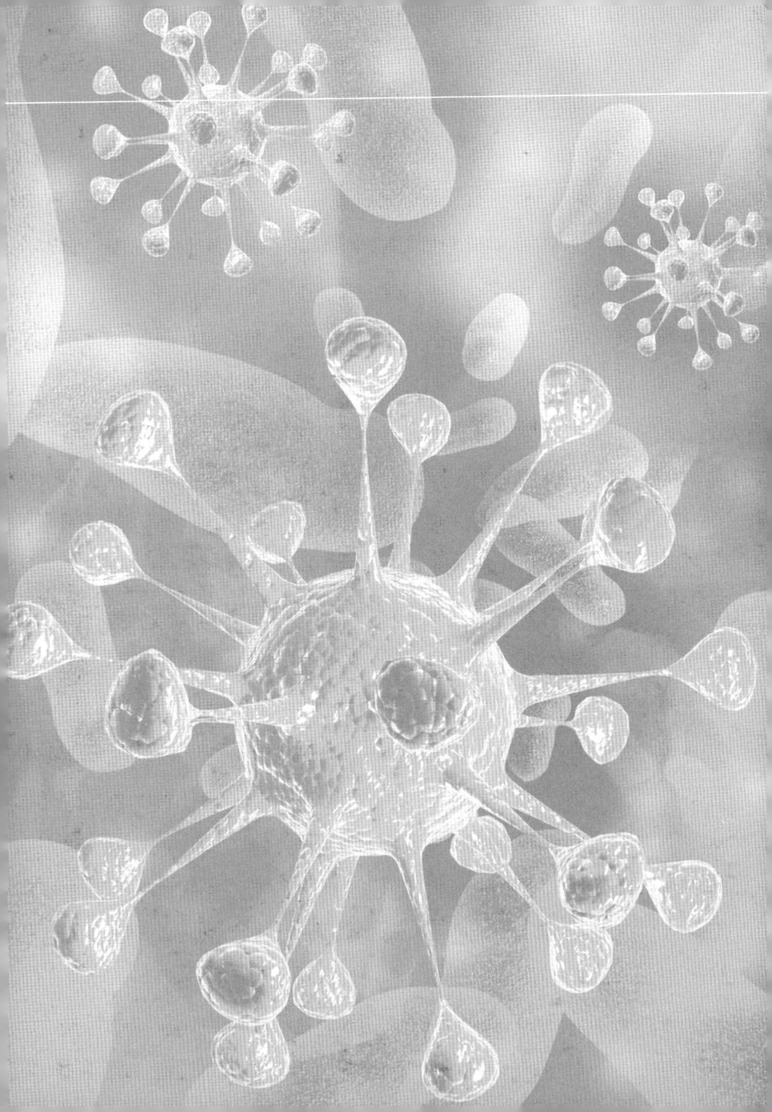

Shigellenruhr

Shigellose, Bakterienruhr

Tropische Magen-Darm-Erkrankungen **D4**

Lokalinfektion des Dickdarms mit typisch blutig-eitrig-schleimigen Durchfällen.

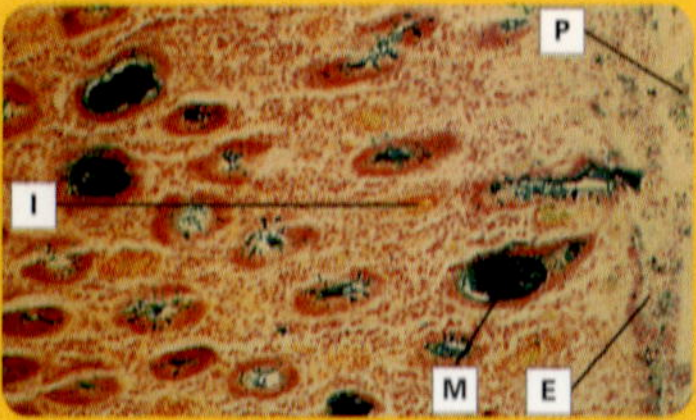

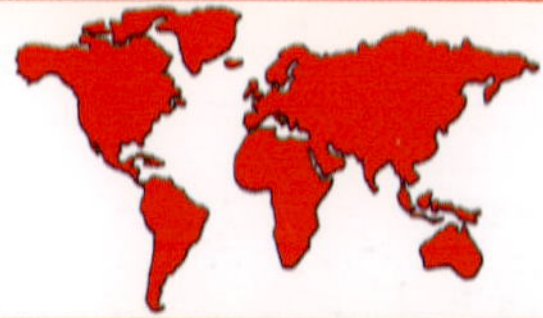

IfSG:	§ (6, 8 Epid.) 7(1), 24, 34(1/2), 42
Erreger:	4 Shigellenarten
Err.-typ:	gramnegative Bakterien
Err.-res:	Mensch

ÜW:	Schmierinfektion fäkal-oral über verseuchtes Wasser
IZ: Ⓣ	2–7 Tage
Nachweis:	Err. im Stuhl

Prodromi:	–
Fieber:	ev. bis 39°C
Ma-Da:	Ü/EB, blutig-eitrige Diarrhoe
ZNS:	–
LK:	–
Haut:	–

Kompl:	Exsikkose mit Nierenversagen und Schock, Darmgeschwüre, -perforation, Reiter-Trias
Therapie:	Antibiotika, Elektrolyte, Flüssigkeit
Immunität:	nur artspezifisch
Impfung:	–

Symptome:

- akuter Beginn mit kolikartigen Bauchschmerzen und Durchfall
- bis zu 30 blutig („rote Ruhr")-eitrig-schleimige („weiße Ruhr") Entleerungen, ev. mit Tenesmen
- Gefahr der Exsikkose
- i.d.R. nach 2–10 Tagen Genesung
- oft symptomarmer, untypischer Verlauf
- gute Prognose: Letalität < 1%
- nur selten Komplikationen: Nierenversagen, Schock, Krämpfe, HUS, Reiter-Syndrom
- ev. Dauerausscheidung

Lernhinweis:

Die „4 F" = „**F**aeces, **F**utter, **F**liegen, **F**inger" stellen die Hauptgefahr für die Übertragung der Erkrankung dar.

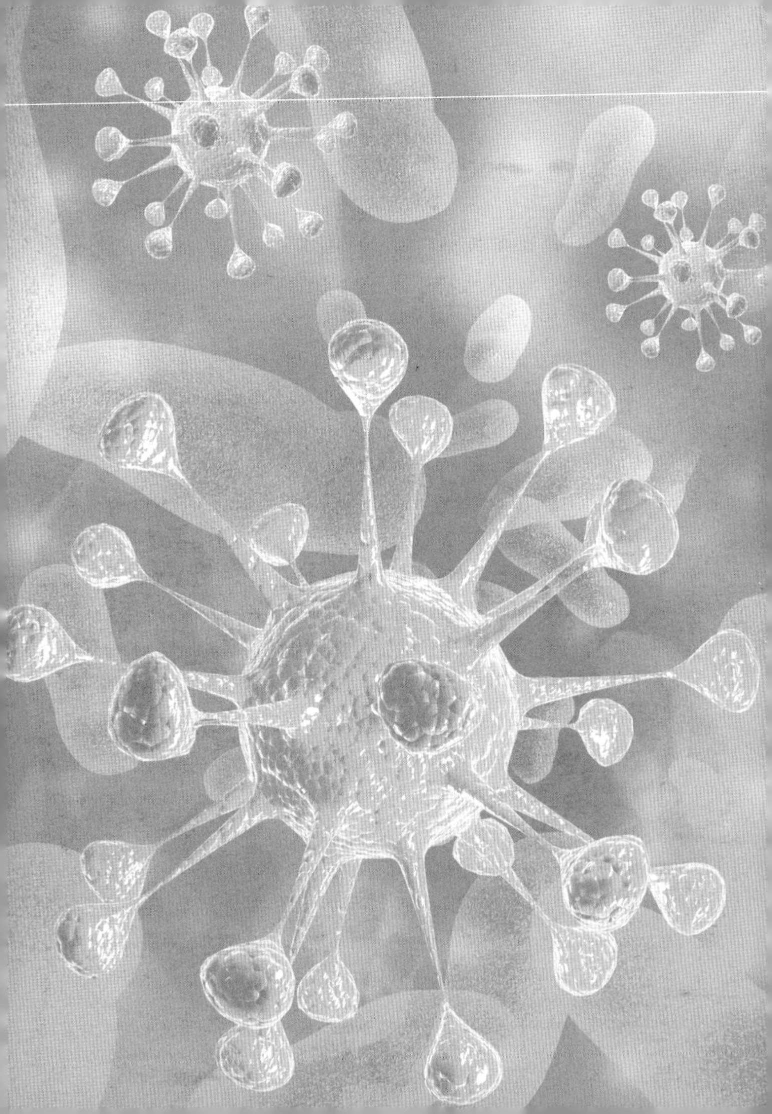

Infektiöse Gastroenteritis

mikrobielle Lebensmittelvergifung

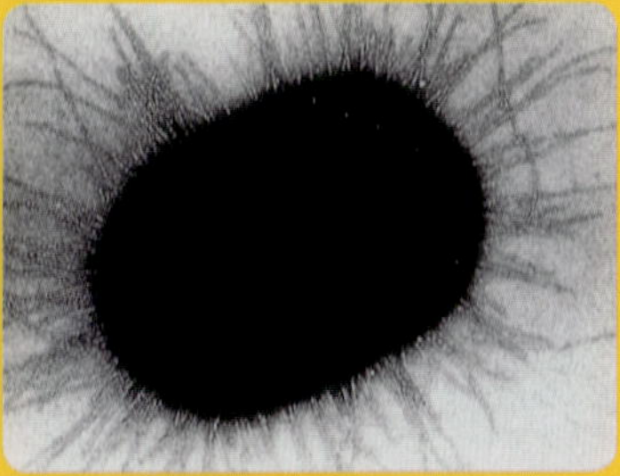

Mit ca. 200.000 Fällen/Jahr in D häufigste Infektionskrankheit mit Krankheitsgefühl und Diarrhoe.

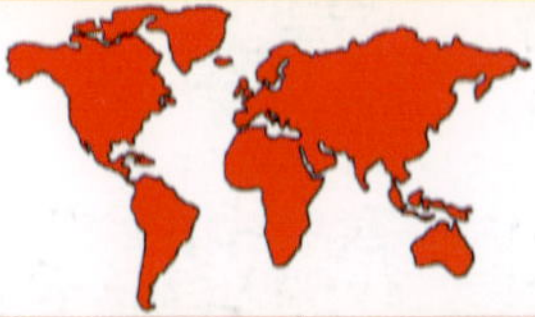

IfSG: § (6, 8 Epid.) 7(1), 24, 34(1), 42
Erreger: diverse Erreger
Err.-typ: Bakt./Viren/Protozoen/Pilze
Err.-res: Mensch, Tiere

ÜW: fäkal-oral, Lebensmittel Wasser, Kot, Erbrochenes
IZ: Ⓢ wenige Std
Nachweis: Err.: Blut, Stuhl, Erbrochenes

Prodromi: –
Fieber: erregerabhängig bis 40°C
Ma-Da: Ü/EB, Diarrhoe
ZNS: –
LK: mesenteriale LK↑
Haut: –

Kompl: Exsikkose mit hypovolämischem Schock, Herz- u. Nierenversagen, ev. Dauerausscheidung, reakt. Arthritis
Therapie: symptomatisch, Elektrolyttherapie Elotrans-Pulver ($NaCl$, KCl, $NaHCO_3$ in +Glucose H_2O)
Immunität: kaum
Impfung: –

Mögliche Erreger:

- **Bakterien bzw. deren Toxine:** Salmonellen*, Campylobacter*, Yersinienarten, E.coli-Arten(*), Staphylococcus aureus (tox. Lm-vergiftung), Clostridienarten, Shigellen
- **Viren:** Rota- (Kinder), Noro- (Erw.), Adeno-, Parvo-, Enteroviren
- **Protozoen:** Giardia lamblia*, Amöben*, Cryptosporidium parvum (insbes. immunsupp. Patienten)

Reisediarrhoe*

Symptome:

- Bauchschmerzen, ev. Krämpfe
- Ü/EB, Durchfälle, Krankheitsgefühl
- grippeähnliche Symptome
- ev. Fieber bis 40°C
- Flüssigkeits- u. Elektrolytverlust

Lernhinweis:

Bei schlechter Abwehrlage, Kleinkindern und Alten besteht Lebensgefahr.

DYSENTERISCHE DIARRHOE

- KOLIK
- DIARRHOE MIT
  - → BLUT
  - → EITER
  - → SCHLEIM

AMÖBEN-RUHR
- langsam Genese,
- anfalls-artig;

BAKTERIELLE RUHR (Shigellen, EHEC)
- akute Genese;

NICHT-DYSENTERISCHE DIARRHOE

- DIARRHOE MIT UNVERDAUTEN NAHRUNGSRESTEN + SCHLEIM;

ENTEROTOXISCH
(SALMONELLEN, VIBRIO CHOLERAE, LM-TOXINE)
AKUT
(E)

RESORPTIONS-STÖRUNG
(GIARDIA LAMBLIA)
KOT
→ SCHAUMIG
→ VOLUMINÖS
→ FETT

DD: **BOTULISMUS**
GASTROENTERITIS + NEUROL. SYMP. → DOPPELBILDER! → SCHLUCKSTÖRUNG!

Enteropathisches HUS

Hämolytisch-urämisches Syndrom

Heimische Magen-Darm-Erkrankungen **E2**

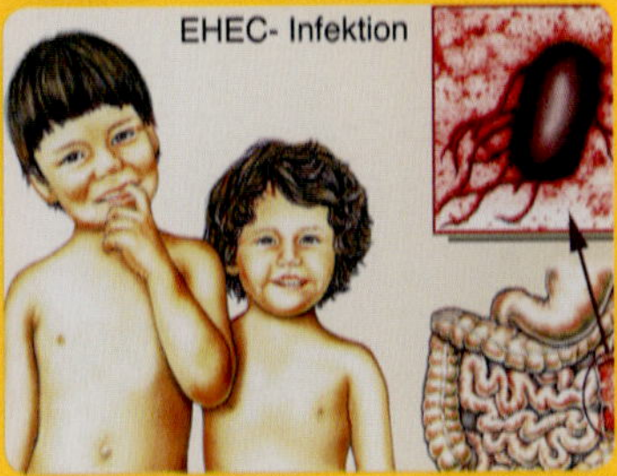

Komplikation einer Infektion mit EHEC (enterohämorrhagischen E. coli-Stämmen).

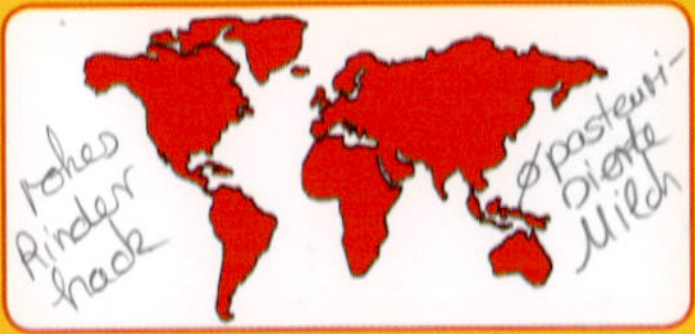

IfSG:	§ 6, 7(1), 8, 24, 34(1), 42
Erreger:	EHEC
Err.-typ:	Bakterien
Err.-res:	Mensch, Rind, Schaf, Ziege und andere Huftiere

ÜW:	fäkal-oral, Tierprodukte, Wasser, Tröpfcheninfektion
IZ:	Ⓣ 1–5 Tage – 10 [d]
Nachweis:	Toxin im Stuhl, LPS–AK SHIGATOXIN

Prodromi:	– Kolon → Destruktion der Mikrovilli; Nekrosen;
Fieber:	– (selten)
Ma-Da:	Ü/EB, Diarrhoe → wässrig / → blutig-wässrig; Bauch-S
ZNS:	–
LK:	–
Haut:	–

beginnt als Gastroenteritis geht dann über in HÄMORRHAGISCHE KOLITIS

Kompl:	dialysepflichtiges Nierenversagen, neurologische Symptome, Myokardschäden // spät: RR↑↑ + CNI (50% der Kinder mit HUS; 5% Letalität;)
Therapie:	symptomatisch, Flüssigkeit, Elektrolyte ø Antibiose, ø Motilitätshemmer, Plasmapherese
Immunität:	–
Impfung:	–

In ca. 10% d.F. entwickelt sich ein **hämolytisch-urämisches Syndrom (HUS)** / GASSER-SYNDROM + THROMBOTISCHE MIKROANGIOPATHIE

Symptome mit typischer Trias:

- hämolytische Anämie [LDH]↑↑, Haptoglobin = 0
- Urämie mit irreversiblen Nierenschäden
- Thrombopenie rasch <30.000/µl
- Zusätzlich meist blutige Diarrhoe, Krampfanfälle

Lernhinweise: Erw. häufig asymptomatisch

- Infektionen mit EHEC verlaufen meist als gewöhnliche Enteritis mit Ü/EB und Durchfällen (selten blutig-wässrig), ev. mit leichtem Fieber. wässrige Durchfälle Kinder, blutig-wässrig Durchfälle Alte
- Betroffen sind v.a. Kleinkinder, aber auch ältere Heimbewohner.
- Pathogen wirken nicht die Erreger selbst, sondern deren Toxine.

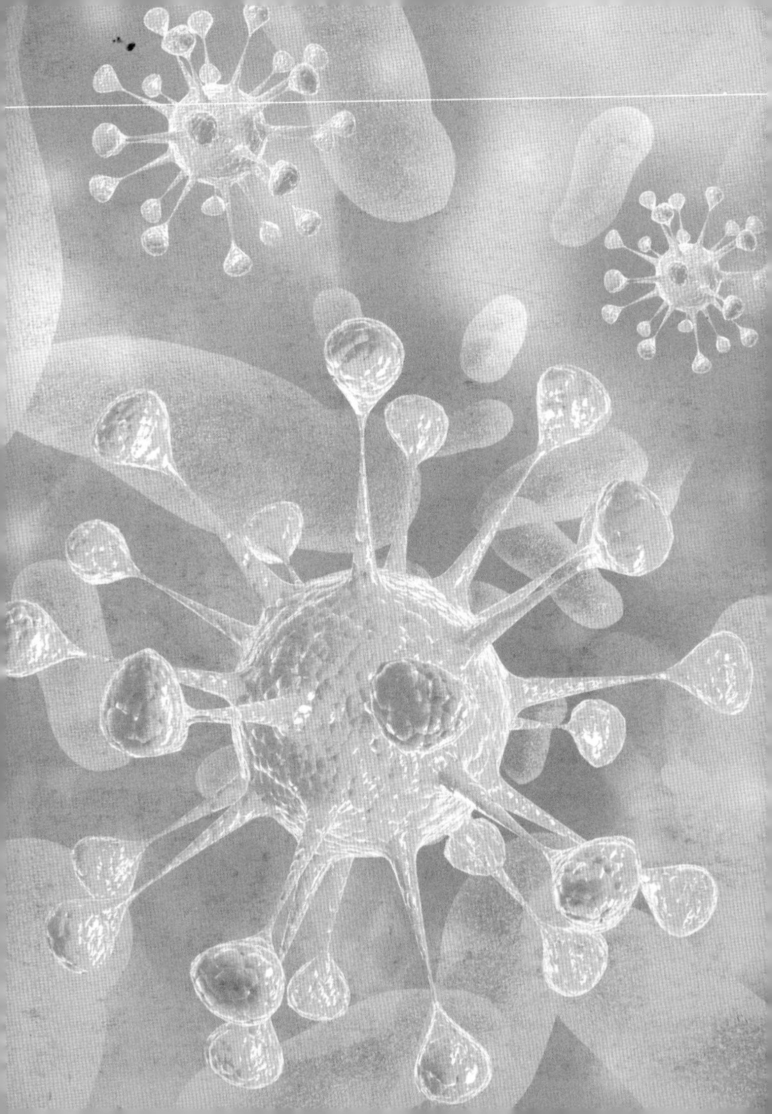

Salmonellose

Heimische Magen-Darm-Erkrankungen **E3**

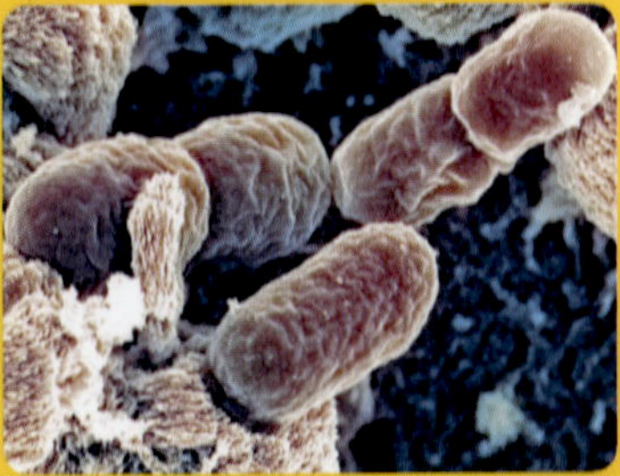

Häufiger Spezialfall der infektiösen Gastroenteritis mit bis zu 20 Entleerungen pro Tag.

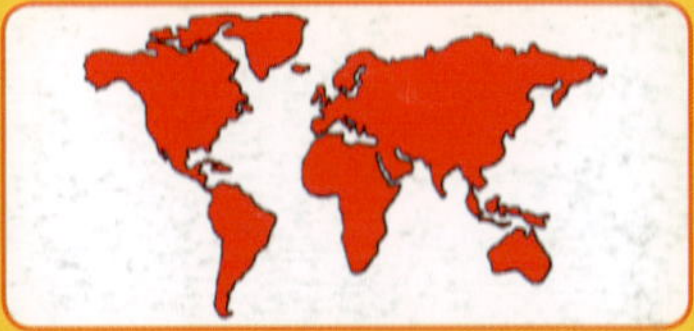

IfSG: § (6, 8 Epid.), 7(1), 24, 34, 42
Erreger: div. Salmonellenarten S. enteritidis
Err.-typ: gramnegative Bakterien
Err.-res: Mensch, Geflügel, Eier (roh)
(Ausscheider) (Auftauwasser)

ÜW: rohe Eier, rohes Fleisch, Auftauwasser
Verzehr von befallenen Lebensmitteln, fäkal-oral
IZ: S T Std. bis wenige Tage 5h–72
Nachweis: Err.: Blut, Stuhl, Erbrochenes

ENDOTOXIN
Prodromi: –
Fieber: 38–40°C
Ma-Da: Ü/EB, Diarrhoe, Krämpfe! ABDOMEN
ZNS: –
LK: mesenteriale LK↑
Haut: –

Kompl: Exsikkosegefahr, Sepsis, Gallenblasenentzündung, Dauerbesiedelung der Gallenblase, reaktive Arthritis
Therapie: Antibiotika Ind.: septischer Verlauf, Säuglinge/KK, Alte, AIDS-Pat.; sonst: Flüssigkeits + Elektrolytsubstitution
Immunität: –
Impfung: –

Symptome:

- Ü/EB, Bauchschmerzen
- Durchfälle mit 15–20 Entleerungen
- grippeähnliche Begleitsymptome
- Fieber bis 40°C möglich
- Pseudoappendizitis
- In den meisten Fällen verläuft die Erkrankung komplikationslos und heilt innerhalb von wenigen Stunden bis Tagen aus.

Lernhinweise: Erhitzen > 10 min. > 70 °C

- Dauerausscheidertum über Besiedelung der Gallenblase ist möglich.
- Die Salmonellose ist eine häufige Begleiterkrankung bei Immunschwäche, speziell bei AIDS.
- Es sind rund 2500 verschiedene Salmonellenarten bekannt.
- In D 52.575 gemeldete Fälle (2006).

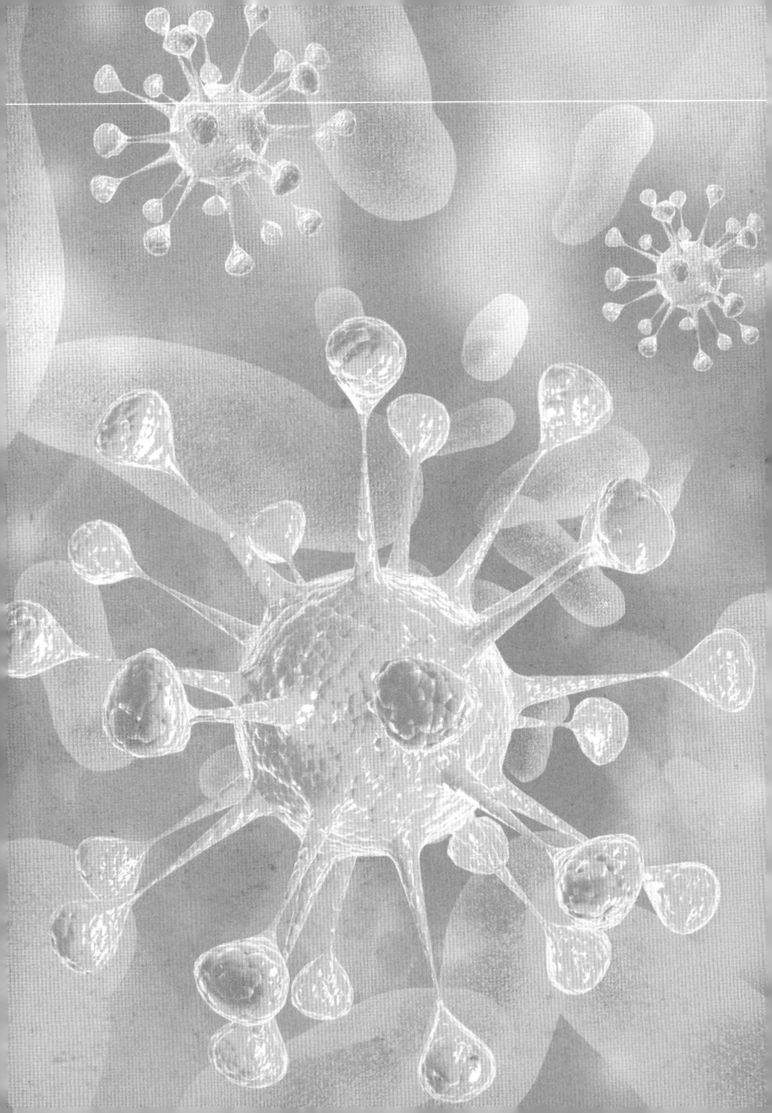

Echinokokkose

Befall mit Hunde- oder Fuchsbandwurm

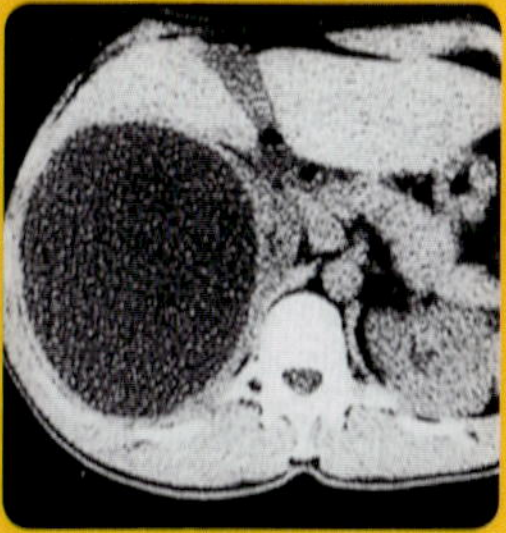

Bandwurmbefall nach Pilz- oder Beerenmahlzeiten mit Zystenbildung. Hohe Letalität.

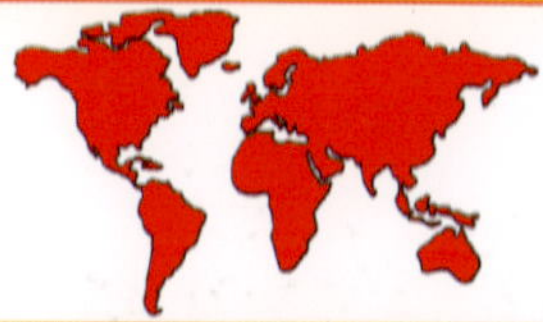

IfSG:	§ 7(3), 24
Erreger:	2 Echinokokkusarten
Err.-typ:	Bandwürmer
Err.-res:	Fuchs, Hund, Katze u.a.

ÜW:	Lebensmittel, speziell Waldfrüchte, Pilze, Wasser
IZ:	J 5–20 Jahre
Nachweis:	AK, Sonographie

Prodromi:	–
Fieber:	–
Ma-Da:	ev. Ü/EB
ZNS:	–
LK:	–
Haut:	–

Kompl:	Leberzirrhose, Zystenruptur mit anaphylaktischem Schock, neurologische Symptome
Therapie:	operative Entfernung, Anthelminthika
Immunität:	–
Impfung:	–

Zystische Echinokokkose (E. granulosus, Hundebandwurm):
- befällt meist die Leber, seltener Lunge oder Milz
- dort Bildung einer großen, flüssigkeitsgefüllten Zyste

Alveoläre Echinikkokose (E. multilocularis, Fuchsbandwurm):
- befällt die Leber
- dort Bildung vieler kleiner Zysten

Symptome (durch Zystenbildung):
- unspez. Oberbauchbeschwerden
- Gefahr der Leberzerstörung

Vorkommen/Letalität:
- Hundebandwurm: weltweit verbreitet, bes. Mittelmeerländer; Letalität unter 5%
- Fuchsbandwurm: Süddeutschland, Nordschweiz, Ostfrankreich; Letalität über 90%

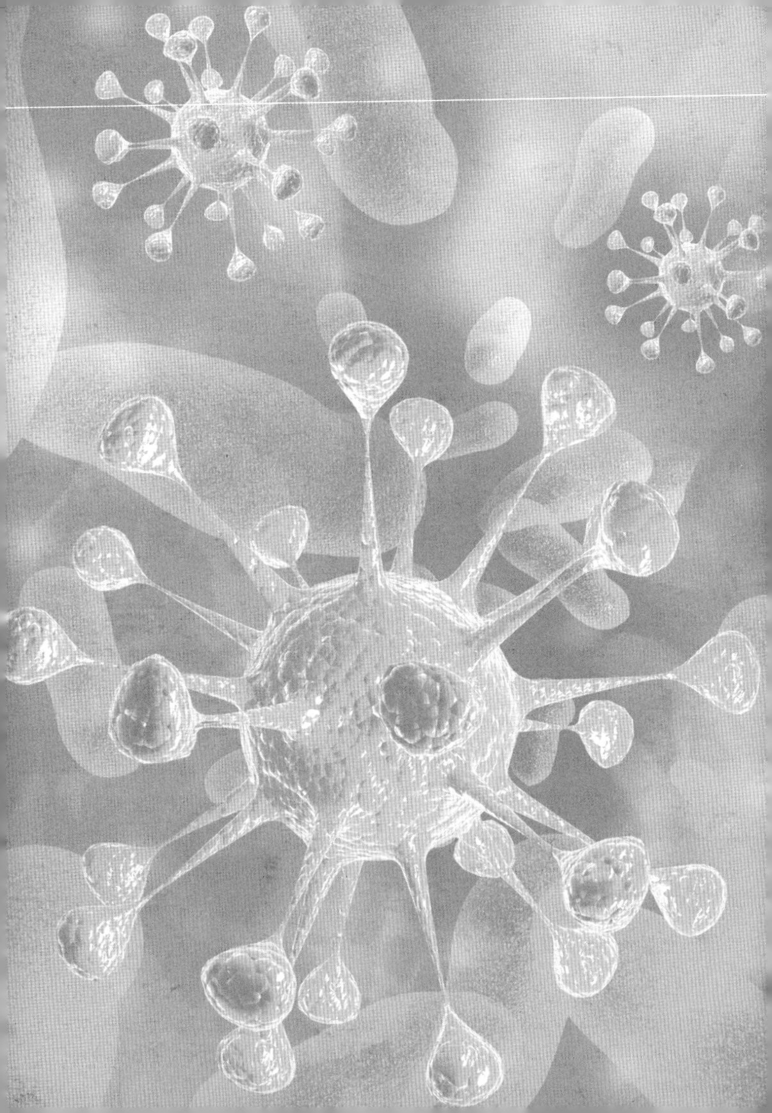

Scabies
Krätze

Organübergreifende Würmer/Gliederfüßler/Protozoen **01**

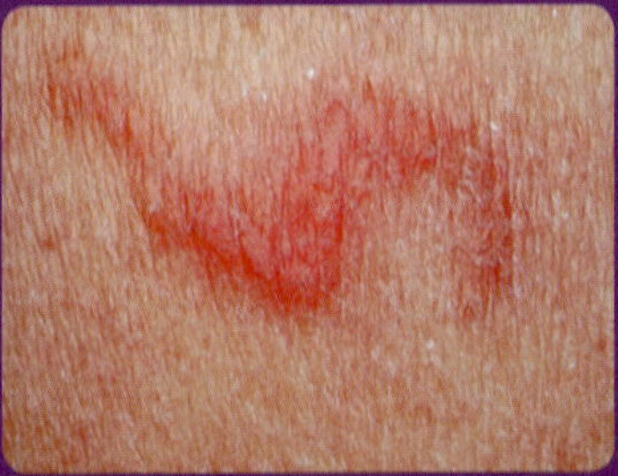

Stark juckende Hauterkrankung nach Befall mit den begatteten Weibchen der Krätzemilbe.

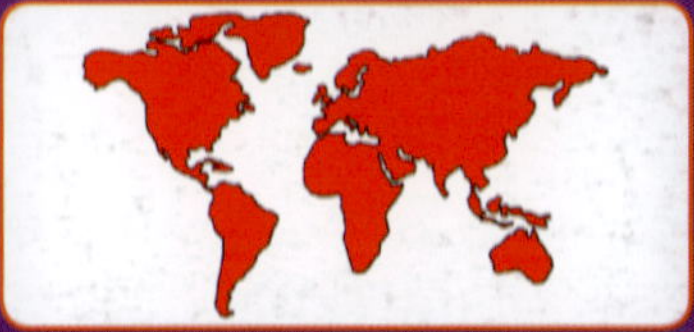

IfSG:	§ 24, 34(1)
Erreger:	Krätzemilbe
Err.-typ:	Insekten
Err.-res:	Mensch

ÜW:		Kleidung, Handtücher, Gegenstände, sexuell
IZ:	W	1–6 Wo
Nachweis:		makroskopisch

Prodromi:	–
Fieber:	–
Ma-Da:	–
ZNS:	–
LK:	–
Haut:	winkelige Hautrötungen

Kompl:	Sekundärinfektionen, Hauteiterungen
Therapie:	Insektizide
Immunität:	–
Impfung:	–

Die befruchteten Weibchen bohren sich in winkelig angelegten Gängen in die Haut und legen dort Kot und Eier ab.

Symptome:

- Juckreiz (oft so stark, dass es zum Aufkratzen der Gänge kommt, tritt meist nachts auf, da die Milben im warmen Bett ihre Gänge verlassen)
- Bläschen, Quaddeln, Papeln, Pusteln und Krusten v.a. in den Zwischenfingerräumen, Beugeseiten der Hand- und Kniegelenke sowie im Genitalbereich
- ev. Sekundärinfektionen an den aufgekratzten Wunden

Lernhinweise:

- Scabies wird bei Tieren Räude genannt.
- Eine einmalige Behandlung mit Insektiziden reicht i.d.R. aus.

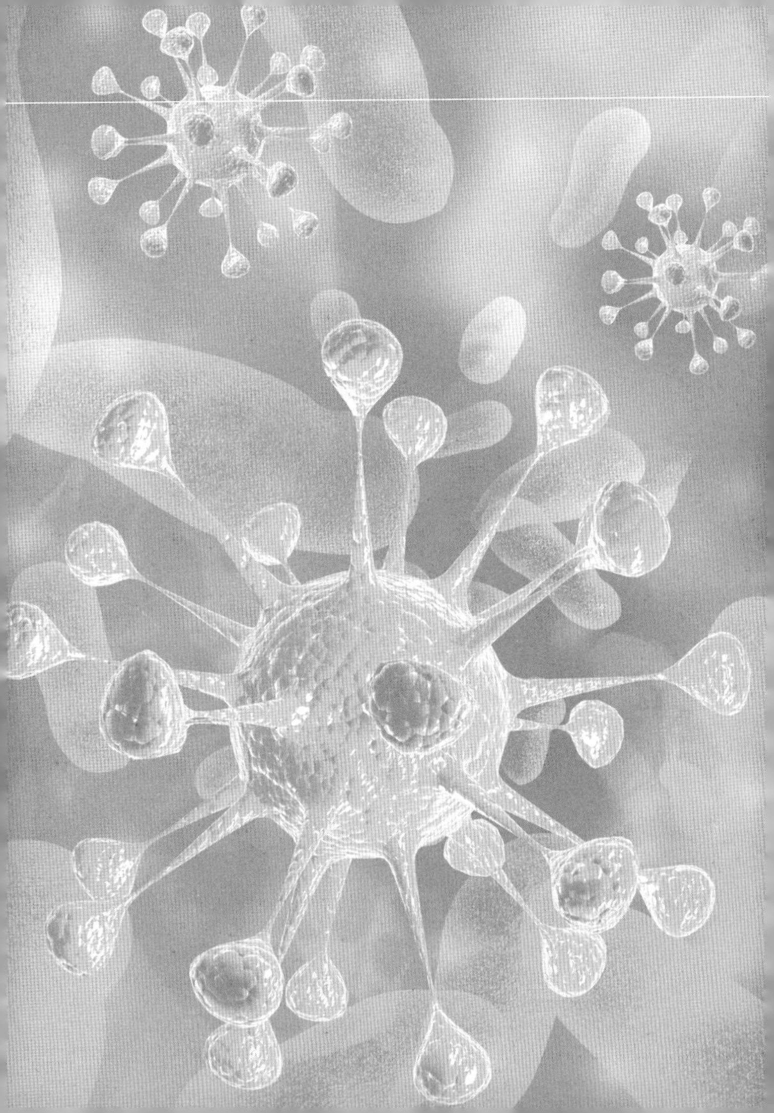

Toxoplasmose

Organübergreifende Würmer/ Gliederfüßler/Protozoen **O2**

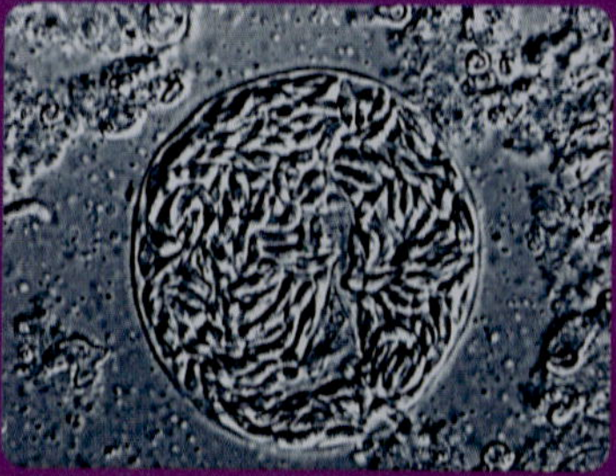

Verbreitete, meist symptomarme Zoonose. Angeborene Toxoplasmose verläuft schwer.

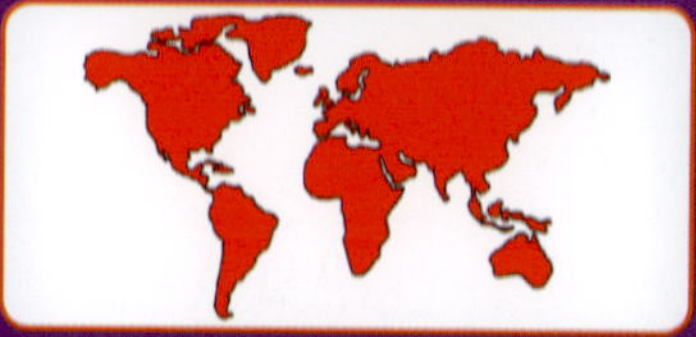

IfSG:	§ 7(3 konnatale Infektion), 24
Erreger:	Toxoplasma gondii
Err.-typ:	Protozoen
Err.-res:	Katzen, Eier/Fleisch/Milch

ÜW:	Nahrungsmittel, Schmierinf., diaplazentar, Katzen
IZ: Ⓦ	1–3 Wo, ev. länger
Nachweis:	Err. im Blut

Prodromi:	–
Fieber:	–
Ma-Da:	–
ZNS:	–
LK:	–
Haut:	–

Kompl:	Rezidive nach Zystenbildung, Enzephalitis, Schädigung des Fötus bei angeborener Form
Therapie:	Antibiotika, symptomatisch
Immunität:	lebenslang
Impfung:	–

Symptome und Verlauf:

- bei Erwachsenen oft symptomlos
- es kann zur Abkapselung der Erreger in Zysten kommen.
- bei Abwehrschwäche ist eine Reinfektion aus den Zysten mit rezidivierenden Schüben möglich, dann Meningoenzephalitis, Pneumonien und Lähmungen
- kann alle Organe befallen

Angeborene Toxoplasmose:

- gefährliche Erkrankung bei Ansteckung der Mutter während der Schwangerschaft
- je nach Infektionszeitpunkt Tot- oder Frühgeburten mit schweren Organschäden, v.a. des ZNS

Lernhinweis:

Schwangere sollten keine rohen tierischen Nahrungsmittel essen und **Katzen** meiden.

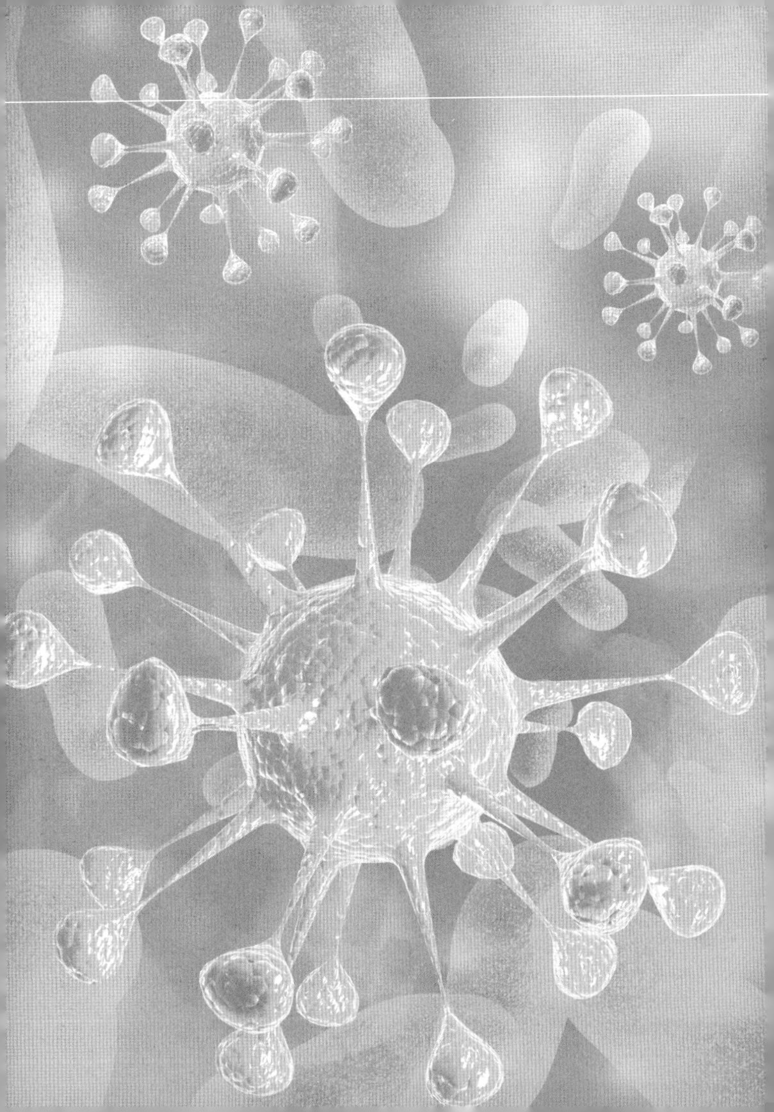

Trichinose
Trichinellose

Organübergreifende Würmer/ Gliederfüßler/Protozoen **O3**

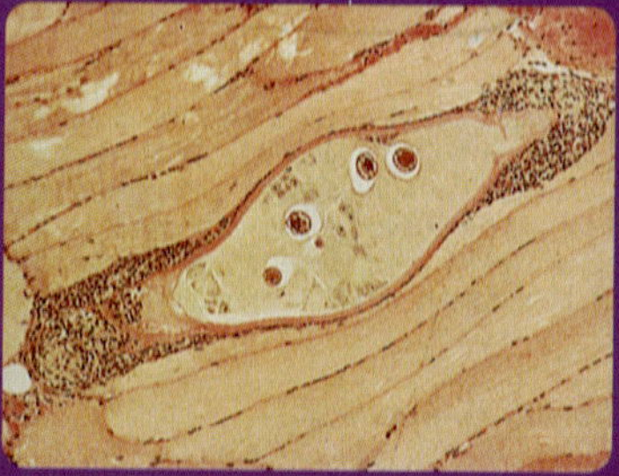

Wurmerkrankung, die vom Darm ausgehend besonders die Muskulatur befällt.

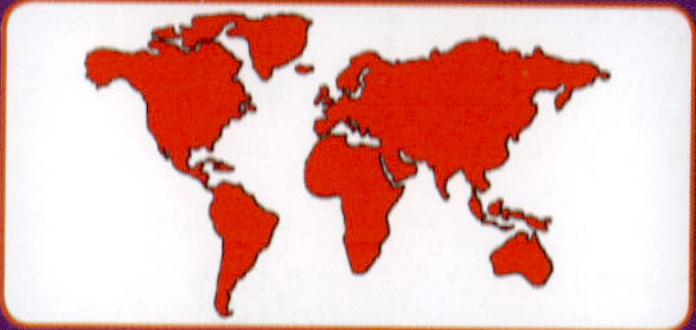

IfSG:	§ 7(1), 24
Erreger:	Trichinella spiralis
Err.-typ:	Fadenwürmer
Err.-res:	Schweine

ÜW:		ungenügend erhitzte Schweinefleischprodukte
IZ:	W	1–4 Wo
Nachweis:		Muskelbiopsie

Prodromi:	–
Fieber:	bei Muskeltrichinose
Ma-Da:	bei Darmtrichinose Ü/EB
ZNS:	–
LK:	–
Haut:	–

Kompl:	Myokarditis, bei Zwerchfellbefall Atemlähmung, Meningoenzephalitis
Therapie:	Anthelminthika (Wurmmittel)
Immunität:	–
Impfung:	–

Pathophysiologie:
Fadenwurmlarven gelangen in den Darm, wo sie als erwachsene Weibchen bis zu 1500 neue Larven hervorbringen. Diese gelangen über die Darmzotten in die Blutbahn und setzen sich in Skelettmuskulatur, Auge, Herz oder Zwerchfell fest. Dort kommt es zur Abkapselung und Verkalkung. Die Erkrankung heilt unbehandelt oft nach Monaten aus.

Darmtrichinose (nach 1 Wo):
- Ü/EB, Abgeschlagenheit

Muskeltrichinose (nach 2–4 Wo):
- Muskelschmerzen, -schwäche
- hohes Fieber, Gesichtsödeme

Lernhinweis:
In Europa tritt die Trichinose selten auf, da die Larvenkapseln bei der obligatorischen Fleischbeschau erkannt werden.

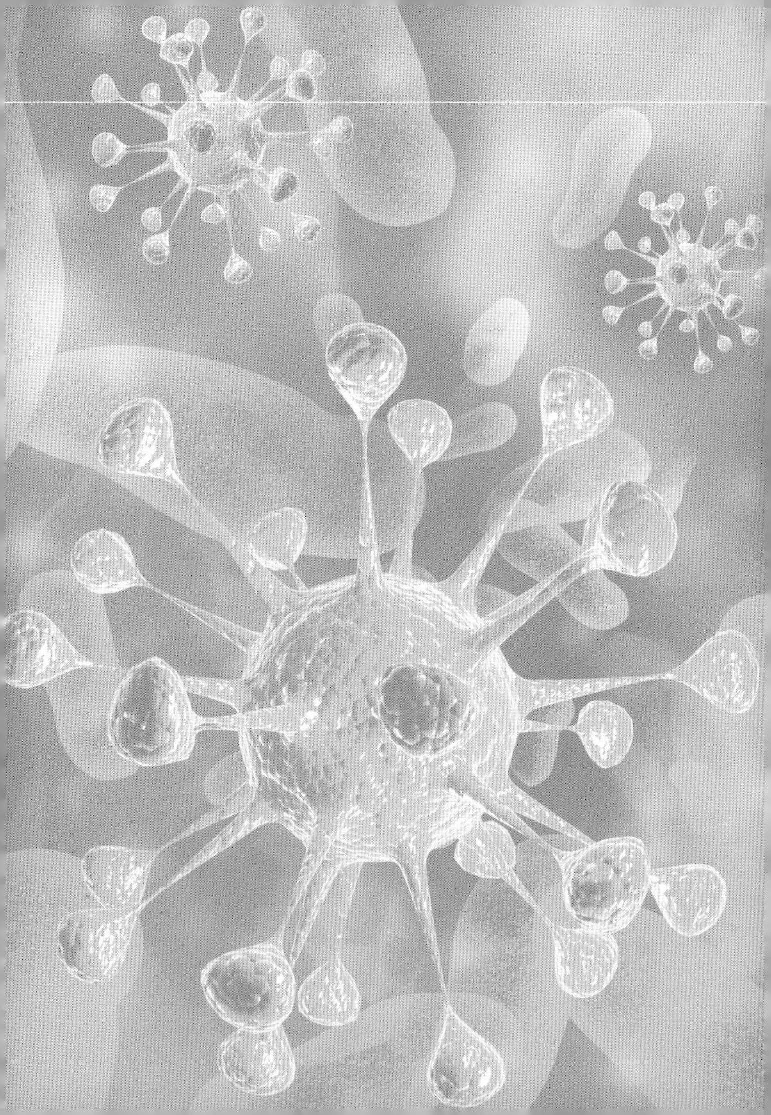

Verlausung

Pedikulose

Organübergreifende Würmer/
Gliederfüßler/Protozoen **04**

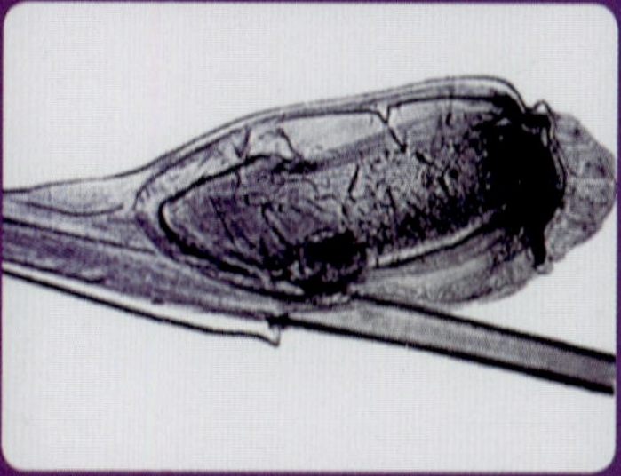

Kopflaus: Problem von Gemeinschaftseinrichtungen
Kleider- u. Filzlaus: Hygieneproblem.

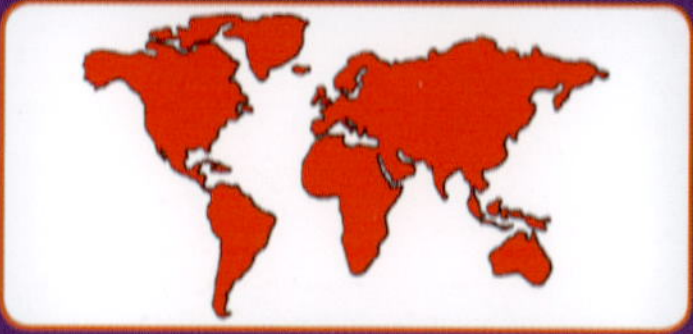

IfSG:	§ 34(1)
Erreger:	Kopf-, -Filz, -Kleiderlaus
Err.-typ:	Läuse (Ektoparasiten)
Err.-res:	Mensch

ÜW:	Hautkontakt, Kleidung, Bettwäsche, Kämme
IZ: Ⓦ	1–3 Wo
Nachweis:	Inspektion

Prodromi:	–
Fieber:	–
Ma-Da:	–
ZNS:	–
LK:	–
Haut:	Taches bleues (blaue Flecken) bei Filzläusen

Kompl:	Sekundärinfektionen nach Aufkratzen der Stichwunden
Therapie:	Insektizide, Hygiene
Immunität:	–
Impfung:	–

Kopfläuse:

- Vorkommen v.a. in Schulen oder Kindergärten
- besiedeln besonders den Hinterkopf und ernähren sich von Blut
- Einstichstellen jucken
- ev. Bläschenbildung und eitriger Hautausschlag
- sichtbar sind besonders die Eier der Läuse, die weißlichen Nissen

Kleiderläuse:

- verbreiten sich besonders in Notzeiten; es kommt zu kleinen, juckenden Schwellungen
- können u.a. Fleckfieber und Rückfallfieber verbreiten

Filzläuse:

- besiedeln Schambehaarung
- ev. schwach juckende livide Hautflecken („Taches bleues“)

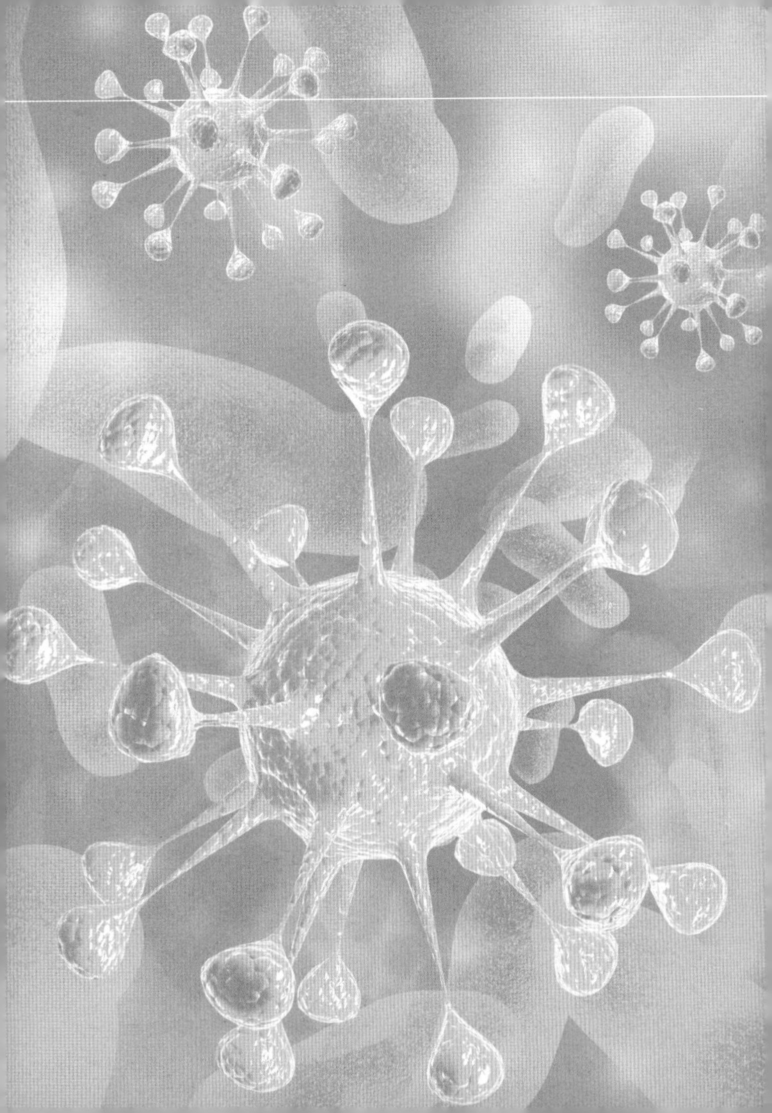

Malaria

Wechselfieber

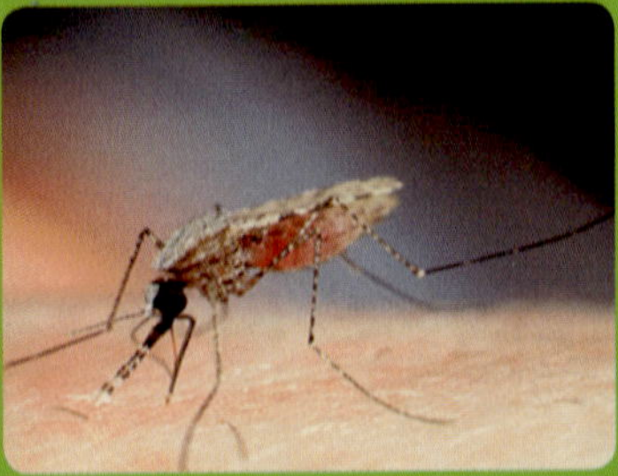

Weltweit häufigste Infektionskrankheit mit typischen Fieberintervallen.

TBC > MALARIA

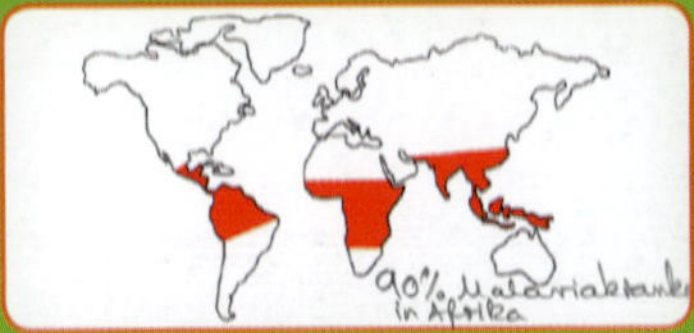

IfSG:	§ 7(3), 24
Erreger:	Plasmodium falciparum u.a.
Err.-typ:	Protozoen
Err.-res:	Mensch

ÜW:		weibliche Anophelesmücke (Vektor) in Endemiegebieten (REISEANAMNESE bis 2 Jahre)
IZ:	**W**	1–6 Wo (ev. länger)
Nachweis:		Err. im Blut

Prodromi:	grippeähnlich ev. mit Ü/EB
Fieber:	bis 41°C (F. recurrens) mit kritischer Entfieberung in wenigen [h]
Ma-Da:	–
ZNS:	– + HÄMOLYT. ANÄMIE
LK:	– + THROMBOZYTOPENIE
Haut:	– + HEPATOSPLENOMEGALIE → IKTERUS

Eryt: Ischämie → ZNS: BWS / NIERE: ANV / HERZ: KARDIALER SCHOCK

Kompl:	Schwarzwasserfieber (starke Hämolyse mit schwarzem Urin), nephrotisches Syndrom, Milzruptur, Koma
Therapie:	Chemotherapeutika wie Chinin, symptomatisch
Immunität:	teilweise
Impfung:	–/Chemoprophylaxe

Prodromalstadium:

- akut grippeähnlich mit Fieber
- ev. Magen-Darm-Symptome Ü/E/D

Fieberverläufe:

hoher Fieberanstieg mit SchüttelFr und Fieberabfall innerhalb weniger Std:

- M. tertiana: alle 3 Tage Fieber
- M. quartana: alle 4 Tage Fieber

(1/3 d.F. benigne)

- M. tropica: unregelmäßig hohes Fieber, remittierend oder Kontinua (2/3 maligne)

Err: Plasmodium falciparum

Sonstige Symptome:

- häufig klassische Splenomegalie
- hämolytische Anämie mit Ikterus (die Erreger befallen die Erys und bringen diese zum Platzen)

Prognose:

- M. tertiana und M. quartana: gut
- M. tropica: unbehandelt hohe Letalität, Komplikationen an allen Organen möglich

Pg: Stich der Anophelesmücke ♀
→ Erregereintrag ins Blut ⇒ LEBERZELLEN: Plasmodienvermehrung

Leberzellen <u>platzen</u>

Hepatomegalie zur Aufrechterhaltung der Funktion
Oberbauchbeschwerden + IKTERUS

⇓

erneut Blutbahn:

ERY BEFALL || Fieberanstieg

Plasmodienvermehrung intrazellulär bis zum platzen || Fieberabfall

HÄMOLYT. ANÄMIE

Fieberrezidive

parasitiertes, zerstörtes Erymaterial lagert sich an die Gefäßwände an

→ Thrombenbildung:

<u>Ischämie</u>

- <u>ZNS</u>: BWS bis KOMA
- <u>NIERE</u>: ANV
- <u>HERZ</u>: Myokarditis, Koronarverstopfung
- <u>LUNGE</u>: LÖ

Virusbedingtes Hämorrhagisches Fieber (VHF)

Fiebererkrankungen **F3**

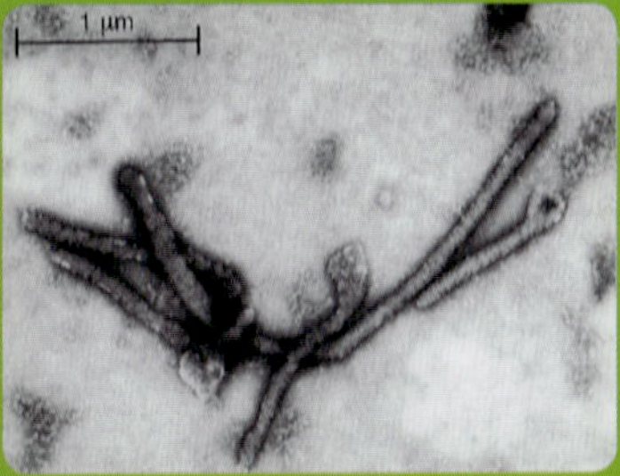

Tropische Viruserkrankungen mit Haut- u. Organeinblutungen. U.a. Ebola-, Lassa-, Marburgfieber.

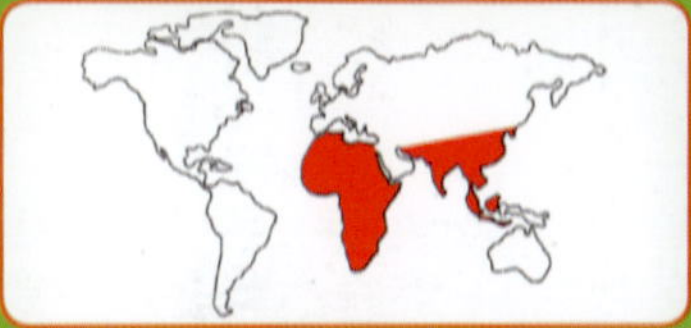

IfSG:	§ 6, 7(1), 8, 24, 30, 34(1)
Erreger:	diverse Viren
Err.-typ:	Viren
Err.-res:	Mensch, Tiere

ÜW:	Kontakt, Kot, Urin, Mücken
IZ: Ⓣ Ⓦ	Tage bis Wo
Nachweis:	Err./AK in Speziallabors

Prodromi:	ev. grippeähnlich
Fieber:	hohes Fieber, SchüttelFr
Ma-Da:	ev. Ü/EB, Diarrhoe
ZNS:	ev. Enzephalopathie
LK:	ev. LK↑
Haut:	Hauteinblutungen

Kompl:	Multiorganversagen, Schock, Organblutungen hohe Letalität
Therapie:	symptomatisch, Quarantäne
Immunität:	abh. vom Erreger
Impfung:	bisher nur Gelbfieber aktiv

Gemeinsame Symptome:

- plötzlicher Fieberanstieg bis 40°C
- Kopf-/Glieder-/Muskelschmerzen
- hämorrhagische Diathese: Haut-/Schleimhauteinblutungen
- blutige Durchfälle/Erbrechen
- schweres Krankheitsgefühl, generalisierte LK↑, Exantheme
- enzephalitische Symptome
- oft letaler Verlauf

Beispiel wichtiger Fieber mit Wirt:

Marburg-F	(1967, Marburg)	Affen
Ebola-F	(1976, Sudan)	Affen u.a.
Lassa-F	(1969, Nigeria)	Ratten

Weitere Erkrankungen:

Hanta-, Dengue-, Krim-, Kongo-, Chikungunya-, Gelbfieber u.a.

Lernhinweis:

Nach § 30 müssen Erkrankte unter Quarantäne gestellt werden.

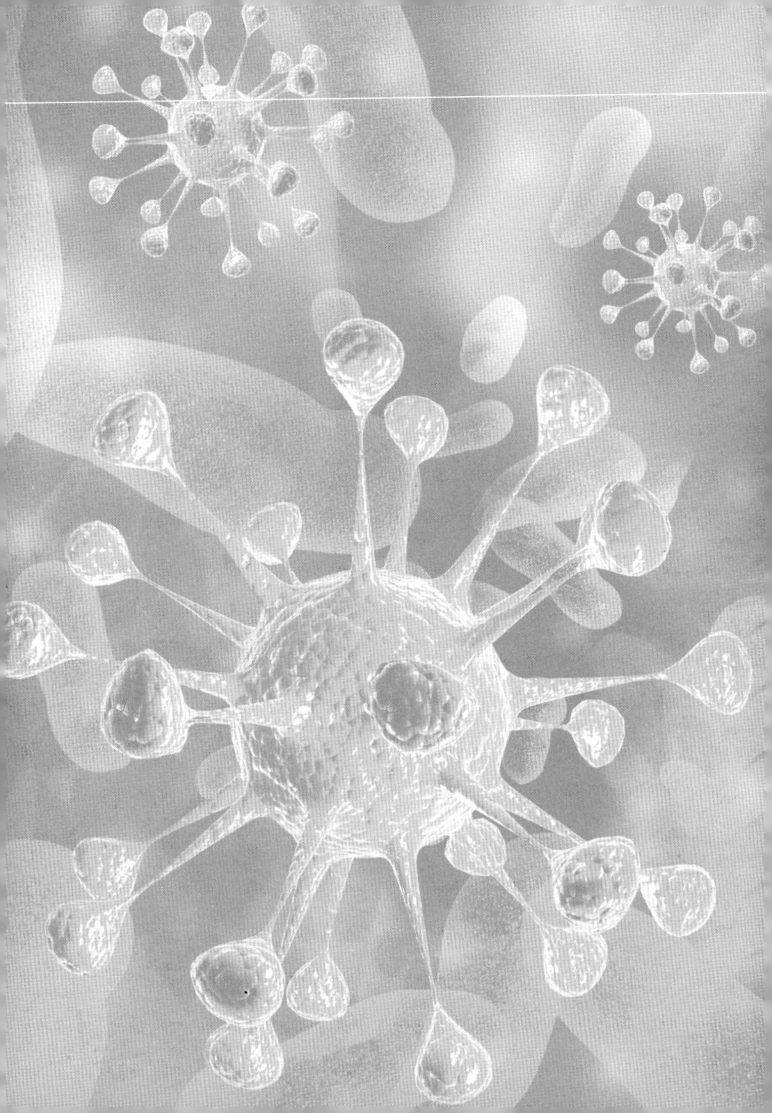

Fleckfieber

„Läusetyphus", „Faulfieber"

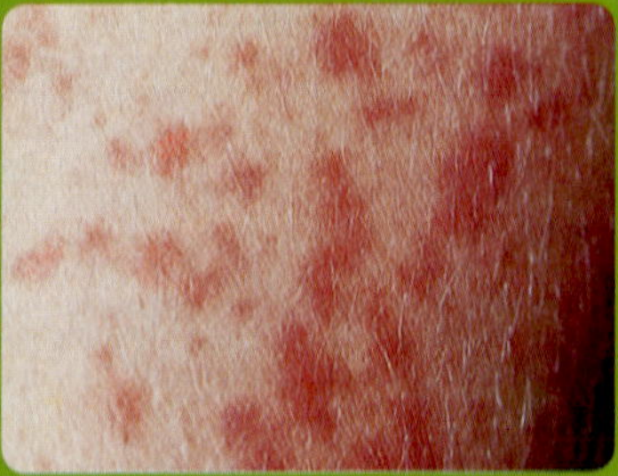

Durch Kleiderläuse übertragene Fiebererkrankung mit roseolenartigen Hauterscheinungen.

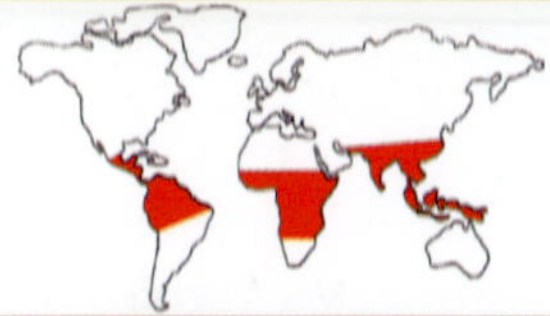

IfSG:	§ 7(1), 24
Erreger:	Rickettsia prowazekii
Err.-typ:	gramnegative Bakterien
Err.-res:	Mensch

ÜW:	Läusekot perkutan, selten aerogen
IZ: Ⓦ	1–2 Wo
Nachweis:	Err. im Blut

Prodromi:	–
Fieber:	ca. 2 Wo Kontinua-F.
Ma-Da:	–
ZNS:	ev. Enzephalopathie
LK:	–
Haut:	Roseolen an Rumpf und Extremitäten, Petechien

Kompl:	Thrombenbildung, Herz-, Nierenversagen, Hepatitis, Pneumonien, Rezidive
Therapie:	Antibiotika, symptomatisch
Immunität:	langjährig
Impfung:	aktiv

Symptome:

- plötzlich F mit SchüttelFr, starke Kopf-/ Muskelschmerzen, Gesichtsrötung
- Juckreiz und blau-schwarz-Färbung an Läusebissstelle
- nach 4–6 Tagen feinfleckiger Ausschlag an Rumpf u. Achselhöhle
- Gesicht, Handflächen und Fußsohlen ohne Ausschlag
- anhaltendes Fieber
- Enzephalitis/Meninigitis

Lernhinweise:

- Der Erreger gehört zu den Rickettsien.
- Die Übertragung erfolgt durch Inhalation oder Einschmieren von Läusekot in die Stichöffnung.
- Nach Jahrzehnten erneutes Auftreten in schwächerer Form möglich („Brill-Zinsser-Krankheit").

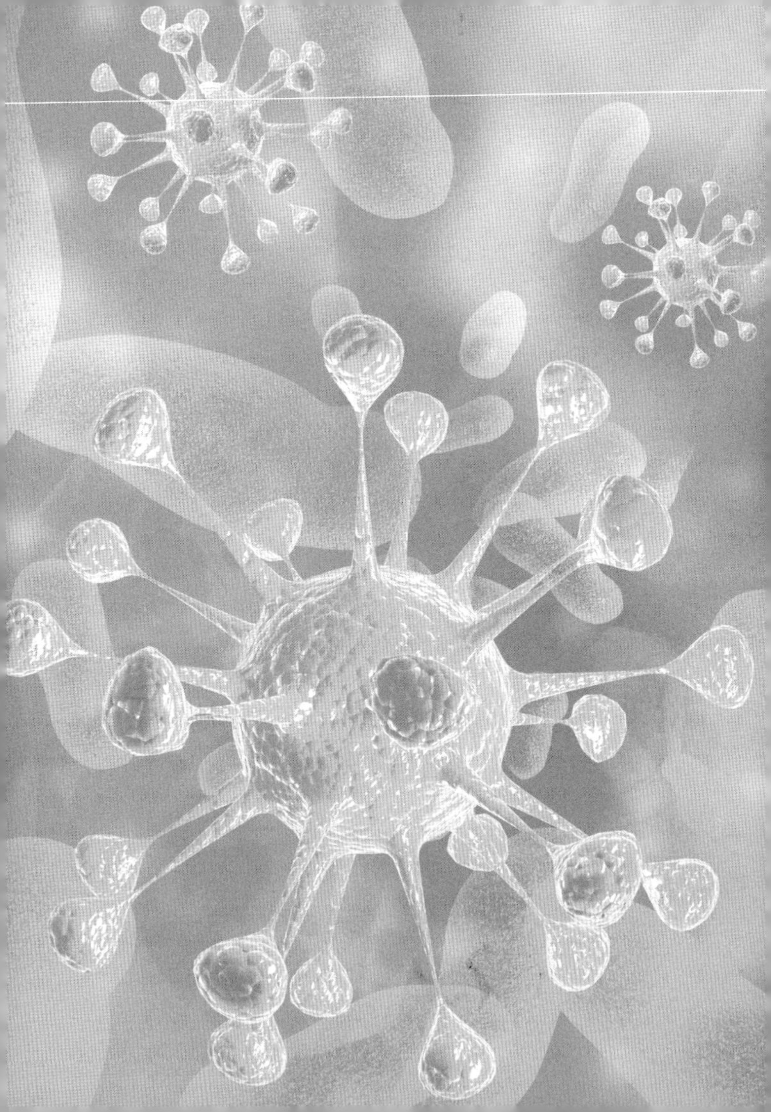

Gelbfieber

Schwarzes Erbrechen

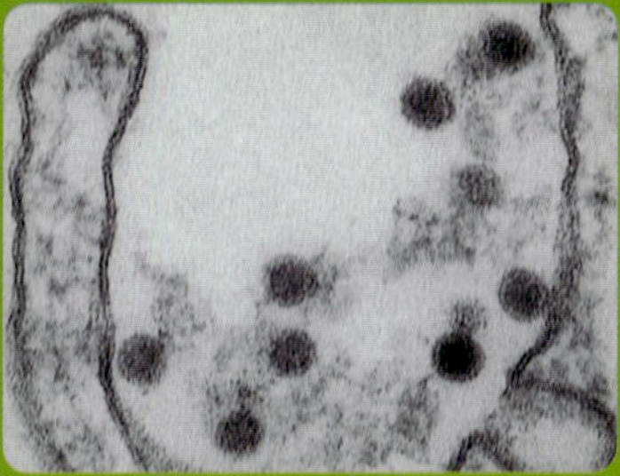

Durch Mücken übertragene Tropenkrankheit mit hohem, zweigipfligem Fieber.

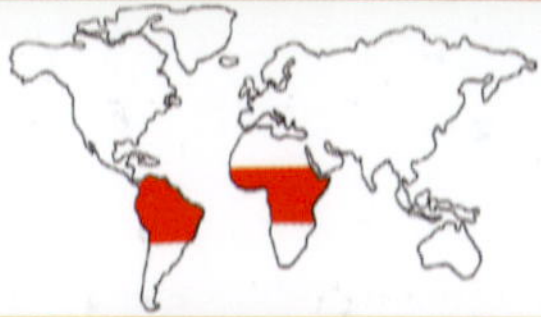

IfSG:	§ 6, 7(1), 8, 24, 30, 34(1)
Erreger:	Gelbfiebervirus
Err.-typ:	Viren
Err.-res:	Affe, Mensch

ÜW:	Stechmücke
IZ:	Ⓣ 3–6 Tage
Nachweis:	Err./AK im Blut

Prodromi:	plötzlich hohes Fieber mit starkem Krankheitsgefühl
Fieber:	39–40°C, SchüttelFr
Ma-Da:	blutiges EB im Organstad.
ZNS:	–
LK:	–
Haut:	Hauteinblutungen im Organstadium

Kompl:	Herz-Kreislaufversagen, Leberversagen, Nierenversagen Letalität bei ca. 20%
Therapie:	symptomatisch
Immunität:	lebenslang
Impfung:	aktiv

Prodromalstadium (3–4 Tage):
- akut hohes Fieber, SchüttelFr
- Kopfschmerzen, Myalgien
- Ü/EB, Nasenbluten

Latenzintervall (1–2 Tage):
- fieberfreies Intervall, in ca. 80% d.F. kommt es hier zur Ausheilung

Organstadium (1–2 Wo):
- 2. Fiebergipfel (Dromedartyp!)
- Hepatitis mit Ikterus, GOT↑, GPT↑
- Blutungen in Haut und Schleimhäute: „schwarzes Erbrechen"
- Blut im Stuhl und Urin
- Störung der Nierenfunktion
- Enzephalopathien

Lernhinweis:
- Tod nach wenigen Tagen möglich! („Wer die Sonne des 10. Tages erblickt, ist gerettet")
- Gehört zu den VHF (→ F3)

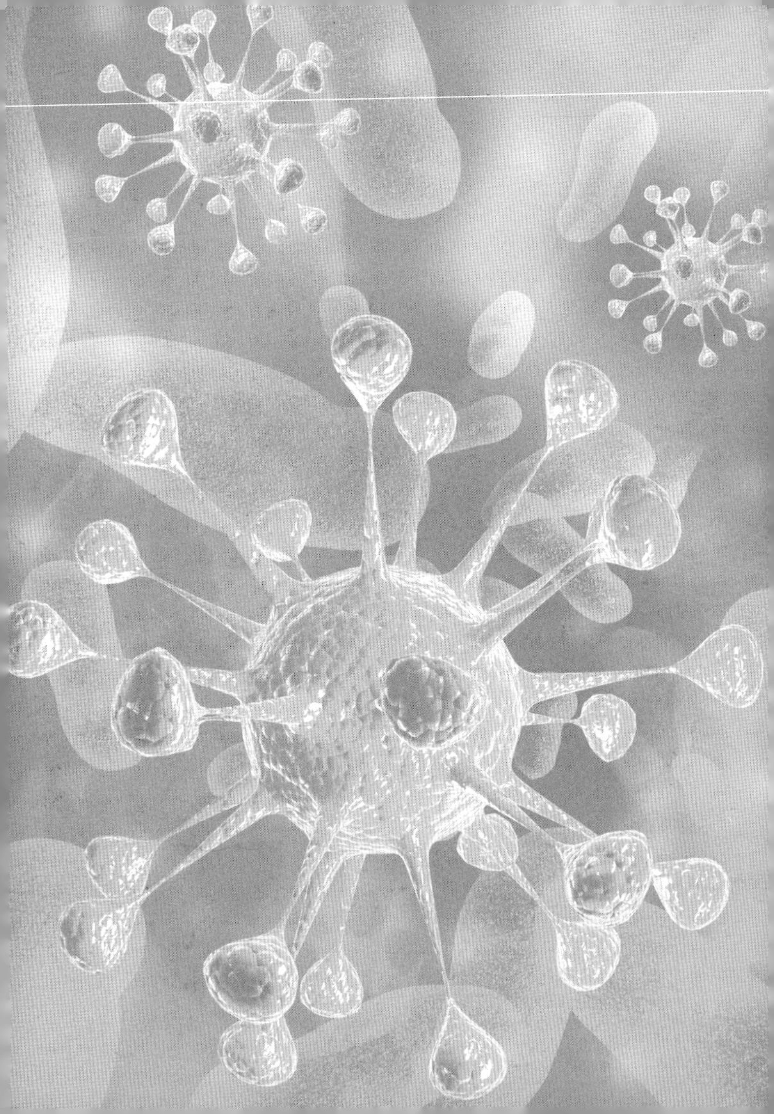

Syphilis (Lues)

Harter Schanker

Klassische Geschlechtskrankheit **A1**

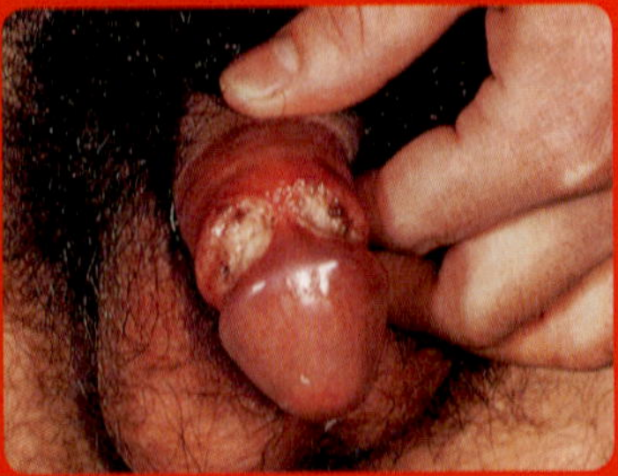

Wieder gehäuft auftretende sexuell übertragbare Krankheit. Verlauf in 4 Stadien.

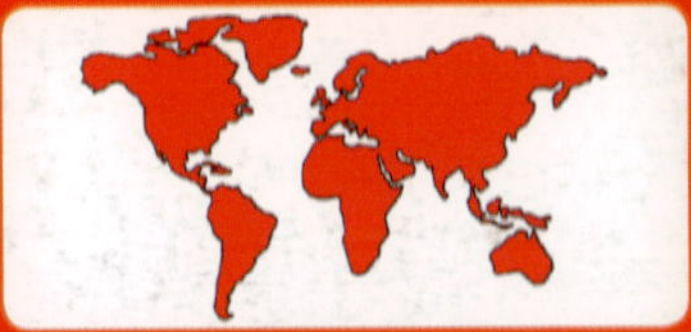

IfSG:	§ 7(3), 24
Erreger:	Treponema pallidum
Err.-typ:	gramnegative Spirochäten
Err.-res:	Mensch

ÜW:	Geschlechtsverkehr, konnatal, Bluttransfusionen
IZ:	Ⓦ 2–4 Wo
Nachweis:	AK im Blut

Prodromi:	–
Fieber:	möglich bei Lues II
Ma-Da:	–
ZNS:	Meningitis bei Lues IV
LK:	LK↑
Haut:	Ulcus, Ausschlag, Warzen

Kompl:	Neurosyphilis, Aortenaneurysmen, angeborene Syphilis mit Entwicklungsstörungen
Therapie:	Penicillin
Immunität:	teilweise bis keine
Impfung:	–

Primäre S. (Lues I):
- Primärkomplex aus hartem, schmerzlosem Ulcus (=Ulcus durum) +
- lokale Leisten-Lymphknotenschwellungen (Leisten)

Sekundäre S. (Lues II, nach ca. 10 Wo):
- lymphogene u. hämatogene Aussaat ⇒ generalisierte LK↑ infektiöse Exantheme
- verschiedenste Symptome v.a. der Haut (papulöse Syphilide) u. Schleimhäute
- mottenfraßähnlicher Haarausfall
- Roseolen (makulös) papulöse Syphilide
- Condylomata lata (Warzen) (breitbasig)
- Plaques muqueuses (SH-Flecken) (Mund)

Tertiäre S. (Lues III, nach 3–5 Jahren post infekt):
- Gummenbildung (nekrotischer Gewebszerfall) gummiartiger Eiter
- v.a. an Haut, Gefäßen, Leber

Neuros. (Lues IV, nach Jahrzehnten):
- Tabes dorsalis (RM-Degeneration)
- aseptische Meningitis mit psychiatrischen/neurolog. Symptomen

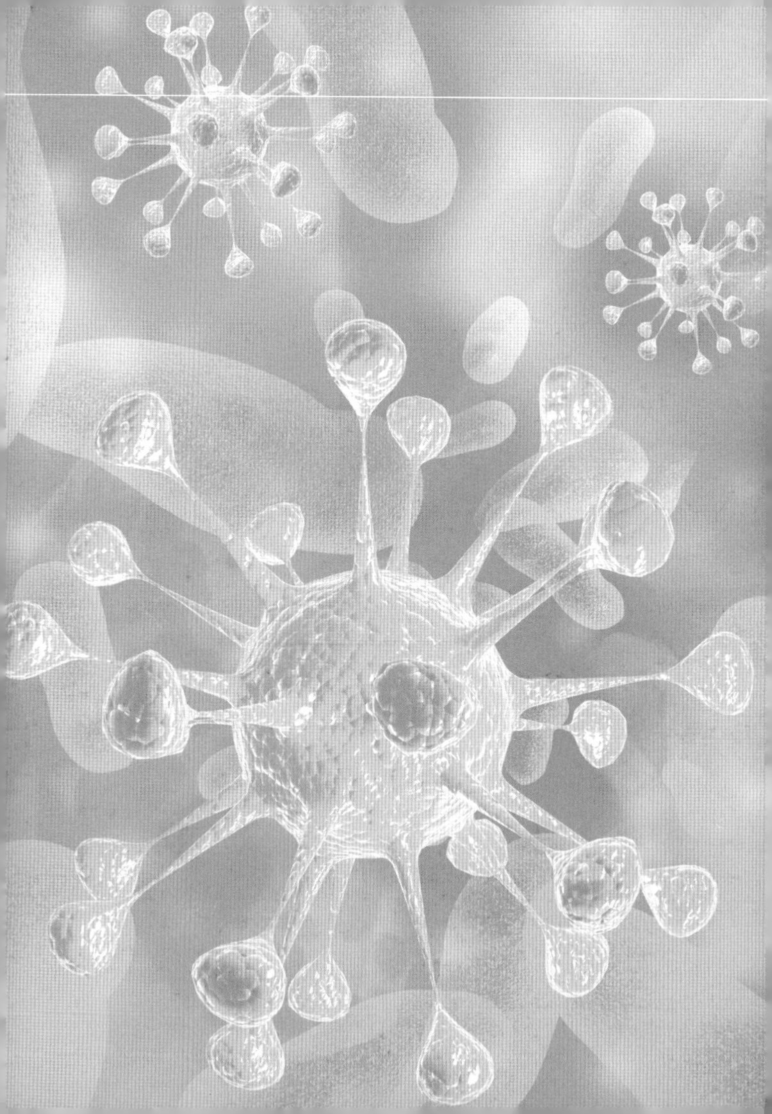

Ulcus molle
Weicher Schanker

Klassische Geschlechtskrankheit **A2**

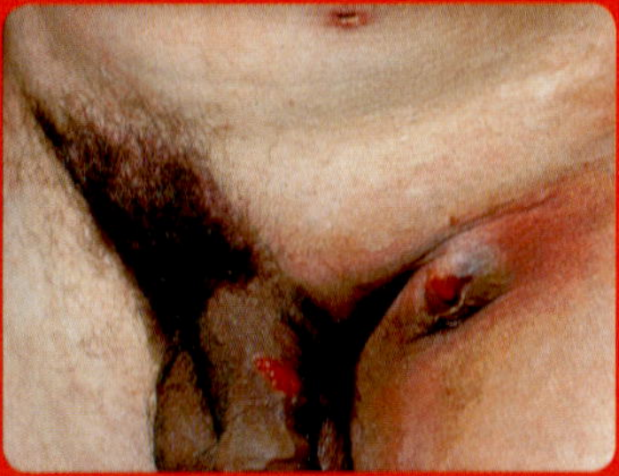

In Europa vor allem aus den (Sub-) Tropen eingeschleppte Geschlechtskrankheit.

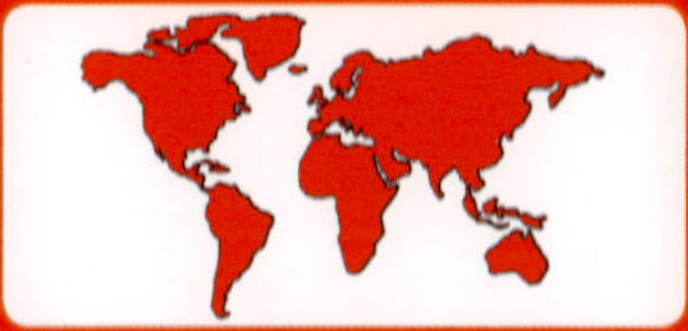

IfSG:	§ 24
Erreger:	Haemophilus ducreyi
Err.-typ:	gramnegative Bakterien
Err.-res:	Mensch

ÜW:	Geschlechtsverkehr
IZ:	T 2–10 Tage
Nachweis:	Err./AK im Blut

Prodromi:	–
	–
Fieber:	–
Ma-Da:	–
ZNS:	–
LK:	schmerzhafte LK↑
Haut:	schmerzhafte Geschwüre

Kompl:	Mischinfektionen mit anderen Geschlechtskrankheiten, Fistelbildung
Therapie:	Penicillin
Immunität:	–
Impfung:	–

Symptome:
- schmerzhafte kleine Hautgeschwüre mit weichem (molle) Rand an den Geschlechtsorganen
- in 50% d.F. schmerzhafte Entzündung der regionalen Lymphknoten (Lymphadenitis) mit Hautrötung, diese können nach außen geschwürig aufbrechen
- oft spontane Ausheilung möglich

Lernhinweise:
- Männer erkranken häufiger als Frauen.
- Bei Frauen kommt es z.T. zu symptomlosen Verläufen.
- In Mitteleuropa selten, häufigeres Vorkommen in tropischen Regionen.
- Gutartigste der „Klassischen" Geschlechtskrankheiten.

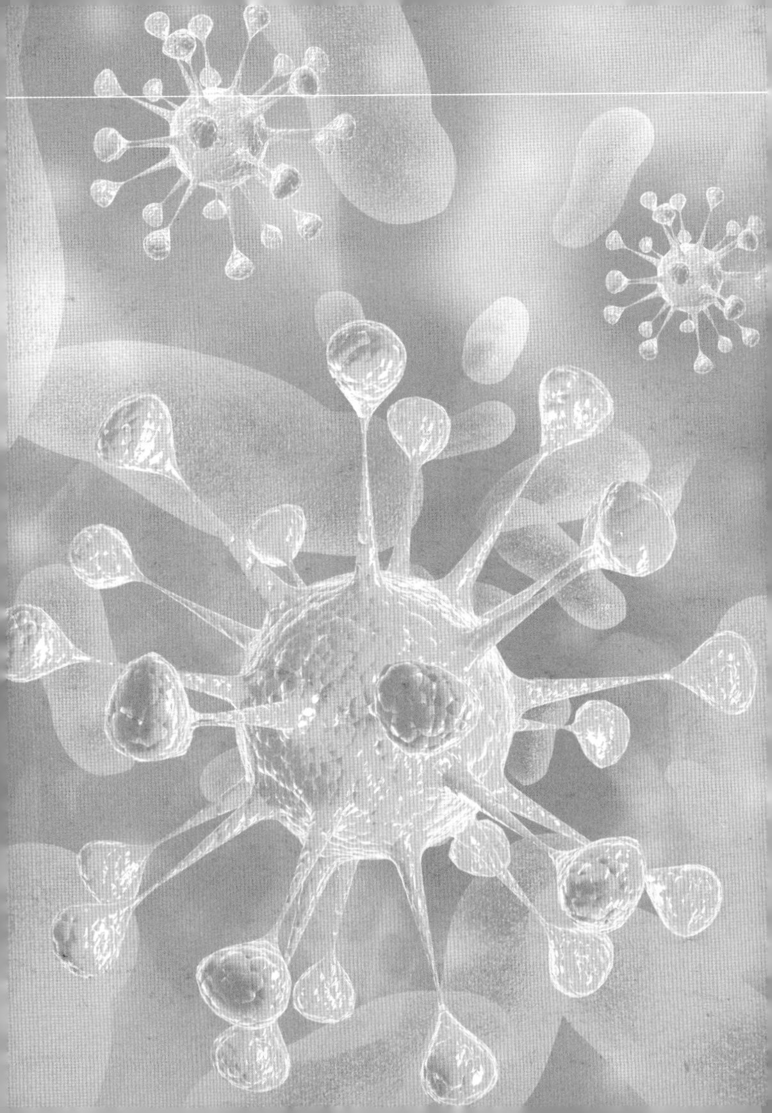

Lymphogranuloma inguinale

Venerische Lymphknotenentzündung

Klassische Geschlechtskrankheit **A3**

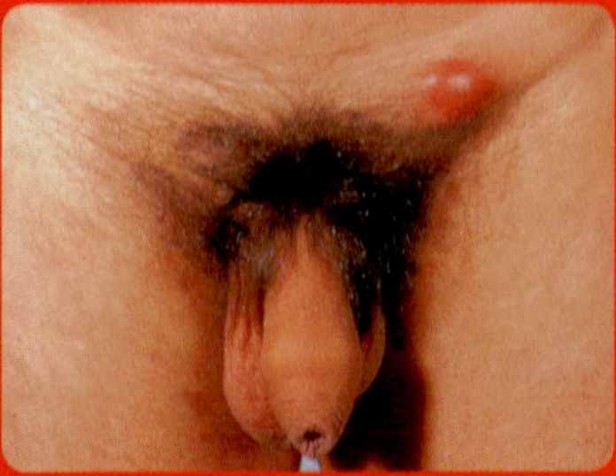

Auch Nicolas-Favre-Erkrankung genannt, seltenste der klassischen Geschlechtskrankheiten.

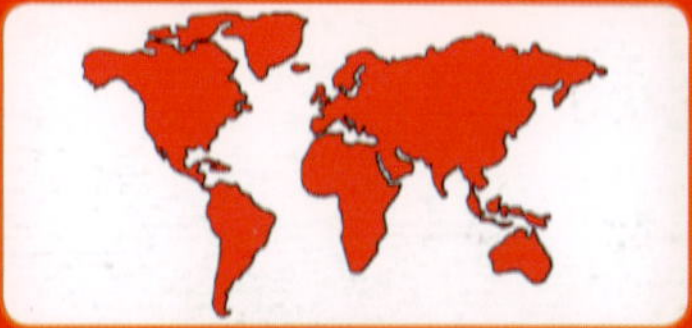

IfSG:	§ 24
Erreger:	Chlamydia trachomatis
Err.-typ:	gramnegative Bakterien
Err.-res:	Mensch

ÜW:	Geschlechtsverkehr
IZ:	Ⓦ 1– 3 Wo
Nachweis:	Err./AK im Blut

Prodromi:	in 50% d.F. schmerzlose herpesartige Bläschen
Fieber:	ev. leichtes F.
Ma-Da:	–
ZNS:	–
LK:	schmerzhafte LK↑
Haut:	Rötung und Schwellung

Kompl:	Sterilität, Polyarthritis, Konjunktivitis, Elephantiasis
Therapie:	Penicillin
Immunität:	–
Impfung:	–

Primäraffekt (in 50% d.F.):
- schmerzloses kleines Hautbläschen oder -geschwür (herpetiformes Ulkus)
- v.a. an den Geschlechtsorganen

Lymphogene Ausbreitung:
- schmerzhafte Lymphknotenschwellungen mit Hautrötung
- LK vereitern, verbacken und können nach außen aufbrechen
- Fieber, Abgeschlagenheit und Krankheitsgefühl

Komplikationen:
- Elephantiasis im Genital- bzw. Analbereich als Folge des Lymphstaus
- entzündliche Eiterungen im Genital- bzw. Analbereich

Lernhinweis:
Männer erkranken häufiger als Frauen.

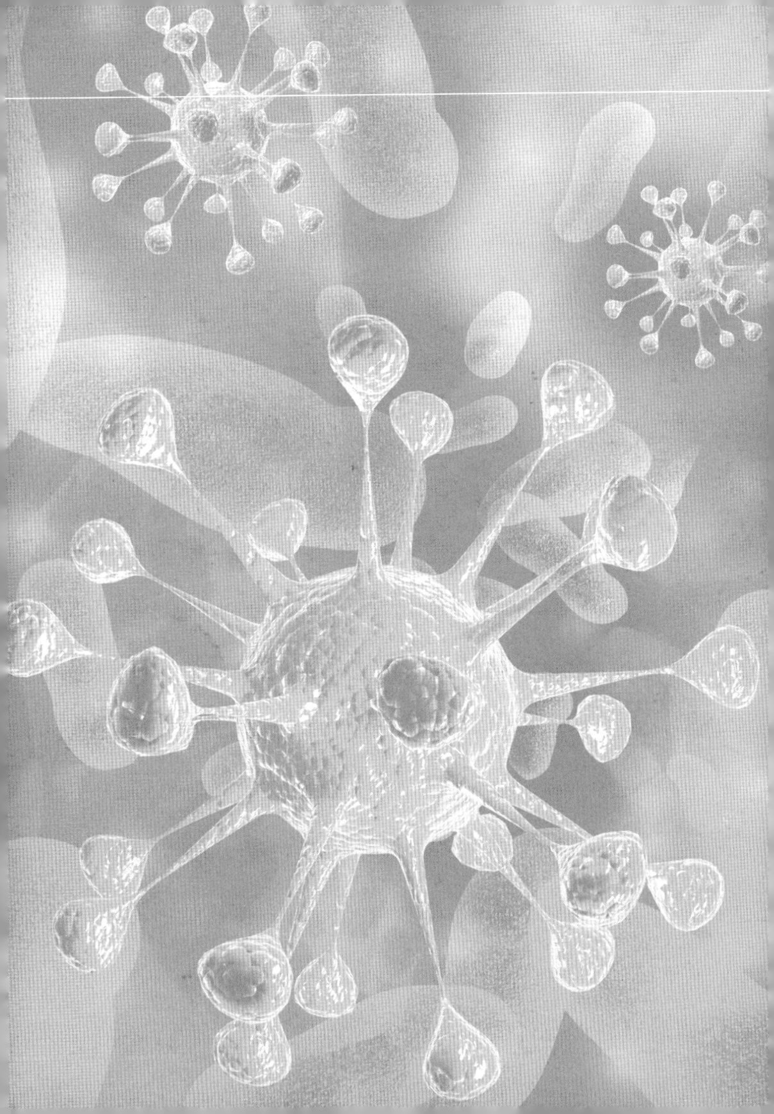

Gonorrhoe/Tripper

Klassische Geschlechtskrankheit **A4**

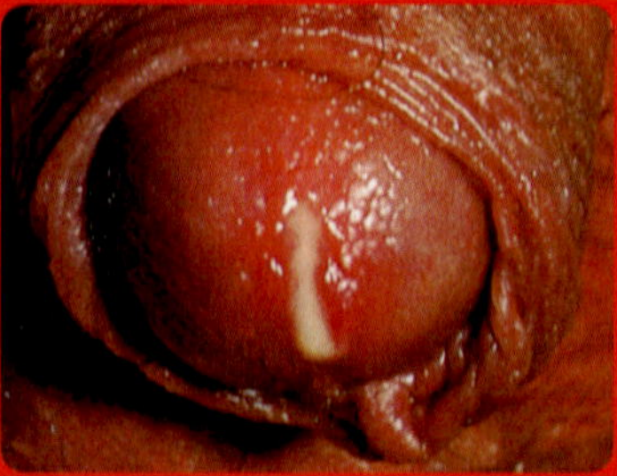

Häufigste der klassischen Geschlechtskrankheiten mit schleimigem Ausfluß.

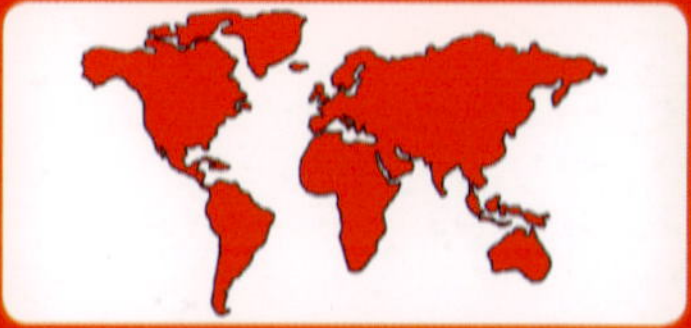

IfSG:	§ 24
Erreger:	Neisseria gonorrhoeae
Err.-typ:	gramnegative Bakterien (Diplokokken)
Err.-res:	Mensch

ÜW:	Geschlechtsverkehr (genital, anal, pharyngeal)
IZ:	ⓣ 1–6 Tage
Nachweis:	Err. in Harnröhrensekret (Mikroskopie + Kultur)

Prodromi:	–
Fieber:	nur bei Sepsis
Ma-Da:	–
ZNS:	Meningitis bei Sepsis
LK:	–
Haut:	Erythem bei Sepsis

Kompl:	Sterilität, Peritonitis, Eileiterschwangerschaft, Arthritis = reaktive: Morbus Reiter Urethritis + Konjunktivitis + Polyarthritis (auch Monarthritis des Kniegelenks)
Therapie:	Penicillin (Neugeb.: eitrige Konjunktivitis)
Immunität:	–
Impfung:	–

Männer (kann symptomlos verlaufen):

- Brennen und Jucken beim Wasserlassen als Folge der Entzündung der vorderen Harnröhre, Dysurie
- schleimig-eitriger Ausfluss („Bonjour-Tröpfchen")
- aufsteigende Entzündung möglich: Prostata, Samenleiter, Nebenhoden

Frauen (häufiger symptomlos):

- schleimig-eitriger Ausfluss
- Entzündung von Cervix, Harnröhre, Bartholin-Drüsen
- aufsteigende Entzündung von Endometrium, Eileiter, Ovarien, Peritoneum

Lernhinweis:
Infektion mit Urinstix nicht nachweisbar, da Gonokokken kein Nitrit bilden
= STERILE LEUKOZYTURIE

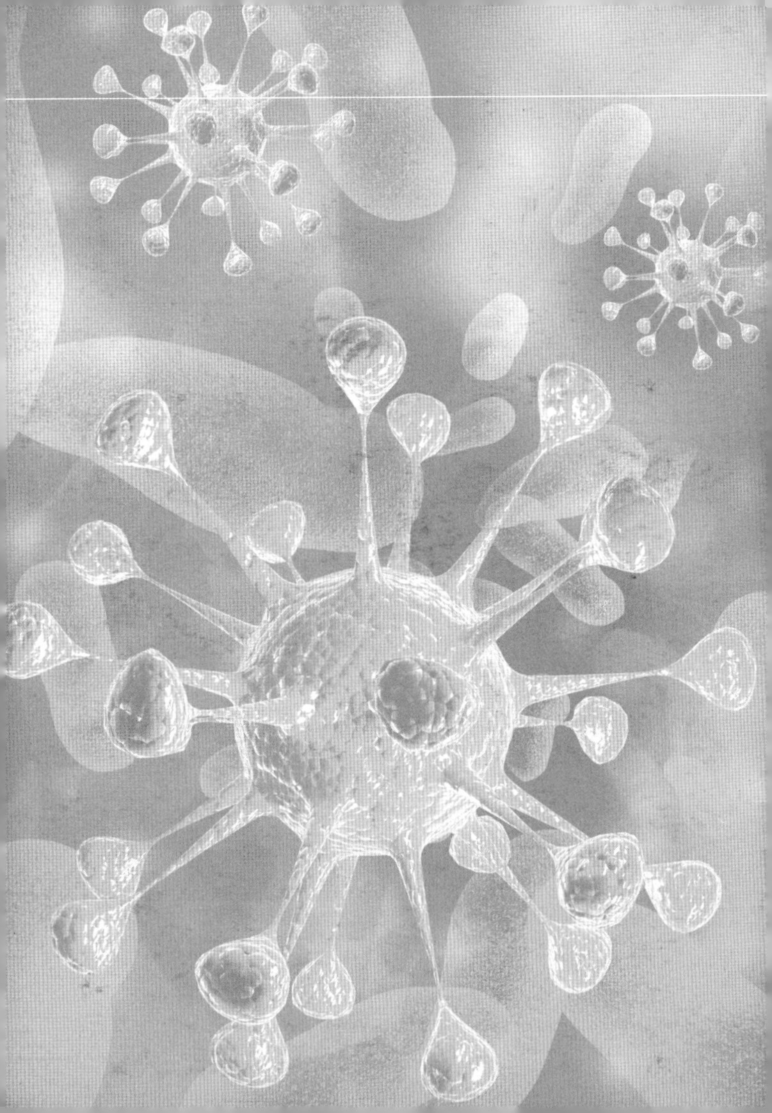

Botulismus

Wurstvergiftung

Erkrankungen mit Lähmungen und Krämpfen **H1**

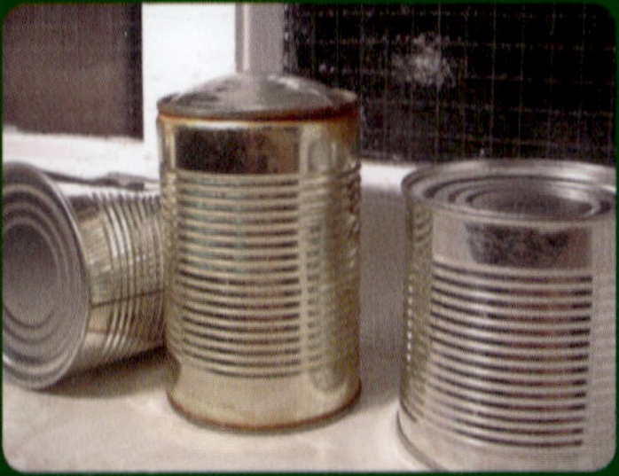

Infektion mit Toxinen anaerober Bakterien (aus Konserven) mit Lähmungen bis Atemlähmung.

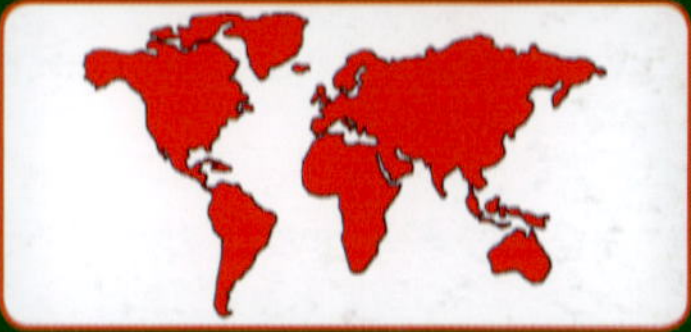

IfSG:	§ 6, 7(1), 8, 24
Erreger:	Clostridium botulinum
Err.-typ:	grampositive Bakterien
Err.-res:	kontaminierte Konserven

ÜW:	verdorbene konservierte Lebensmittel
IZ: S T	Stunden bis Tage
Nachweis:	Toxine in Blut, Lebensmittel

Prodromi:	Ü/EB, Diarrhoe, Sehstörungen
Fieber:	–
Ma-Da:	Ü/EB
ZNS:	Lähmungen
LK:	–
Haut:	–

Kompl:	Pneumonie, Tod durch Atemlähmung oder HKL-Versagen, Säuglingsbotulismus durch Honig (selten)
Therapie:	symptomatisch
Immunität:	–
Impfung:	passiv

Symptome:

- Ü/EB, Diarrhoe
- beginnende Sehstörungen
- Lähmungserscheinungen an Muskeln von Augen, Schlund, Kehlkopf, Darm
- trockene Schleimhäute, Sprachstörungen
- unbehandelt hohe Letalität durch Atemlähmung oder HKL-Versagen
- lange Rekonvaleszenz

Lernhinweise:

- Die Bakterien bilden in anaerober Umgebung Toxine, welche nach Aufnahme in den Körper die Freisetzung von Acetylcholin in den Synapsen (Endplatten) hemmen und zu Lähmungen führen.
- Nicht der Erreger, sondern das Toxin wirkt pathogen.

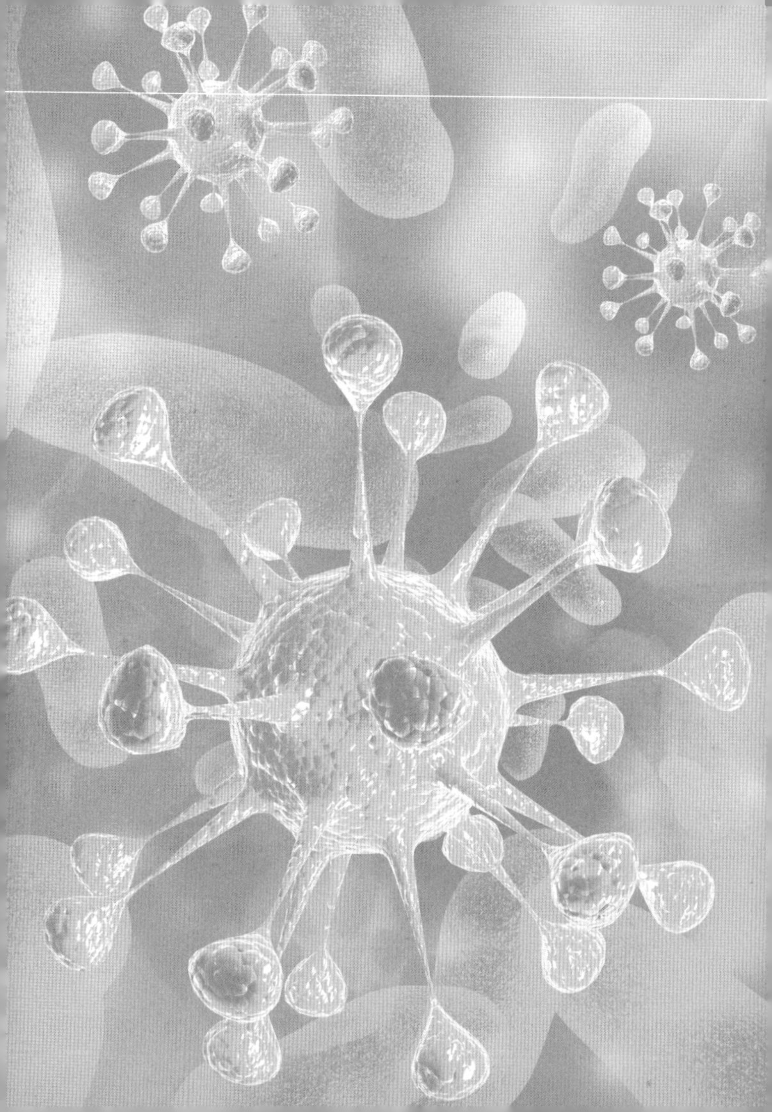

Tetanus

Wundstarrkrampf

Erkrankungen mit Lähmungen und Krämpfen **H2**

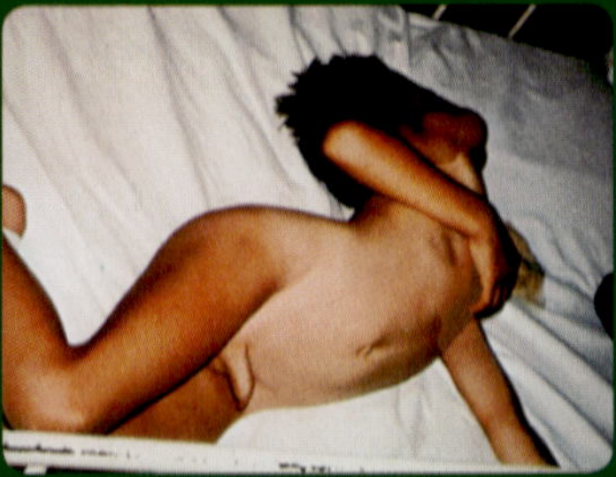

Bakterielle Wundinfektion mit Krämpfen und Muskelsteifigkeit.

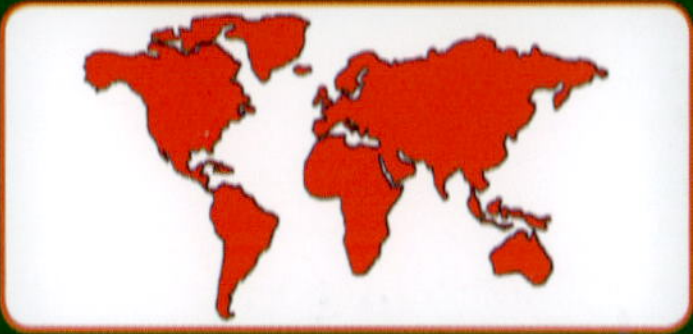

IfSG:	–
Erreger:	Clostridium tetani (anaerob)
Err.-typ:	grampositive Bakterien
Err.-res:	Darm von Mensch und Tier

ÜW:	infizierte Gegenstände und offene Hautwunden
IZ: Ⓣ Ⓦ	3 Tage bis 4 Wo
Nachweis:	Toxine in Blut, Wunde

Prodromi:	Schmerzen, Unruhe
Fieber:	bis 40°C möglich
Ma-Da:	–
ZNS:	Krämpfe, Lähmungen
LK:	–
Haut:	–

Kompl:	Muskelrisse, Pneumonie, Knochenbrüche, Gelenkversteifungen, Tod durch spastische Atemlähmung
Therapie:	symptomatisch, Antitoxin
Immunität:	kurzzeitig
Impfung:	aktiv, passiv

Prodromalstadium:

- Kopf-/Muskelschmerzen
- Reizbarkeit, Unruhe, Lichtempfindlichkeit, gesteigerte Reflexe

Krankheitsstadium:

- Muskelstarre, Opisthotonus, Risus sardonicus („hämisches Lachen"), Trismus (Kiefersperre)
- tonisch-klonische Krämpfe durch optische, akustische, taktile Reize
- ev. Tod durch Atemlähmung oder HKL-Versagen bei voll erhaltenem Bewusstsein

Rekonvaleszenz:

- ev. lang andauernd

Lernhinweis:

Übertragene Sporen keimen in der anaeroben Wunde zu Bakterien aus, die dann die symptomauslösenden Toxine bilden.

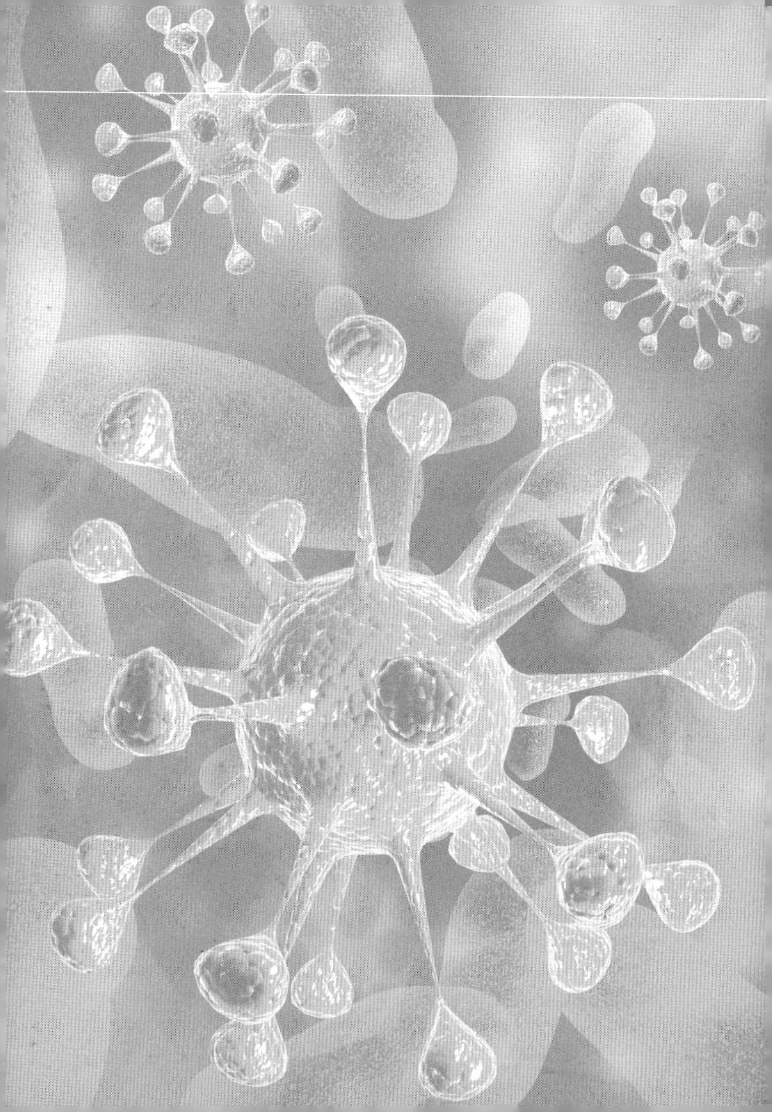

Tollwut

Rabies

Erkrankungen mit Lähmungen und Krämpfen **H3**

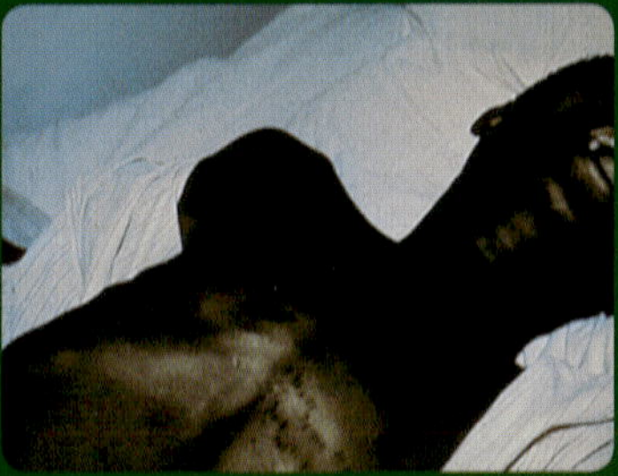

Seltene, aber meist tödlich endende Erkrankung des ZNS mit Lähmungen.

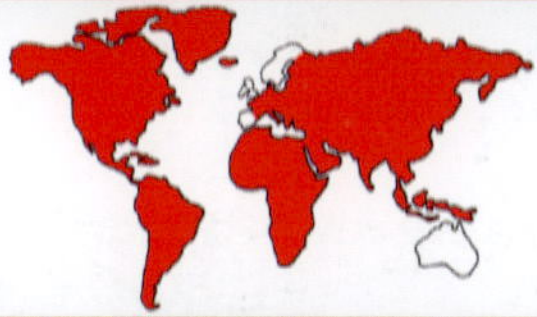

IfSG:	§ 6, 7(1), 8, 24
Erreger:	Tollwutvirus
Err.-typ:	Viren
Err.-res:	Wirbeltiere

ÜW:		Biss-, Kratzwunden, Speichel
IZ:	Ⓜ	1–3 Monate
Nachweis:		Kornealtest, Tierversuch

Prodromi:	Juckreiz, Fieber, Kopfschmerzen, Depressionen
Fieber:	bis 42°C
Ma-Da:	Ü/EB
ZNS:	Krämpfe/Lähmungen
LK:	–
Haut:	–

Kompl:	Tod durch Atemlähmung bei vollem Bewusstsein, bei Vollbild Letalität 100%
Therapie:	symptomatisch
Immunität:	–
Impfung:	aktiv, passiv

Prodromalstadium (2–4 Tage):
- juckende Bisswunde, Ü/EB
- depressive Verstimmung

Erregungsstadium (wilde Wut, 3–5 Tage):
- Reizbarkeit, motorische Unruhe
- Schluckbeschwerden
- Krämpfe: Rachen/Atemmuskulatur, Rumpf und Extremitäten, Krämpfe bei Wasserkontakt (Hydrophobie)
- Exsikkose, Speichelfluss, Fieber
- rasende Wut mit Schreien/Toben

Lähmungsstadium (stille Wut):
- Koma, Erstickungstod durch Lähmung der Atemmuskulatur

Vorkommen:
- weltweit mit Ausnahme einiger Inseln, Skandinavien, Spanien
- in D kaum Neuinfektionen wegen flächendeckender Impfung der Tiere über Fraßköder

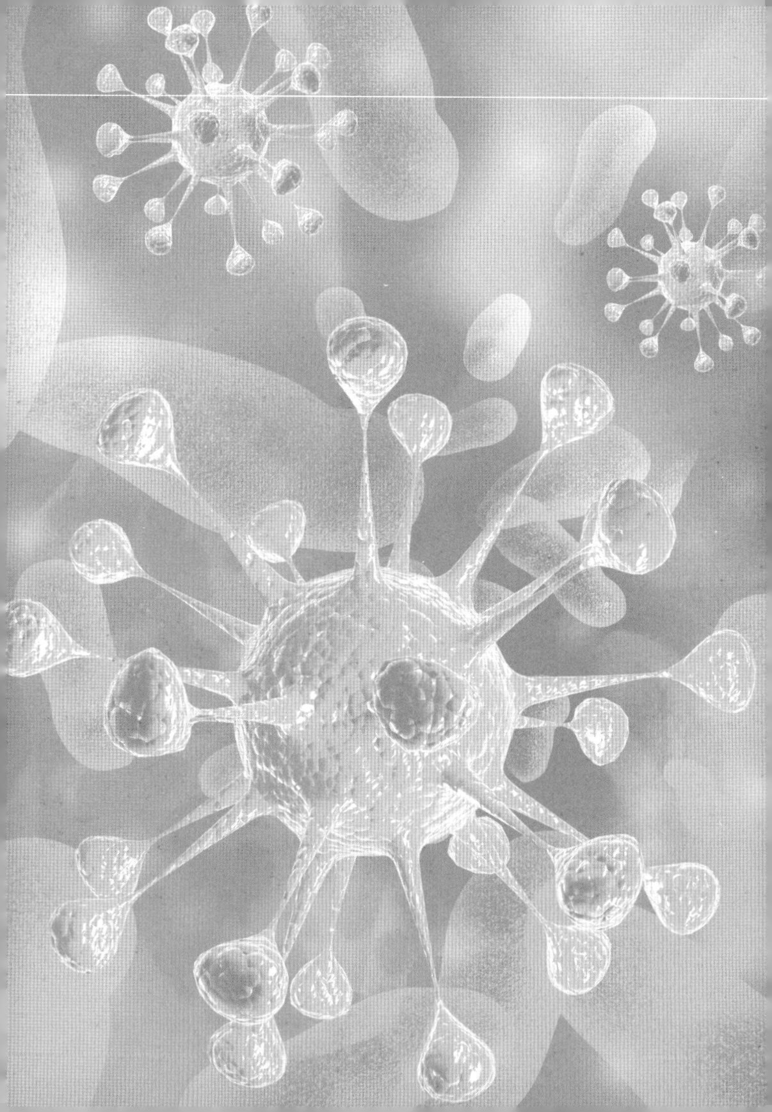

Poliomyelitis
Spinale Kinderlähmung

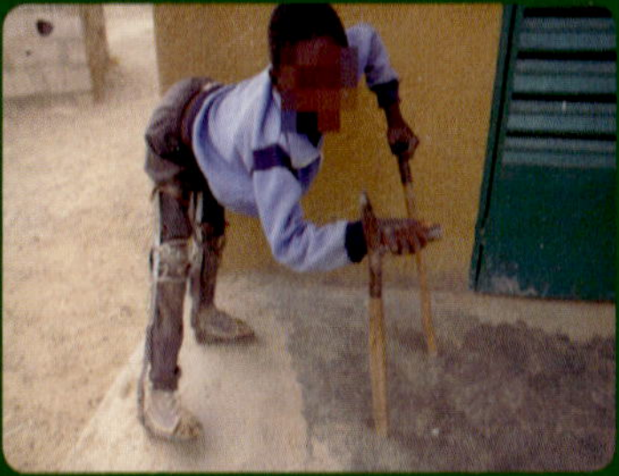

In D sehr seltene Erkrankung mit selten fortschreitender Lähmung und Verlauf in 5 Stadien.

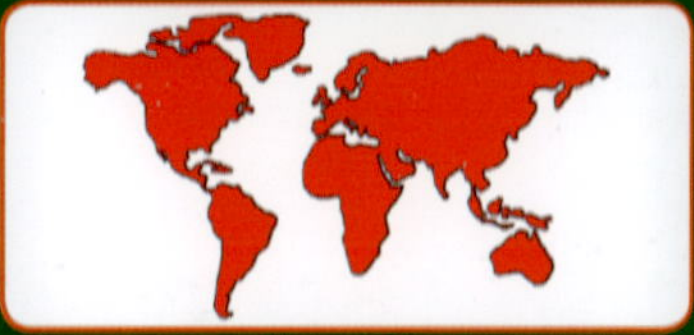

IfSG:	§ 6, 7(1), 8, 24, 34(1)
Erreger:	Poliovirus Typ I, II, III
Err.-typ:	Viren
Err.-res:	Menschen

ÜW:	Kontakt-, Schmierinfektion, Tröpfcheninfektion
IZ: Ⓦ	1–2 Wo
Nachweis:	Err. in Blut, Liquor

Prodromi:	grippale Symptome
Fieber:	bis 39°C, 2-gipfelig
Ma-Da:	Ü/EB, Diarrhoe
ZNS:	schlaffe Lähmungen
LK:	–
Haut:	–

Kompl:	Muskelschwäche, Lähmungen, Tod durch Atemlähmung
Therapie:	symptomatisch
Immunität:	erregerspezifisch
Impfung:	aktiv

Prodromalstadium (bis zu 1 Wo.):
- Fieber, grippale Symptome
- ev. Magen-Darm-Symptome

Latenzphase (1–3 Tage):
- Symptomfreiheit

Meningismusstadium (bis zu 1 Wo.):
- beginnt mit 2. Fiebergipfel
- Meningismuszeichen: Kopfschmerzen, Nackensteifigkeit, Erbrechen, Hyperreflexie

Paralytisches Stadium (0,5–1% d.F.):
- schlaffe Lähmung v.a. an Beinen, Armen und Rumpf
- Lähmungen kommen teilweise über Nacht („Morgenlähmung")

Rekonvaleszenz (bis zu 2 Jahre):
- Rückbildung der Lähmungen

Lernhinweis:
Nur ca. 10% der Infizierten zeigen überhaupt Symptome.

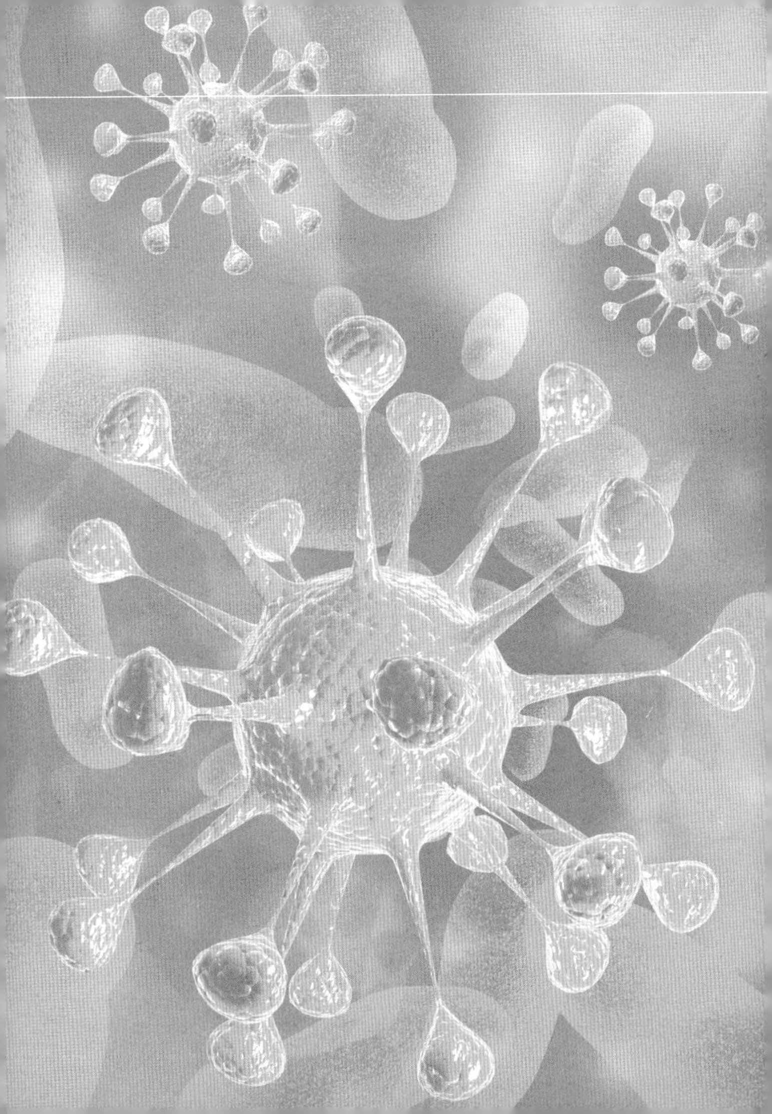

FSME

Frühsommermeningoenzephalitis

Enzephalopathien **G1**

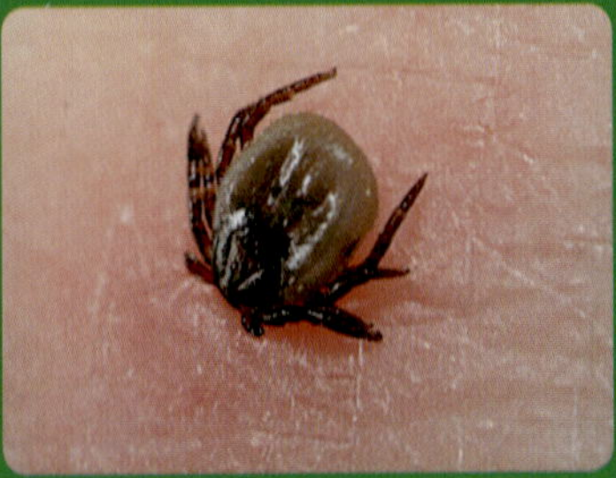

In D besonders in Süddeutschland durch Zeckenbiss übertragene Meningoenzephalitis.

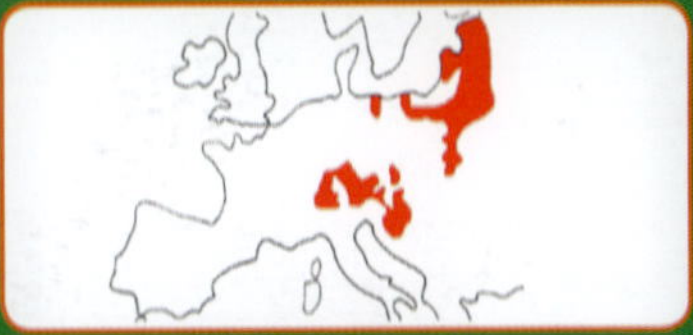

IfSG:	§ 7(1), 24
Erreger:	FSME-Virus
Err.-typ:	Viren
Err.-res:	Nager, Wild, Schaf, Rind

ÜW:	Zeckenbiss
IZ:	Ⓦ 1–3 Wo
Nachweis:	AK in Blut, Liquor

Prodromi:	grippale Symptome
Fieber:	zweigipfliger Verlauf
Ma-Da:	–
ZNS:	Meningoenzephalitis
LK:	–
Haut:	–

Kompl:	Schock, Sepsis, Koma, Lähmungen, Letalität < 1%
Therapie:	symptomatisch
Immunität:	lebenslang
Impfung:	aktiv, passiv

Prodromalstadium (ca. 3–5 Tage):

- unspezifisches Krankheitsgefühl, (Sommergrippe) mit F bis 38°C
- Kopf-, Glieder-, Muskelschmerzen

Fieberfreies Intervall (ca. 7 Tage)

Organstadium (nur in ca. 10% d.F.):

- erneuter Fieberanstieg bis 40°C
- Meningismuszeichen: starke Kopfschmerzen, Nackensteifigkeit
- Ü/EB
- ev. Krämpfe, Lähmungen
- Bewusstseinsstörungen, Koma
- Verlauf über Monate möglich
- oft völlige Ausheilung

Lernhinweise:

- Kommt besonders in Waldgebieten in Süddeutschland und Österreich vor.
- Nur wenige von einer infizierten Zecke Gestochene erkranken!

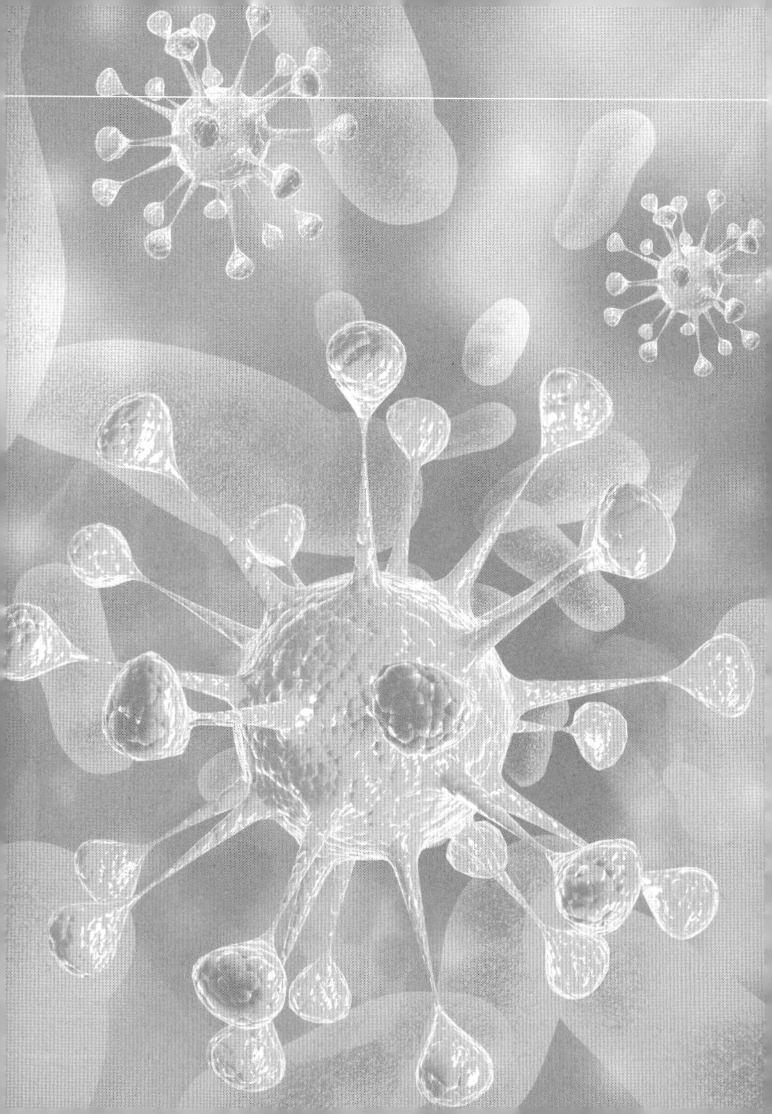

Humane spongiforme Enzephalopathien (HSE)

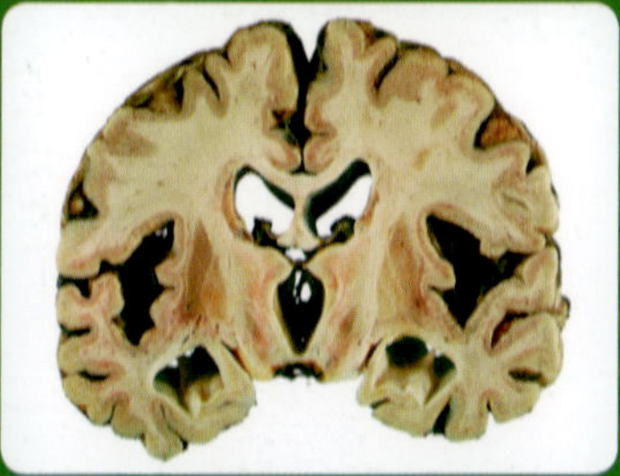

Tödlich verlaufende Degeneration des Gehirns. Synonym: Creutzfeld-Jakob-Erkrankung.

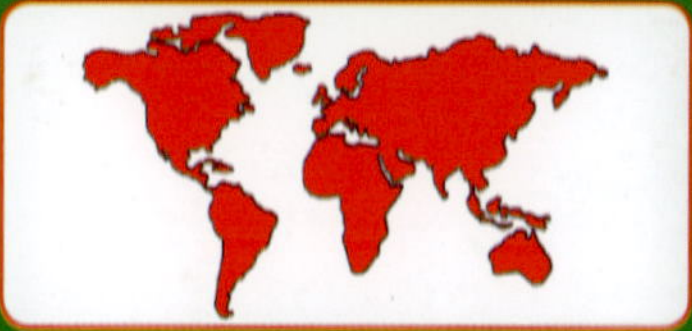

IfSG: § 6, 8, 24 (übertragbare Arten)
Erreger: Prionen
Err.-typ: pathogene Eiweißpartikel
Err.-res: Mensch, Rind

ÜW: kontaminiertes Gewebe, Fleisch, angeboren
IZ: J Monate bis Jahre
Nachweis: EEG, Liquor, Biopsie

Prodromi: psychische Labilität
Fieber: –
Ma-Da: –
ZNS: Enzephalopathie
LK: –
Haut: –

Kompl: Gedächtnisverlust, Persönlichkeitsverlust, Lähmungen, immer tödlicher Verlauf
Therapie: symptomatisch
Immunität: –
Impfung: –

Prodromalstadium:
- Schlaflosigkeit, Konzentrationsschwierigkeiten, Reizbarkeit

Erkrankungsstadium:
- Verwirrtheit, psychische Veränderungen
- Gang-, Sprach-, Sehstörungen
- Kachexie
- spastische Lähmungen
- fortschreitende Demenz

Krankheitsverlauf:
- Entwicklung einer schwammartigen, nichtentzündlichen Degeneration des Gehirns
- Tod meist innerhalb von 2 Jahren

Lernhinweis:
Übertragbar und meldepflichtig ist die neue Variante der CJK (nvCJK), die vom Rind übertragen wird, sowie übertragbare Fälle der klassischen CJK.

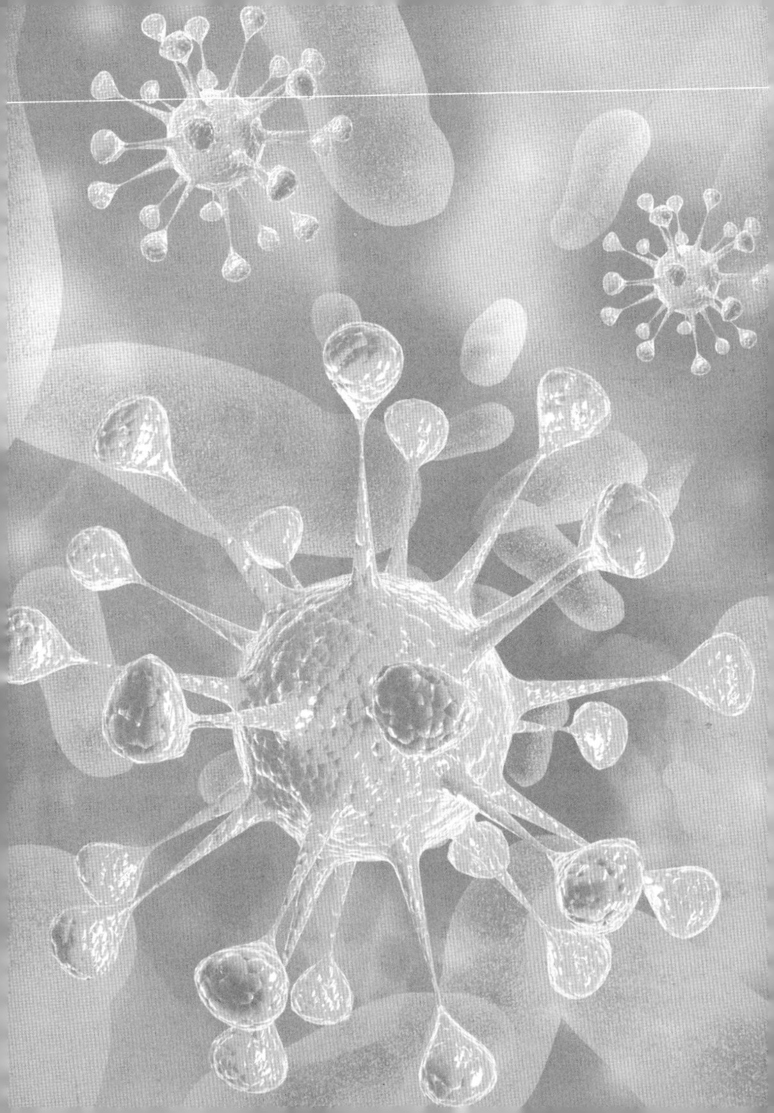

Meningitis/Enzephalitis

Lebensbedrohliche Entzündung von Hirnhäuten oder Gehirn durch verschiedene Erreger.

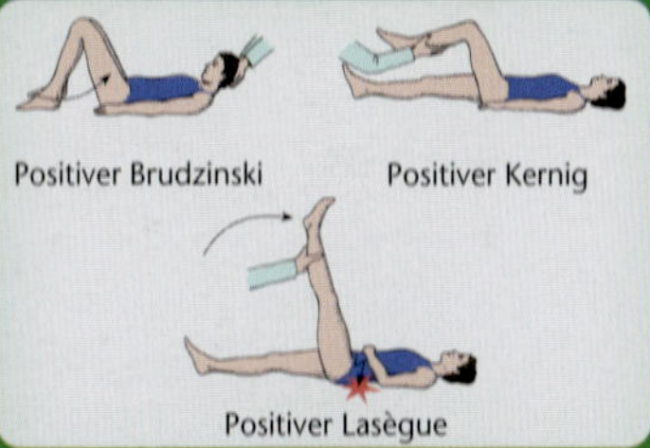

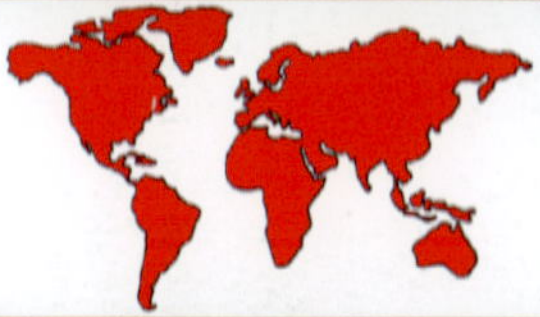

IfSG:	Meningok: § 6, 7(1), 8, 24, 34(1)
Erreger:	Meningokokken u. viele andere
Err.-typ:	Bakterien, Viren u.a.
Err.-res:	Mensch

ÜW:	Tröpfcheninfektion, endogene Infektion
IZ:	Ⓣ wenige Tage
Nachweis:	Err. in Blut, Liquor/Klinik

Prodromi:	–
Fieber:	39°–40°C, ev. SchüttelFr
Ma-Da:	Ü/EB
ZNS:	Meningismuszeichen
LK:	–
Haut:	–

Kompl:	Lähmungen, Krämpfe, septischer Schock
Therapie:	Antibiotika, symptomatisch
Immunität:	–
Impfung:	aktiv (Meningokokken)

Frühstadium:

- akuter Beginn mit hohem Fieber
- starke Kopfschmerzen
- Ü/EB
- Überempfindlichkeit
- Krämpfe

Meningiale Reizzeichen:

- Opisthotonus, Nackensteifigkeit
- Lasègue-, Brudzinski-, Kernigzeichen, Dreifußphänomen positiv

Lernhinweise:

- Viele Bakterien, Viren, Pilze, Protozoen und Würmer können Auslöser einer Meningitis sein.
- Meldepflicht besteht nur bei der Meningokokken-Meningitis. Nach § 34(1) besteht Schulverbot bei HIB-Meningitis (siehe auch C3).
- Virale Erkrankungen verlaufen leichter als bakterielle.

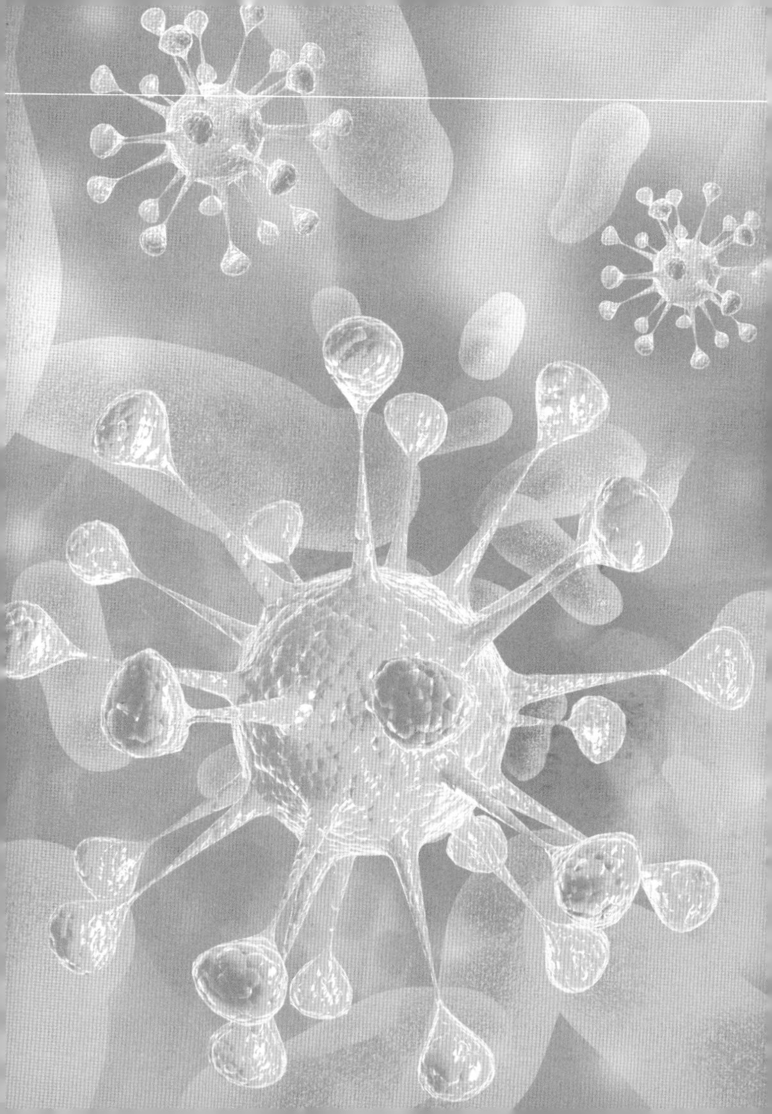

Lyme-Borreliose

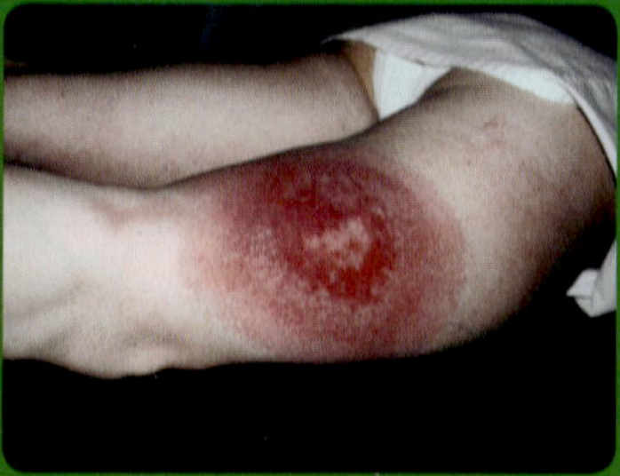

Bedeutendste durch Zecken übertragene Erkrankung des ZNS mit Gelenkbeteiligung.

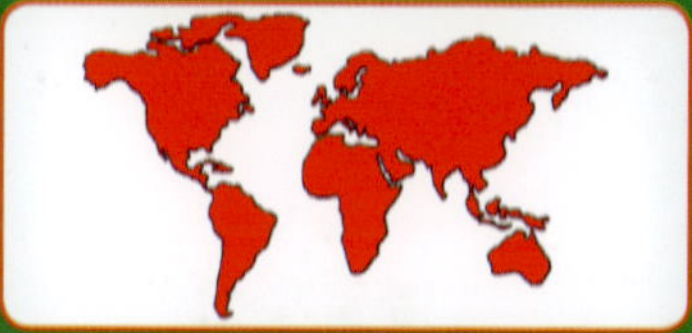

IfSG:	–
Erreger:	Borrelia burgdorferi u.a.
Err.-typ:	Bakterien
Err.-res:	Nager, Wild, Rind, Schwein

ÜW:	Zeckenbiss
IZ: (T) (W)	Tage bis Wo
Nachweis:	AK in Blut, Liquor

Prodromi:	–
Fieber:	Fieber in Stadium I
Ma-Da:	–
ZNS:	Lähmungen in Stadium II/III
LK:	ev. LK↑ in Stadium I
Haut:	Acrodermatitis chronica in Stadium III

Kompl:	Enzephalopathie
Therapie:	Antibiotika, symptomatisch
Immunität:	eingeschränkt
Impfung:	–

Frühstadium (nach 1–10 Wo):
- Erythema migrans (Wanderröte) um die Einstichstelle herum, von der Mitte her später abblassend
- Kopfschmerzen, Fieber

Spätstadium (nach Wo/Monaten):
- heftige Schmerzen, Lähmungen und Neuralgien möglich
- arthritische Beschwerden (Lyme-Arthritis)

Chronisches Stadium (nach Monaten bis Jahren):
- wechselnde Arthritiden
- atrophische, livide Hautveränderungen der Extremitäten: Acrodermatitis chronica atrophicans
- Neuro-Borreliose

Lernhinweis:
Bei sofortiger Behandlung gute Prognose und Vermeidung der Spätstadien.

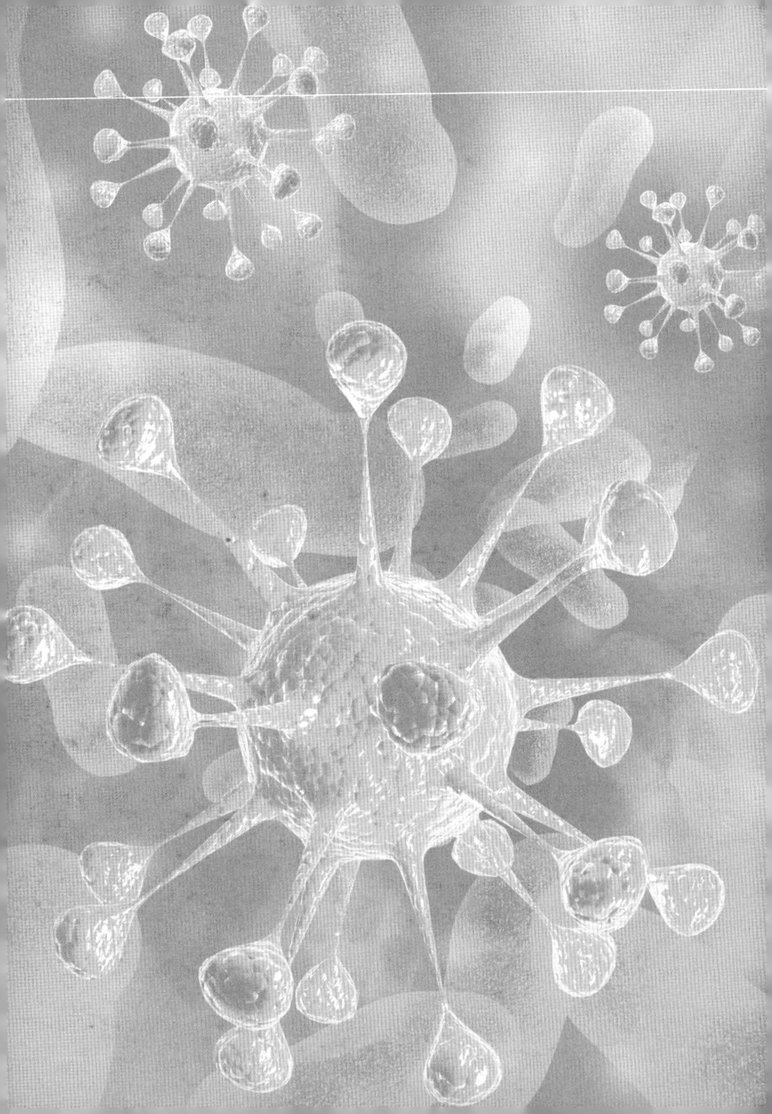

Erysipel
Wundrose

Bakterielle Haut-/Schleimhauterkrankungen **J1**

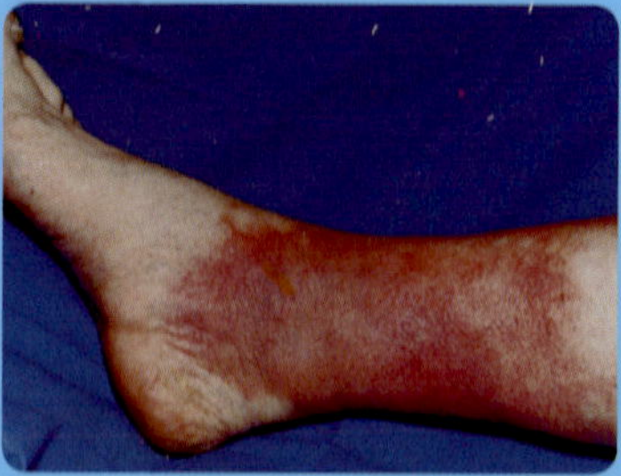

Akute Infektion der oberen Hautschichten mit zackig begrenztem Exanthem (rosenblütenartig).

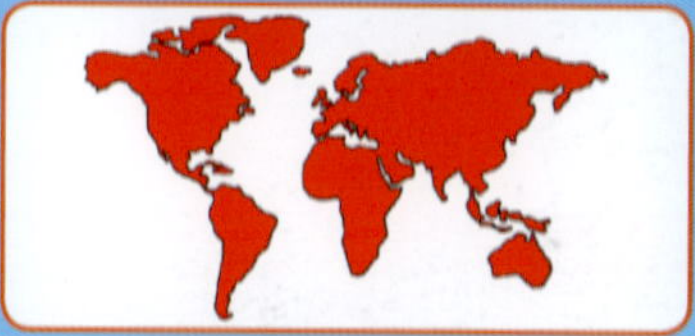

IfSG:	Streptokokken: § 24, 34(1)
Erreger:	β-hämolys. Streptok. A u.a.
Err.-typ:	grampositive Bakterien
Err.-res:	

ÜW:	Tröpfcheninfektion, Schmierinfektion
IZ: Ⓢ Ⓣ	Stunden bis 3 Tage
Nachweis:	Err. im Blut (schwer)

Prodromi:	–
Fieber:	hohes F mit SchüttelFr
Ma-Da:	zu Beginn Ü/EB
ZNS:	–
LK:	regionale LK↑
Haut:	scharf begrenzte Rötung

Kompl:	Rezidive, Elephantiasis (wg. Lymphstau), Sepsis, Meningitis, Myokarditis, Glomerulonephritis
Therapie:	Antibiotika
Immunität:	–
Impfung:	–

Symptome:
- plötzlich hohes Fieber/SchüttelFr
- Kopfschmerzen, Krankheitsgefühl
- scharf abgegrenztes, rötliches Exathem mit zackigen Ausläufern (Wundrose) und schmerzhafter Schwellung
- oft an Gesicht und Unterschenkel
- je nach Abwehr rasche Abheilung oder komplikationsreiche Verläufe

Lernhinweise:
- Das Erysipel kann auch durch Staphylokokken ausgelöst werden.
- Für alle Erkrankungen mit β-hämolysierenden Streptokokken besteht nach § 24/34 Behandlungsverbot für Heilpraktiker.
- Breitet sich über die Lymphspalten in der Haut aus, was die zackigen Ausläufer am Rand erklärt.

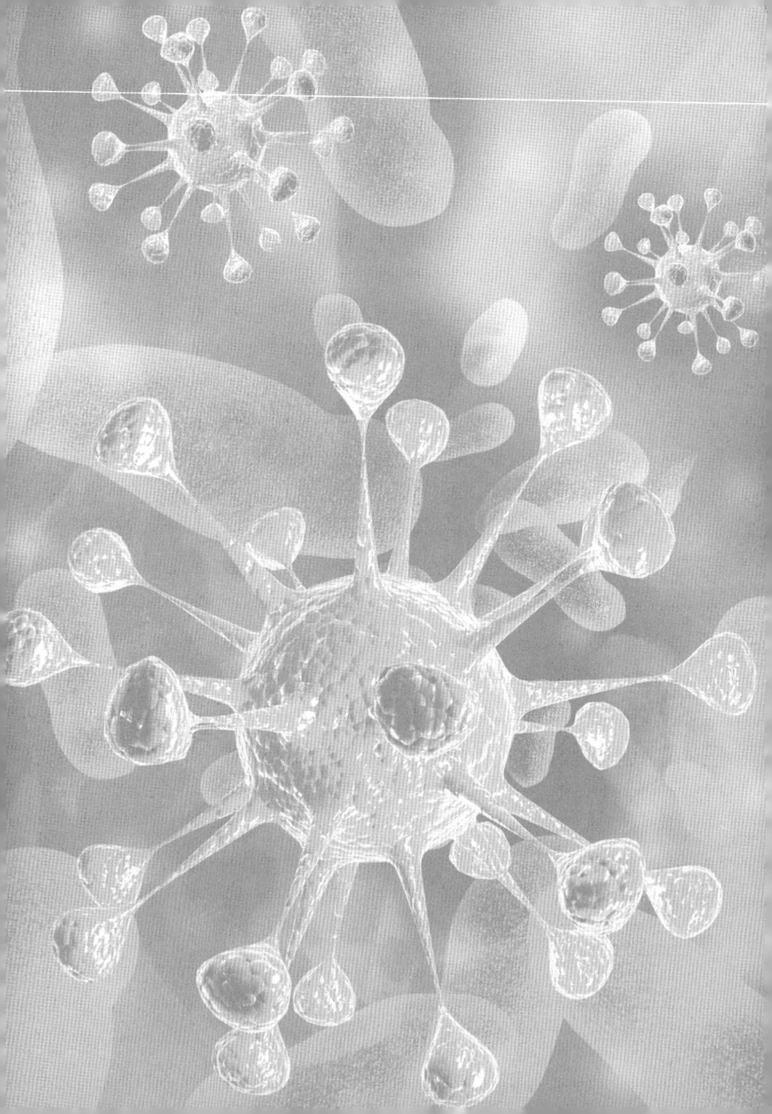

Lepra

Aussatz

Bakterielle Haut-/Schleimhauterkrankungen **J2**

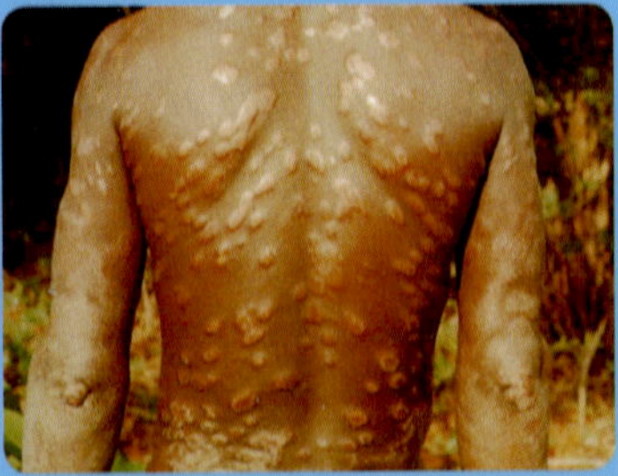

Älteste bekannte Infektionserkrankung mit typischen Hauterscheinungen, Verstümmelungen.

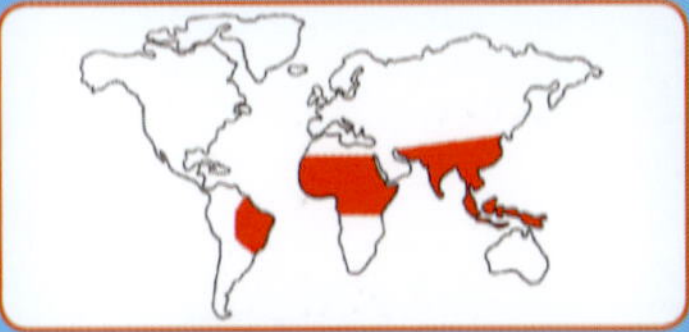

IfSG:	§ 7(1), 24
Erreger:	Mycobacterium leprae
Err.-typ:	Grampositive Bakterien
Err.-res:	Menschen, Erde, Wasser

ÜW:	Tröpfchen-, Kontakt- und Schmierinfektion
IZ:	❶ meist einige Jahre
Nachweis:	Err. im Gewebesaft

Prodromi:	–
Fieber:	–
Ma-Da:	–
ZNS:	Befall von Nervensträngen
LK:	–
Haut:	rötliche Flecken

Kompl:	Verstümmelungen, Zerstörung innerer Organe
Therapie:	Antibiotika
Immunität:	–
Impfung:	–

Tuberkuloide Form (bei guter zellulärer Abwehr, bessere Prognose):

- auf Haut/Hautnerven beschränkt
- weißliche oder rötliche Hautveränderungen mit Hyp-/Anästhesie, gestörter Schweißbildung sowie Haarverlust
- durch fehlende Schmerzen kann es zu Verletzungen bis hin zu Verstümmelungen kommen

Lepromatöse Form (bei schlechter zellulärer Abwehr, schlechte Prognose):

- knotige Infiltration der gesamten Haut, Schleimhäute und Organe
- besonders auffällig im Gesicht („Facies leontina“ = Löwengesicht)
- Befall v.a. des peripheren Nervensystems mit Verstümmelungen
- Entzündungen aller Augenteile mit Erblindungsgefahr

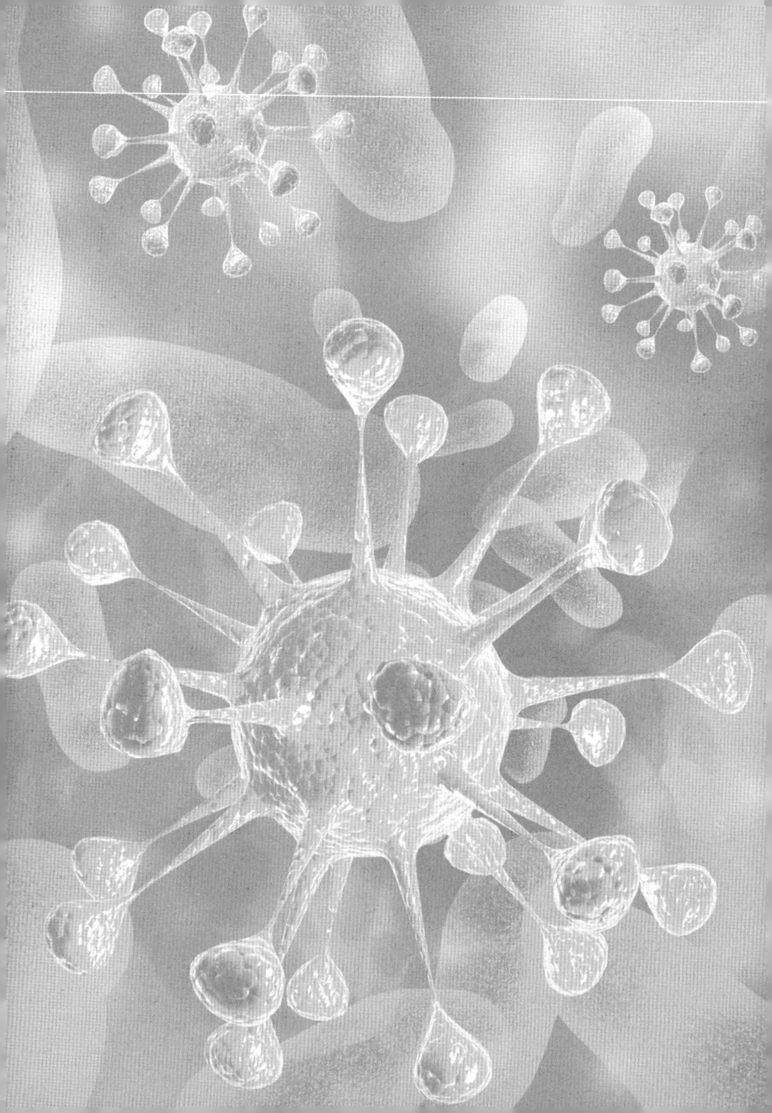

Milzbrand

Anthrax

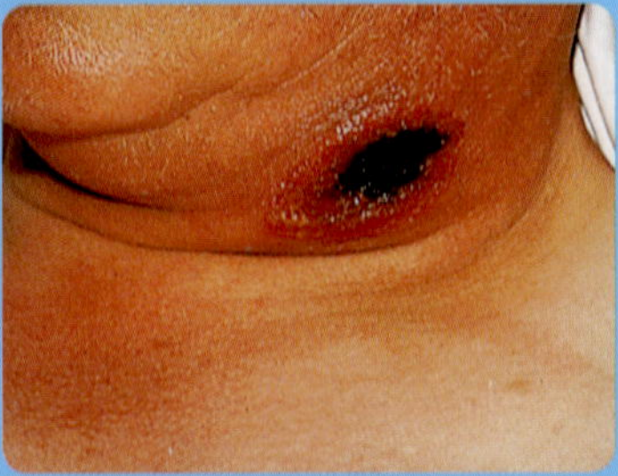

Zoonose, die besonders bei Beschäftigten in tierverarbeitenden Betrieben (bes. Tierhaare) auftritt.

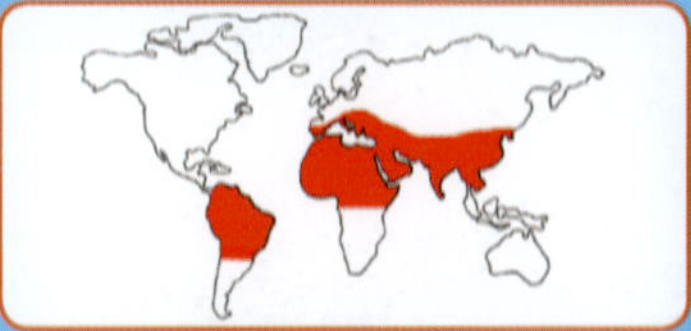

IfSG: § 6, 7(1), 8, 24
Erreger: Bacillus anthracis
Err.-typ: grampositive Bakterien
Err.-res: Tiere/Stäube/Nahrungsmit.

ÜW: Erregerkontakt über Haut, Lunge, Nahrungsmittel
IZ: Ⓣ 1–7 Tage
Nachweis: Sekret/Stuhl/Blut/Karbunkel

Prodromi: –
Fieber: hoch bei Lungenmilzbrand
Ma-Da: Ü/EB bei Darmmilzbrand
ZNS: –
LK: –
Haut: Milzbrandkarbunkel bei Hautmilzbrand

Kompl: Sepsis, Meningitis
Therapie: Antibiotika
Immunität: langanhaltend
Impfung: –/Chemoprophylaxe

Der Antraxbacillus bildet Sporen, die z.T. Jahrzehnte überdauern können. Je nach Eintrittspforte unterscheidet man:

Hautmilzbrand (geringe Letalität):

- Primäraffekt: rotes, schmerzloses Knötchen mit schwarzem Zentrum
- nach 12 h eitergefülltes Bläschen
- dann blauschwarze Pustelbildung (= Milzbrandkarbunkel)
- oft komplikationslose Ausheilung

Lungenmilzbrand (hohe Letalität):

- plötzlicher Beginn mit hohem Fieber und SchüttelFr
- Pneumonie mit blutigem Sputum
- Sepsis und Tod nach 1–6 Tagen

Darmmilzbrand (hohe Letalität):

- blutiges Erbrechen
- massiv blutige Diarrhoe

Bei allen Formen besteht Sepsisgefahr!

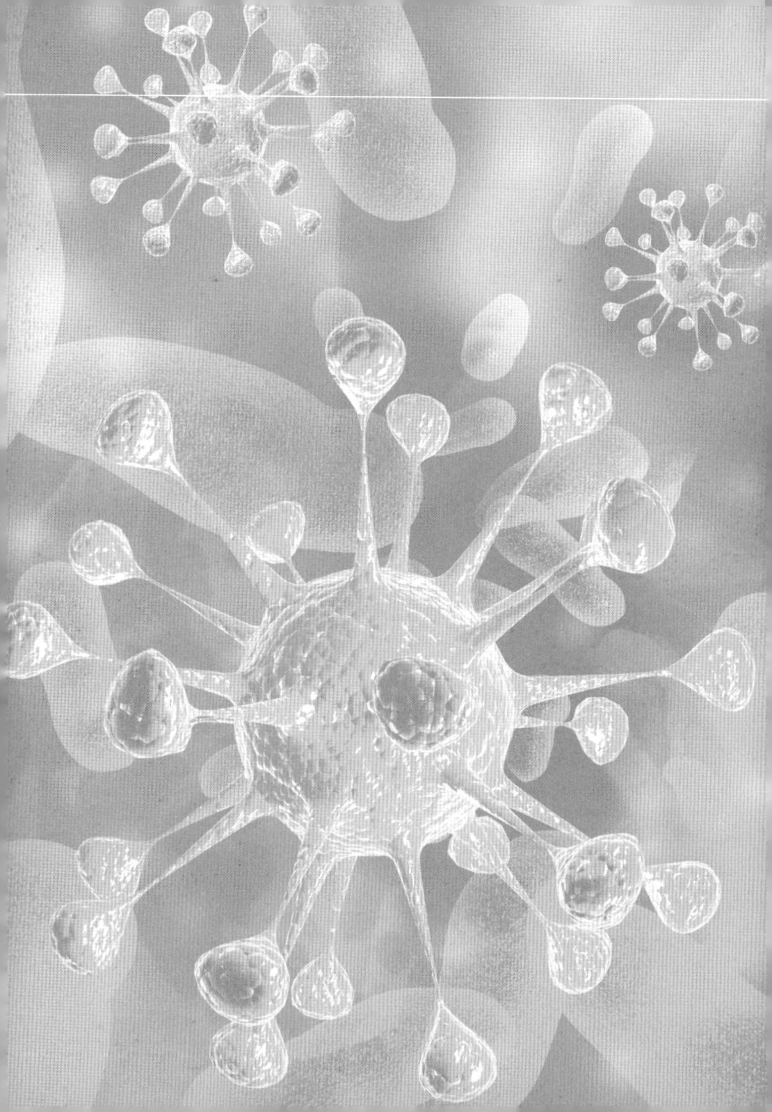

Impetigo contagiosa

Borkenflechte, Grindflechte

Bakterielle Haut-/Schleimhaut-erkrankungen **J4**

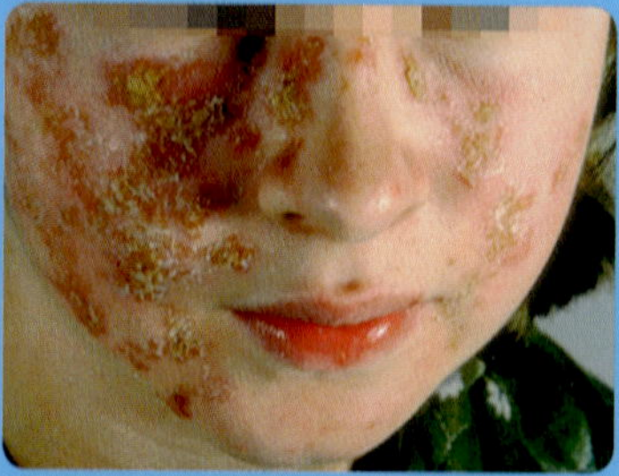

Häufigste bakterielle Hauterkrankung bei Kindern mit stark juckendem Exanthem.

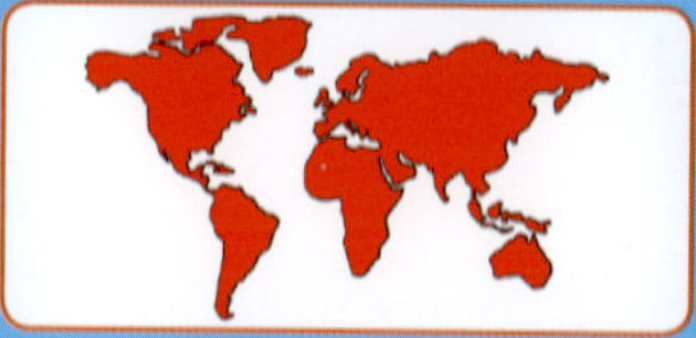

IfSG:	§ 24, 34(1)
Erreger:	β-hämolys. Streptok. A u.a.
Err.-typ:	grampositive Bakterien
Err.-res:	Menschen

ÜW:	Kontakt-, Schmierinfektion, Tröpfcheninfektion
IZ:	Ⓣ wenige Tage
Nachweis:	Err. in Speichel, Bläschen

Prodromi:	–
Fieber:	–
Ma-Da:	–
ZNS:	–
LK:	ev. regionale LK↑
Haut:	Flecken, Papeln, Pusteln

Kompl:	selten Narbenbildung, Nierenbeteiligung
Therapie:	Antibiotika
Immunität:	–
Impfung:	–

Symptome:

- stark juckendes Exanthem, zu Beginn als rote Papeln, dann Bläschen (mit hochinfektiösem Sekret) und Pusteln, zum Schluss Krustenbildung (honiggelb)
- Lokalisation v.a. Gesicht, aber auch an Kopf, Armen und Händen
- Die Erkrankung heilt meist folgenlos aus.

Lernhinweise:

- Auch Staphylokokken kommen als Erreger in Frage.
- Die Erkrankung tritt oft in Kindergärten oder Schulen auf.
- Der Ausschlag ist hochansteckend, eine Übertragung ist z.B. auch über gemeinsam benutzte Handtücher oder Türklinken möglich.

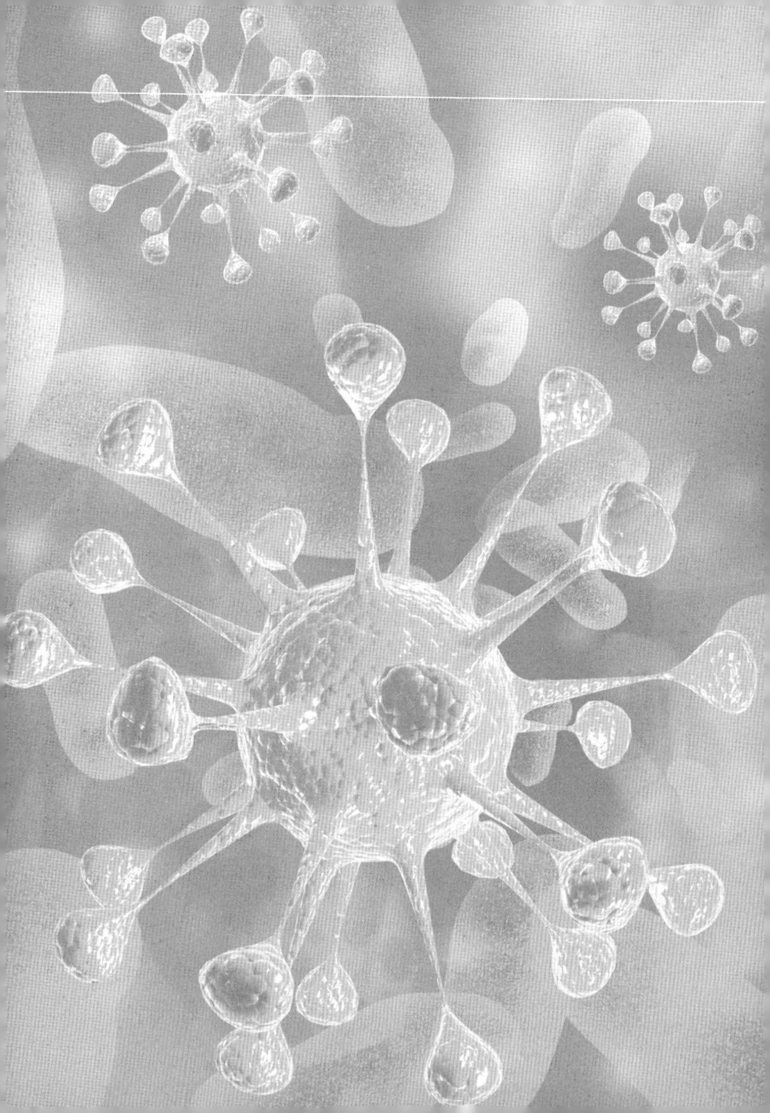

Herpes simplex

Haut- und Schleimhauterkrankungen **K1**

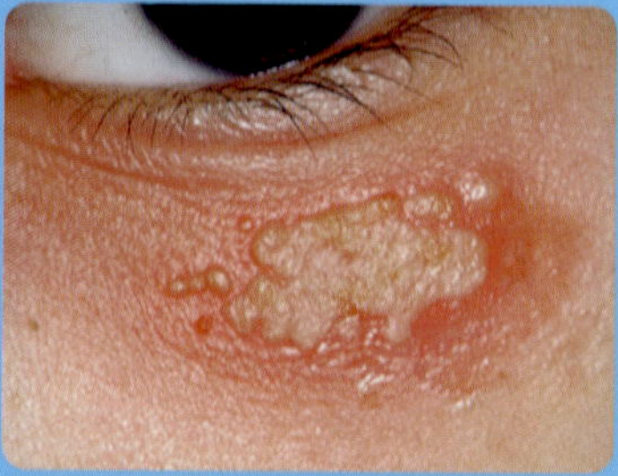

Viruserkrankung mit Bläschenbildung an Haut und Schleimhäuten.

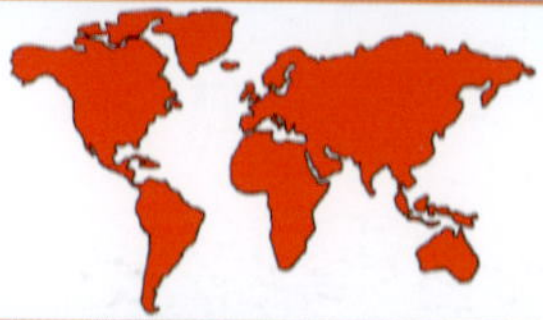

IfSG:	§ 24 nur Herpes genitals
Erreger:	HHV 1, HHV 2 (genitalis)
Err.-typ:	Humanes-Herpes-Virus-1/2
Err.-res:	Mensch

ÜW:	Tröpfchen-, Kontakt-, Schmierinfektion, perinatal
IZ: (T)	1–10 Tage
Nachweis:	Err. im Blut

Prodromi:	–
Fieber:	–
Ma-Da:	–
ZNS:	–
LK:	ev. regionale LK↑
Haut:	schmerzhafte Bläschenbildung, Rötung

Kompl:	Herpes-Sepsis bei Immunschwäche oder bei Neugeborenen, generalisierte Herpesinfektionen
Therapie:	lokal/systemisch mit Virustatika, Kortisonsalben
Immunität:	–
Impfung:	–

Entwicklung und Formen:
Nach einer oft symptomlosen Erstinfektion im Kindesalter kann Abwehrschwäche oder erneuter Erregerkontakt zum Erkrankungsausbruch führen. Je nach Lokalisation unterscheidet man:

- **Gesicht:** Herpes labialis, facialis, nasalis, Conjunctivitis herpetica
- **Geschlechtsorgane/Analregion:** Herpes genitalis, perianalis

Symptome:

- Beginn meist lokal mit Spannungsgefühl oder Kribbeln
- Entwicklung stecknadelkopfgroßer Bläschen, welche später konfluieren, eintrocknen und Krusten bilden
- Juckreiz und Spannungsgefühl
- ev. Aphten an Schleimhäuten
- ev. regionale LK↑

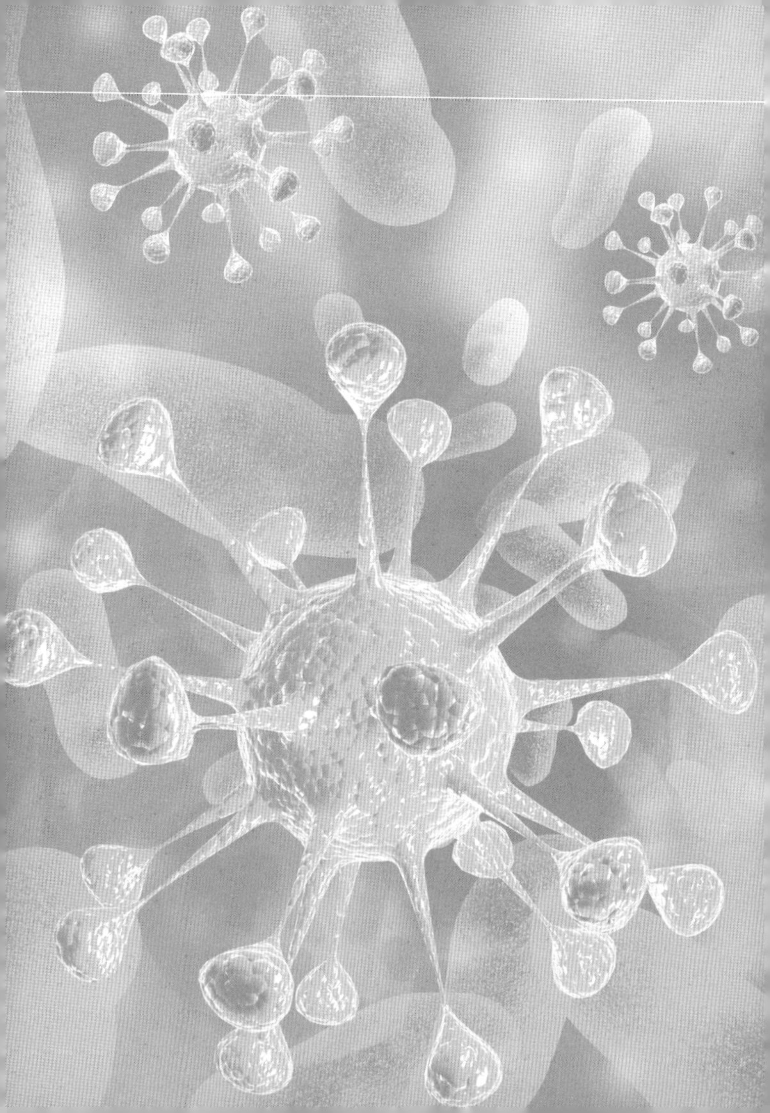

Herpes zoster

Gürtelrose, Zoster

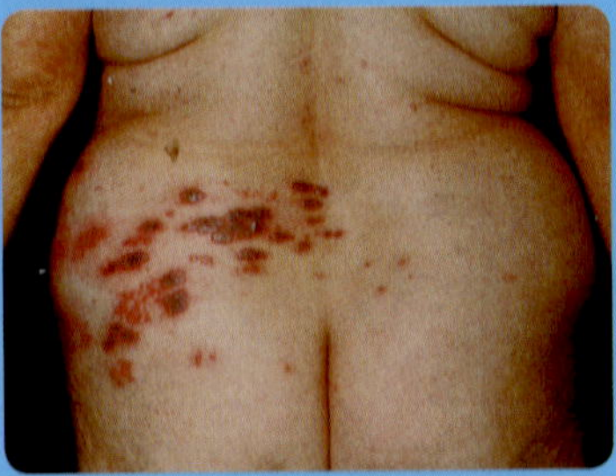

Endogene Reinfektion mit dem Varizella-Zoster-Virus und typischem segmentalen Hautbefall.

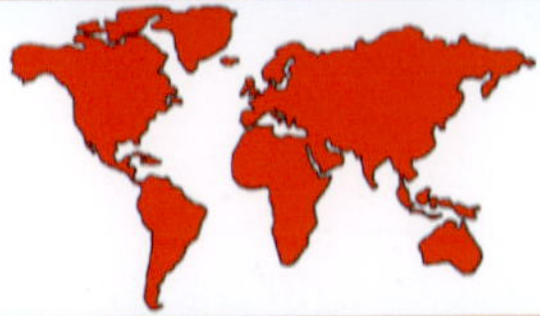

IfSG:	–
Erreger:	Varizella-Zoster-Virus VZV
Err.-typ:	Humanes-Herpes-Virus-3
Err.-res:	Mensch

ÜW:	meist endogene Reinfektion
IZ: Ⓦ	1–2 Wo
Nachweis:	Klinik, AK im Blut

Prodromi:	unspez. Krankheitsgefühl mit Fieber und LK↑
Fieber:	–
Ma-Da:	–
ZNS:	Zosterneuralgien
LK:	–
Haut:	Typ. segmentale Hautrötung mit Bläschenbildung

Kompl:	Zoster ophtalmicus/oticus, Postzoster-Neuralgien, Meningitis, Enzephalitis, bakt. Sekundärinfektionen
Therapie:	symptomatisch, ev. Virustatikum (Aciclovir)
Immunität:	dauerhaft
Impfung:	ab 2009 Lebendimpfstoff

Nach einer Erstinfektion mit HHV-3 (Windpocken) kann das Virus jahrelang in sensiblen Nerven persistieren. Bei verminderter Immunität (z.B. maligne Erkrankungen) kommt es zur Zosterneuralgie:

Prodromalstadium (1–3 Tage):

- unspezifisches Krankheitsgefühl
- leichtes Fieber, Müdigkeit
- ev. LK↑

Organstadium:

- Exanthem entlang des betroffenen Nervs: es kommt zur Rötung und sehr schmerzhaften Bläschenbildung
- meist sind Brust oder Bauchwand einseitig segmental betroffen
- Befall von Hirnnerven möglich
- oft narbenfreie Abheilung
- ev. noch lange Schmerzen

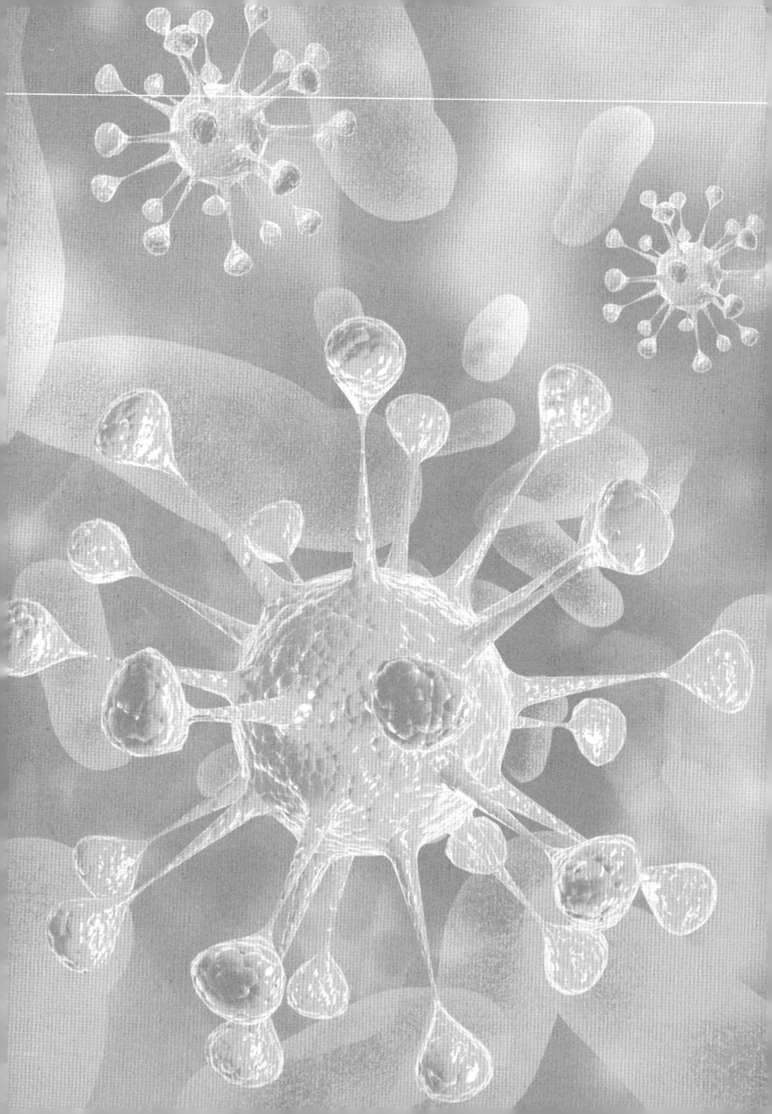

Pocken

Variola, Blattern

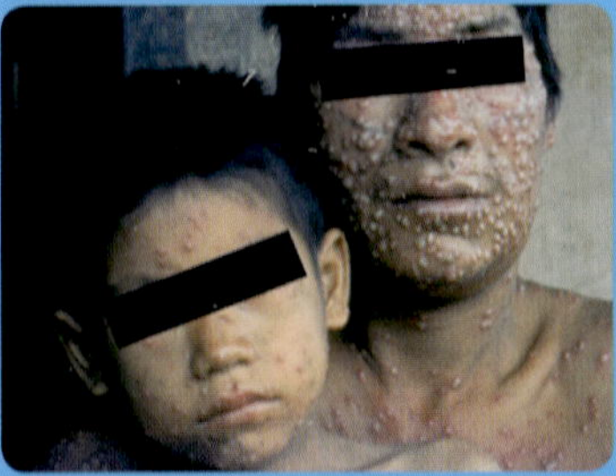

Seit 1980 offiziell ausgerottete, höchst infektiöse tödliche Erkrankung mit typischem Ausschlag.

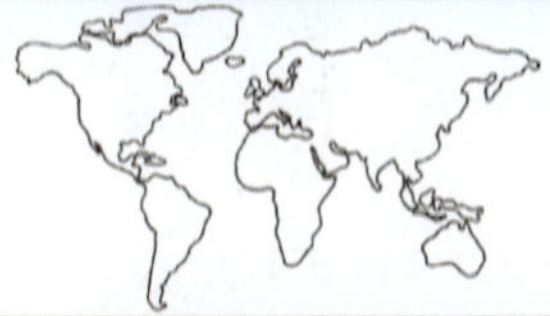

IfSG:	–
Erreger:	Variola-vera-Virus
Err.-typ:	Viren
Err.-res:	Mensch

ÜW:	Tröpfcheninfektion, Inhalation v. kont. Staub
IZ: Ⓦ	1–2 Wo
Nachweis:	Err. im Blut

Prodromi:	akuter Beginn mit hohem Fieber, grippeähnlich
Fieber:	Dromedarfieber, biphasisch
Ma-Da:	–
ZNS:	Meningitis, Enzephalitis
LK:	ev. regionale LK↑
Haut:	Flecken, Papeln, Bläschen, Pusteln, Krusten

Kompl:	schwerste Haut- und SH-einblutungen („schwarze Blattern"), multipler Organbefall, hohe Letalität
Therapie:	symptomatisch
Immunität:	lebenslang
Impfung:	aktiv und passiv

Symptome:

- akuter Beginn mit hohem Fieber, SchüttelFr, grippalen Symptomen
- kurzfristiger Fieberabfall
- nach 2–4 Tagen typischer Ausschlag, v.a. an Kopf, Händen und Füßen
- Achselhöhlen und Kniekehlen sind nicht, der Rumpf schwach betroffen
- erneut hohes F (2. Fiebergipfel)
- aufeinander folgende Effloreszenzstadien (DD Windpocken): Fleck → Papel → Bläschen → Pustel mit zentraler Eindellung → juckende Krusten → Narbenbildung

Lernhinweise:

- In leichteren Fällen kommt es zur narbigen Ausheilung.
- In schweren Fällen zu Erblindung, Meningitis, Blutungen und Tod.

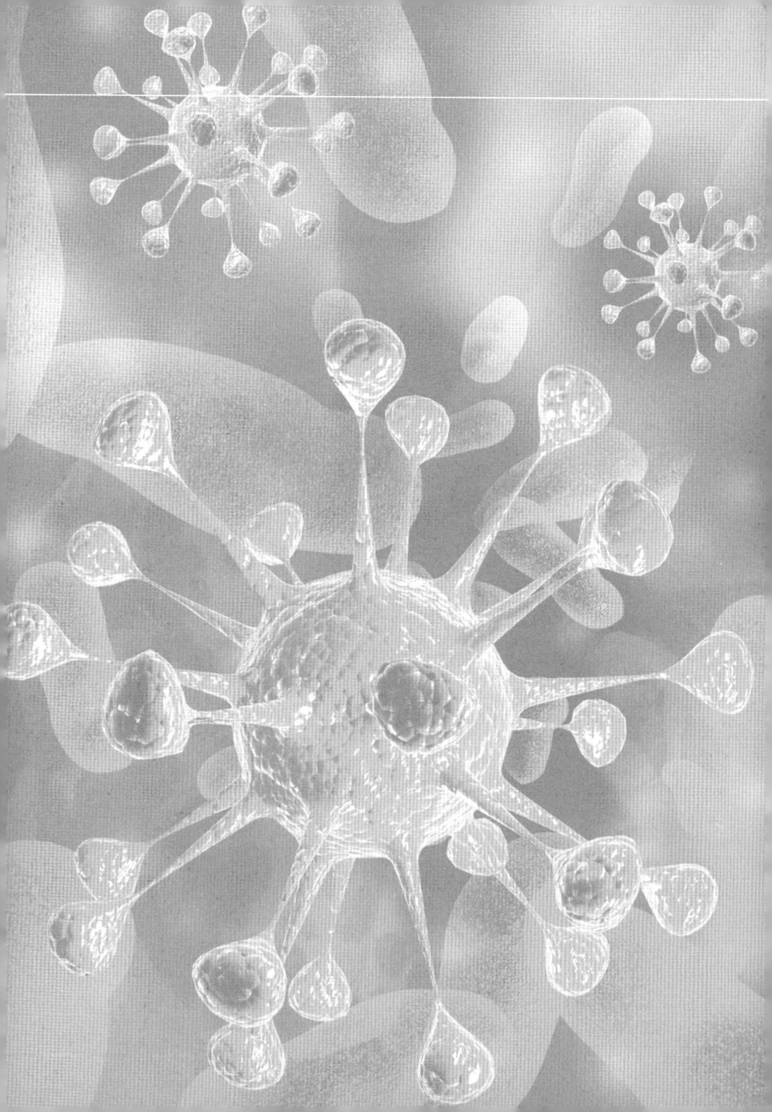

Katzenkratzkrankheit
Cat scratch disease

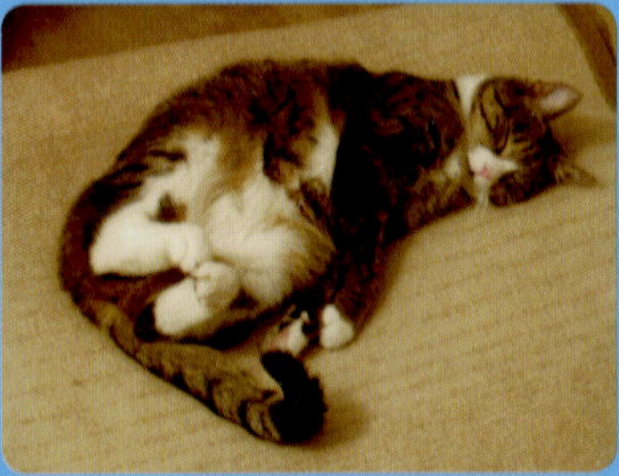

Erkr. mit LK-Schwellung und Exanthem. Eigentlich unwichtige Spezialfrage einiger Prüfer.

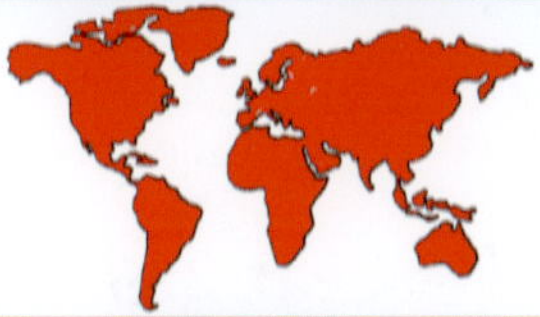

IfSG:	–
Erreger:	Bartonella henselae
Err.-typ:	gramnegative Bakterien
Err.-res:	Katzen

ÜW:	Kontakt, Kratzstellen
IZ:	Ⓣ 4–6 Tage
Nachweis:	Err. im Primäraffekt, AK

Prodromi:	–
Fieber:	ev. Fieber/SchüttelF
Ma-Da:	–
ZNS:	–
LK:	ev. regionale LK↑
Haut:	papulo-pustulöser Affekt

Kompl:	selten Enzephalitis, Hepatitis, thrombozytopenische Purpura, Radikulitis, Tonsillitis, Sepsis
Therapie:	Antibiotika, symptomatisch
Immunität:	–
Impfung:	–

Symptome:
- Nach Eintritt der Bakterien kommt es zu regionärer LK-Schwellung und papulopustulösem Primäraffekt am Ort der Infektion
- ev. Fieber, Schüttelfrost, Gelenk- u. Muskelschmerzen
- ev. schmerzhafte LK-Eiterungen
- meist spontane Rückbildung der Symptome nach 1–2 Monaten

Lernhinweise:
- Seit 1950 bekannte Erkrankung, die durch Kratzwunden von Katzen übertragen wird.
- Bei guter Abwehrlage kommt es nur zu geringen Symptomen.
- Man schätzt, dass bis zu 70% der Katzen Träger des Erregers sind.
- Katzen selbst erkranken nicht daran.

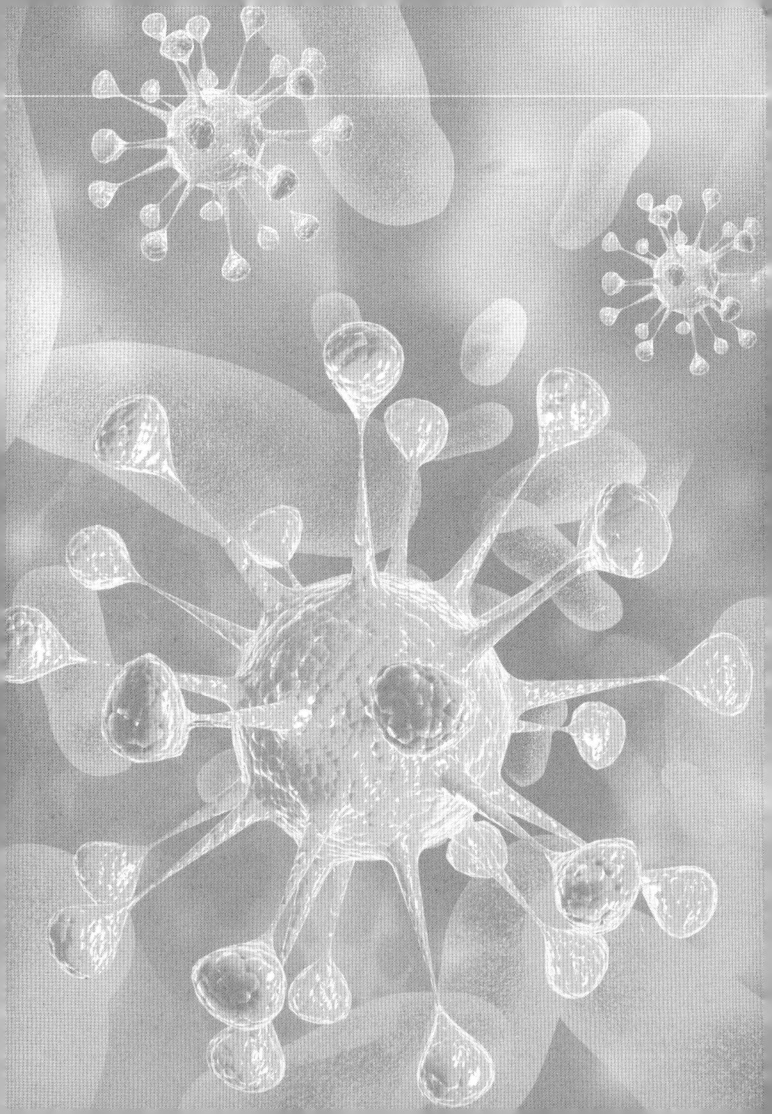

AIDS

Acquired Immune Deficiency Syndrom

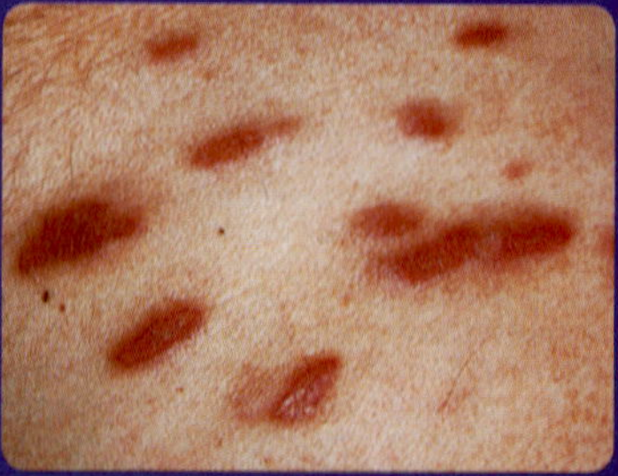

Seit 1981 bekannte Immunschwächekrankheit als Folge einer Infektion mit HIV.

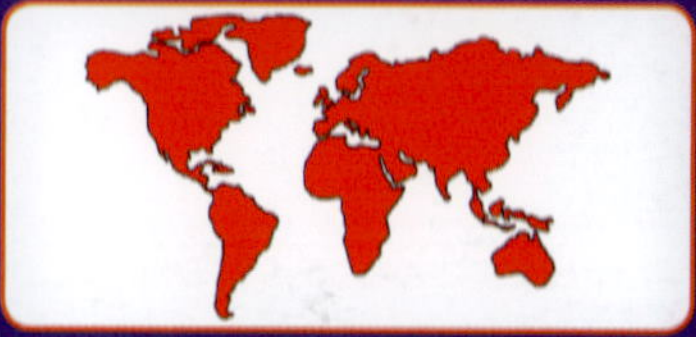

IfSG:	§ 7(3), 24
Erreger:	HIV 1/HIV 2 mit Subtypen
Err.-typ:	Viren
Err.-res:	Mensch

ÜW:	Geschlechtsverkehr/Blutkontakt, peri-/postnatal
IZ:	Ⓜ Mo bis Jahre
Nachweis:	AK im Blut, ELISA-Test

Prodromi:	–
Fieber:	–
Ma-Da:	Ü/EB, Diarrhoe, Obstipation
ZNS:	–
LK:	LK↑
Haut:	Exanthem, Kaposi-Sarkome

Kompl:	Tod durch diverse AIDS-definierende Krankheiten
Therapie:	Transkriptase-, Protease- und Fusions-Hemmer
Immunität:	–
Impfung:	–

Akute HIV-Krankheit (nach 2–6 Wo):
- grippeähnlich mit Fieber, gastrointestinalen Symptomen, Muskel-, Gelenk-, Kopfschmerzen, mononukleoseähnlich, Exantheme

Latenzphase (z.T. Jahre symptomlos)

HIV-assoziierte Krankheiten:
- Candida-Befall, zervikale Dysplasie, Leukoplakie, Herpes zoster, Listeriose, Abszesse, Neuropathie

AIDS-definierende Krankheiten:
- schwere opportunistische Infektionen, z.B. Pneumocystis-carinii-Pneumonie, ZNS-Toxoplasmose, chron. Herpes simplex-Erkrankungen, Salmonellosen, Kryptokokkosen, Non-Hodgkin-Lymphome, Kaposi-Sarkom, HIV-Enzephalopathie, Wasting-Syndrom mit allgemeinem Verfall u.v.m.

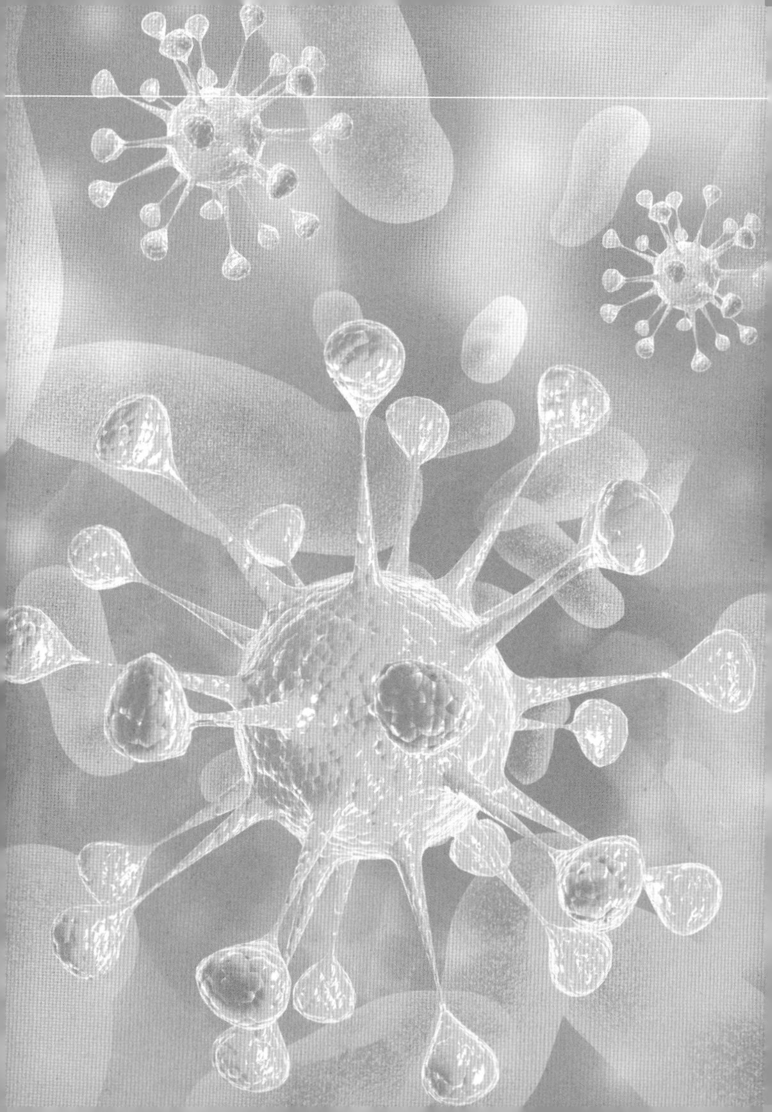

Influenza

Echte Virusgrippe

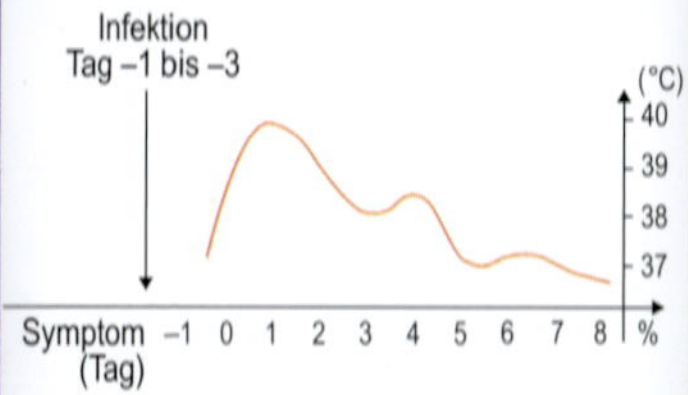

Epi- oder pandemische, hochakute Infektion der Atemwege mit diversen Komplikationen.

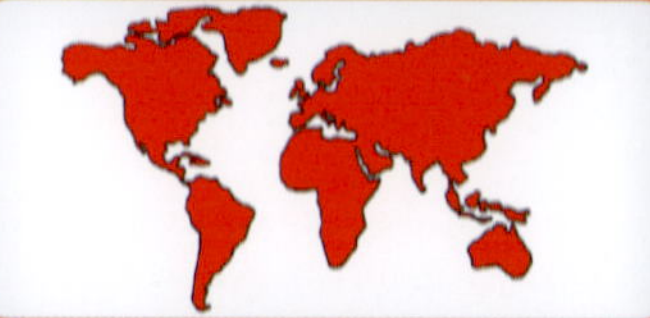

IfSG: § 7(1), 24 (§ 6: spez. Typen)
Erreger: Influenzavirus Typ A/B/C
Err.-typ: Myxoviren (auch Subtypen)
Err.-res: Mensch (auch div. Tiere)

ÜW: Tröpfcheninfektion

IZ: Ⓣ 1–3 Tage
Nachweis: AK/Err. im Rachensekret

Prodromi: –

Fieber: bis 40°C
Ma-Da: ev. Ü/EB, Diarrhoe
ZNS: –
LK: ev. LK↑
Haut: –

Kompl: Pneumonie, Meningitis/ Enzephalitis, Herzinsuffizienz, bakterielle Superinfektionen
Therapie: symptomatisch, Virustatika

Immunität: nur serotypen-spezifisch
Impfung: aktiv (nur bekannte Typen)

Einfache Erkältung (in ca. 80% d.F.):
- allgemeine Erkältungssymptome mit unproblematischem Verlauf

Schwerer Verlauf (in ca. 20% d.F.):
- plötzlicher Fieberanstieg bis auf 40°C mit SchüttelFr innerhalb v. Std
- starkes Krankheitsgefühl mit Kopf-, Glieder-, Muskelschmerzen
- Husten, Schnupfen, Heiserkeit
- ev. gastrointestinale Symptome
- nach 1–2 Wo Fieberabfall, ev. mit kritischer Entfieberung
- oft langdauernde Rekonvaleszenz

Lernhinweis:
Für das I-Virus Typ A/H1N1 (Schweinegrippe) besteht **Meldepflicht gemäß § 6 IfSG bei Tod** (2010), Typ A/H5N1 ist Auslöser der Vogelgrippe beim Menschen. **Es besteht Meldepflicht gemäß IfSG § 6!**

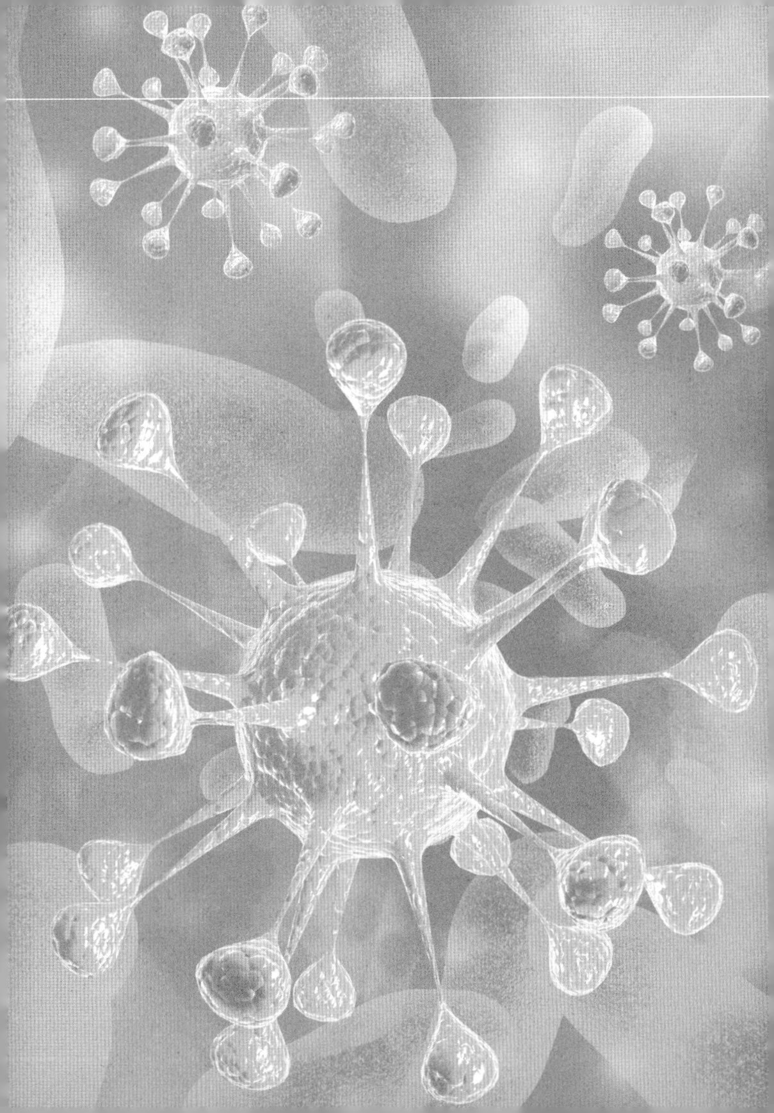

Mononukleose

Pfeiffer Drüsenfieber, Kissing disease

Systemische virale Erkrankungen **N3**

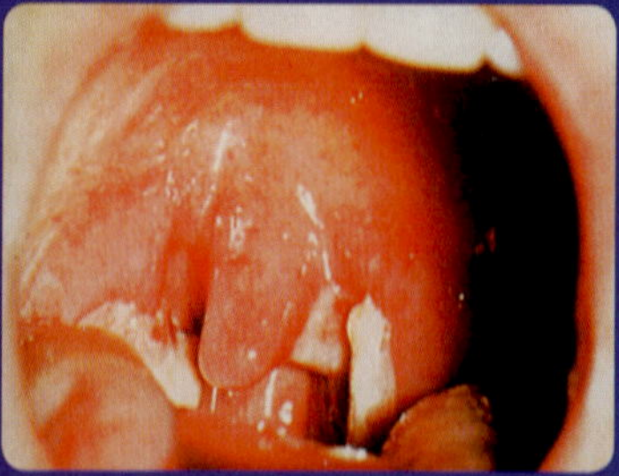

Meist harmlose Erkrankung des lymphatischen Gewebes mit langdauernder Rekonvaleszenz.

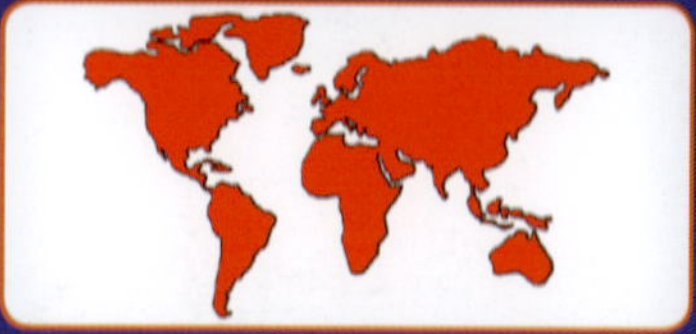

IfSG:	–
Erreger:	Epstein-Barr-Virus
Err.-typ:	Humanes-Herpes-Virus-4
Err.-res:	Mensch

ÜW:	Tröpfcheninfektion
IZ: Ⓦ	1–7 Wo
Nachweis:	AK im Blut, Blutbild

Prodromi:	leicht, grippeähnlich
Fieber:	meist 38–39°C
Ma-Da:	–
ZNS:	–
LK:	regionale/generalisierte LK↑
Haut:	masernähnliches Exanthem

Kompl:	lange Rekonvaleszenz, Meningitis, Myokarditis, Milzruptur, Anämie, Thrombopenie, bakterielle Sekundärinf.
Therapie:	symptomatisch
Immunität:	–
Impfung:	–

Prodromalstadium:
- Müdigkeit, F, Gliederschmerzen

Hauptphase (Dauer meist 1–3 Wo):
- Fieber (38–39°C)
- Schwellung von lymphatischem Gewebe: regionale oder generalisierte LK↑, Tonsillitis mit leicht abwischbaren Belägen,
- Milz-, Leberschwellungen
- ev. petechiale Blutungen
- Nachtschweiß, fauliger Mundgeruch
- Leukozytose mit typischen mononukleären T-Lymphozyten

Lernhinweise:
- verläuft meist komplikationslos
- in seltenen Fällen Myokarditis, Meningitis/Enzephalitis, Anämie, Blutungsneigung, Streptokokken-Infektionen

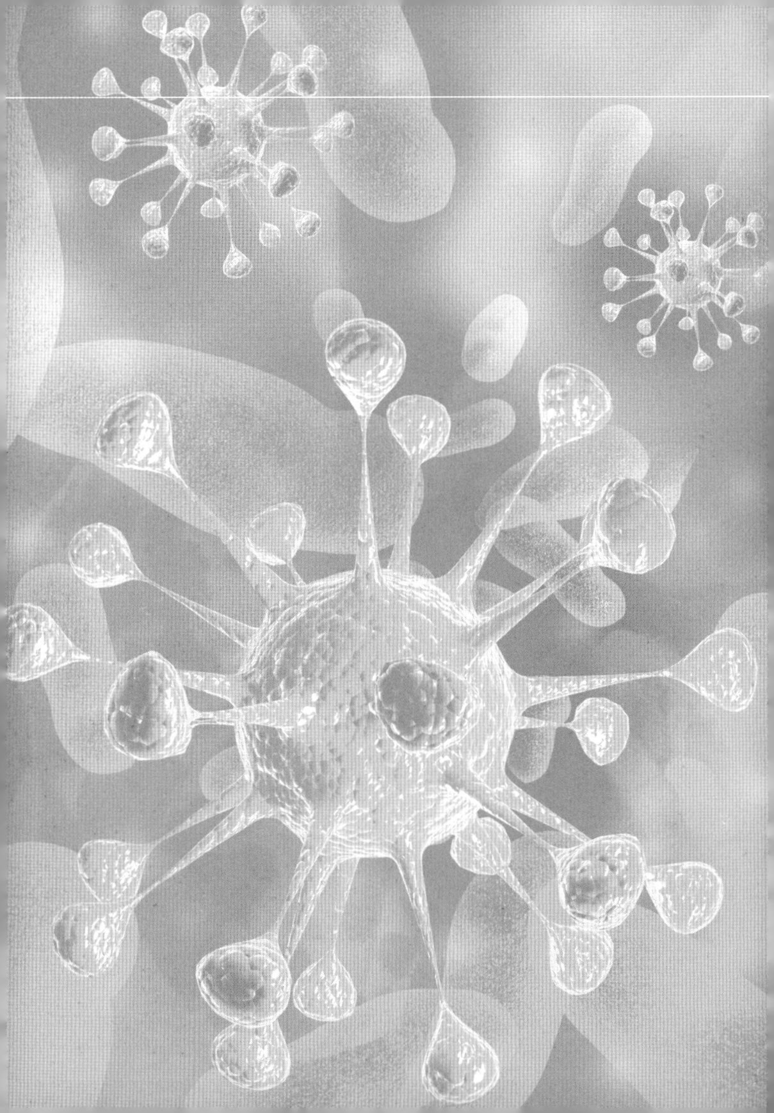

Zytomegalie
Speicheldrüsenviruskrankheit

Systemische virale Erkrankungen **N4**

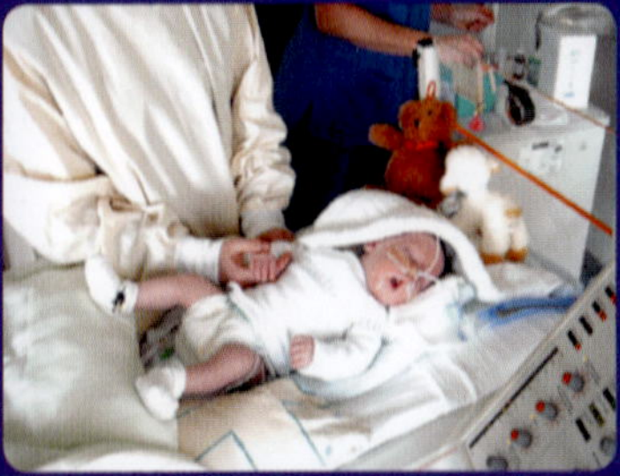

Nur bei Immunschwäche bzw. als angeborene Zytomegalie gefährliche Virus-Erkrankung.

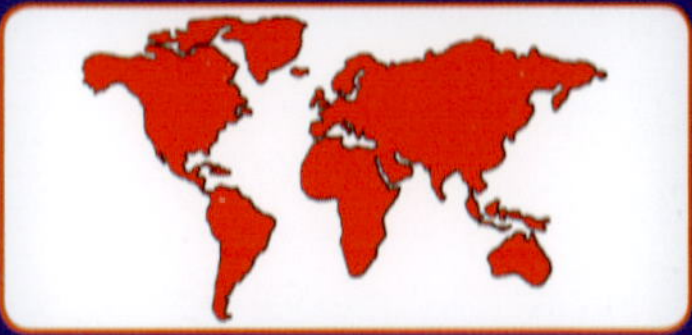

IfSG:	§ 24 nur genitaler Befall
Erreger:	Zytomegalie-Virus
Err.-typ:	Humanes-Herpes-Virus-5
Err.-res:	Mensch

ÜW:	Tröpfcheninfektion, genital, oral, prä-/perinatal, Transf.
IZ: (W)	2–10 Wo
Nachweis:	AK im Blut

Prodromi:	–
Fieber:	möglich
Ma-Da:	–
ZNS:	–
LK:	LK↑
Haut:	–

Kompl:	angeborene Zytomegalie während Schwangerschaft betrifft ca. 0,1% aller Neugeborenen
Therapie:	symptomatisch, ev. Virustatika
Immunität:	–
Impfung:	passiv (wenig erfolgreich)

Verlauf und Symptome:
Bei Erwachsenen zu 99% fast symptomlos, ev. mononukleoseähnlich. Bei Immunschwäche zusätzlich folgende Symptome:

- Fieber, Pneumonie
- Hepatitis
- Meningoenzephalitis
- Chorioretinitis (bis zur Erblindung)
- Ulzerationen im Ma-Da-Trakt

Angeborene Zytomegalie:
(häufigste von der Mutter auf den Fötus übertragene Infektion):

- Hirnschäden
- Hepato-/Splenomegalie
- hämorrhagische Diathese
- Hepatitis mit Ikterus
- nach der Geburt v.a. Pneumonie und Hirnschäden
- rascher Tod in rund 30% d.F.

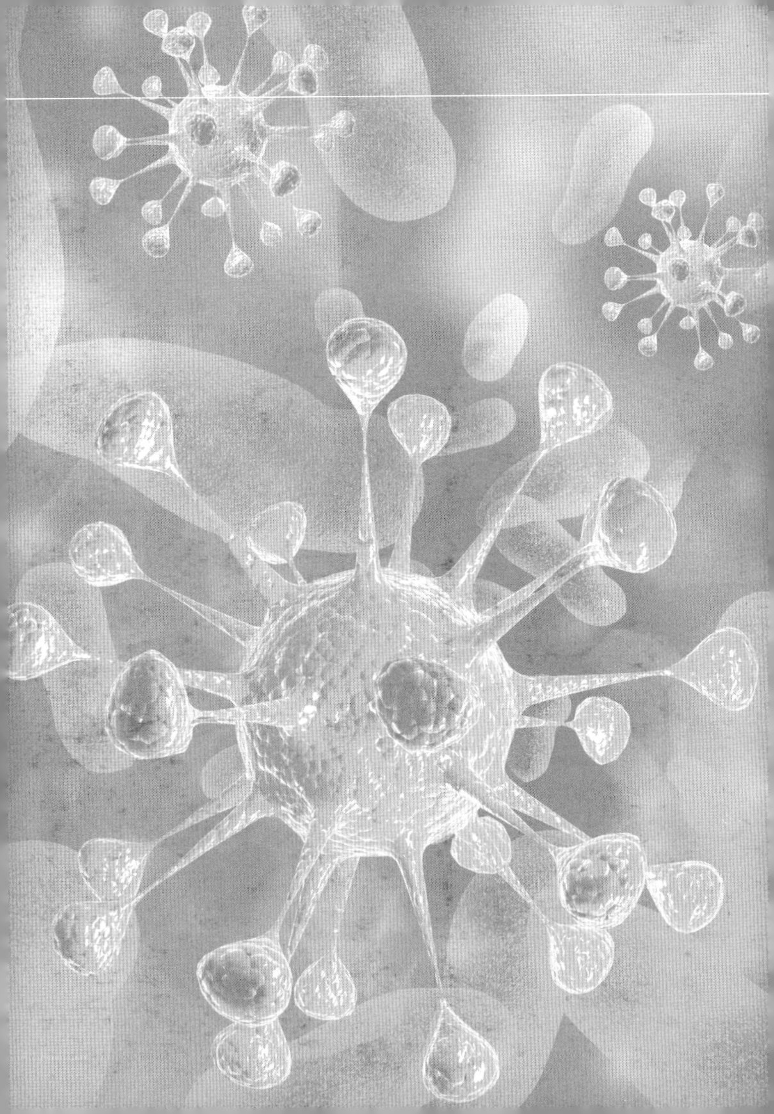

Virushepatitis

Bunte Gruppe **P1**

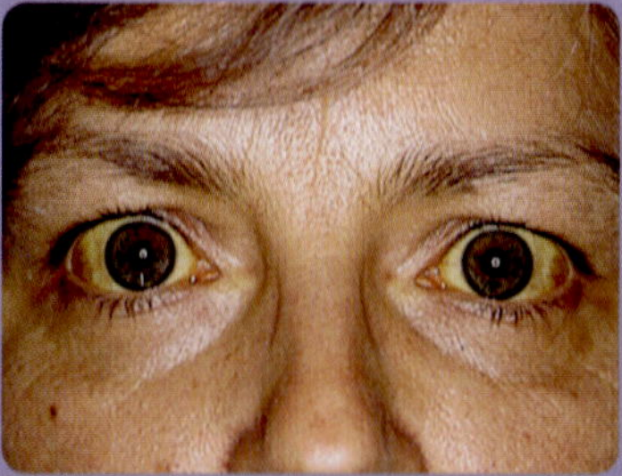

Hepatitis nach Nahrungsmittelvergiftung (A, E) oder durch Blut-, Körperflüssigkeiten übertragen.

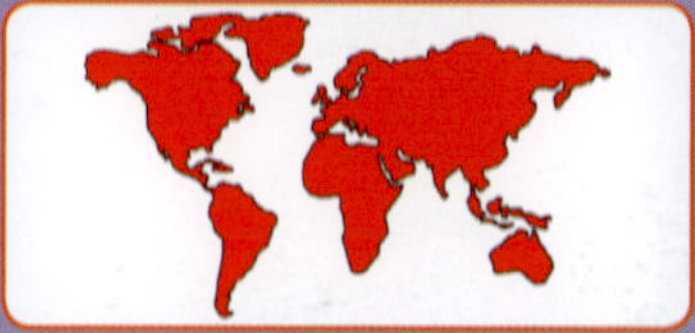

IfSG:	§ 6, 8, 7, 24; A+E 34, 8, 42
Erreger:	HAV, HBV, HCV, HDV, HEV
Err.-typ:	Viren
Err.-res:	Mensch

ÜW:	A, E: fäkal-oral B, C, D: Blut, sexuell
IZ: Ⓦ Ⓜ	A, E 2–6 Wo; B, C, D 1–6 Mo
Nachweis:	AK im Blut

Prodromi:	unspez. Krankheitsgefühl mit grippalen Symptomen
Fieber:	–
Ma-Da:	–
ZNS:	–
LK:	–
Haut:	ev. Ikterus, Spider naevi, Palmar-, Plantarerythem

Kompl:	A, E: meist komplikationslos, B, C, D: chron. Verlauf, Leberzirrhose, Leber-CA, Koma hepatikum, Tod
Therapie:	symptomatisch, Interferone
Immunität:	–
Impfung:	A und B: aktiv, passiv

Prodromalstadium (1–10 Tage):
- Krankheitsgefühl mit grippalen und gatrointestinalen Symptomen
- Kopfschmerzen, Fieber, Ü/EB,
- Schmerzen im rechten Oberbauch

Organstadium (2–10 Wochen):
- subjektiv nun besseres Empfinden
- Ikterus (1/3 d.F.), Juckreiz, Hepatosplenomegalie
- Urin: dunkel, Stuhl: hell

Labor:
- Transaminasen (GPT, GOT)↑
- Gamma-GT↑, alk. Phosphatase↑
- indirektes/direktes Bilirubin↑

Lernhinweise:
- A, E heilen oft komplikationslos aus.
- B, C, D ev. komplikationsreiche und chronische Verläufe.
- Die Erreger HFV/HGV scheinen keine Hepatitis hervorzurufen.

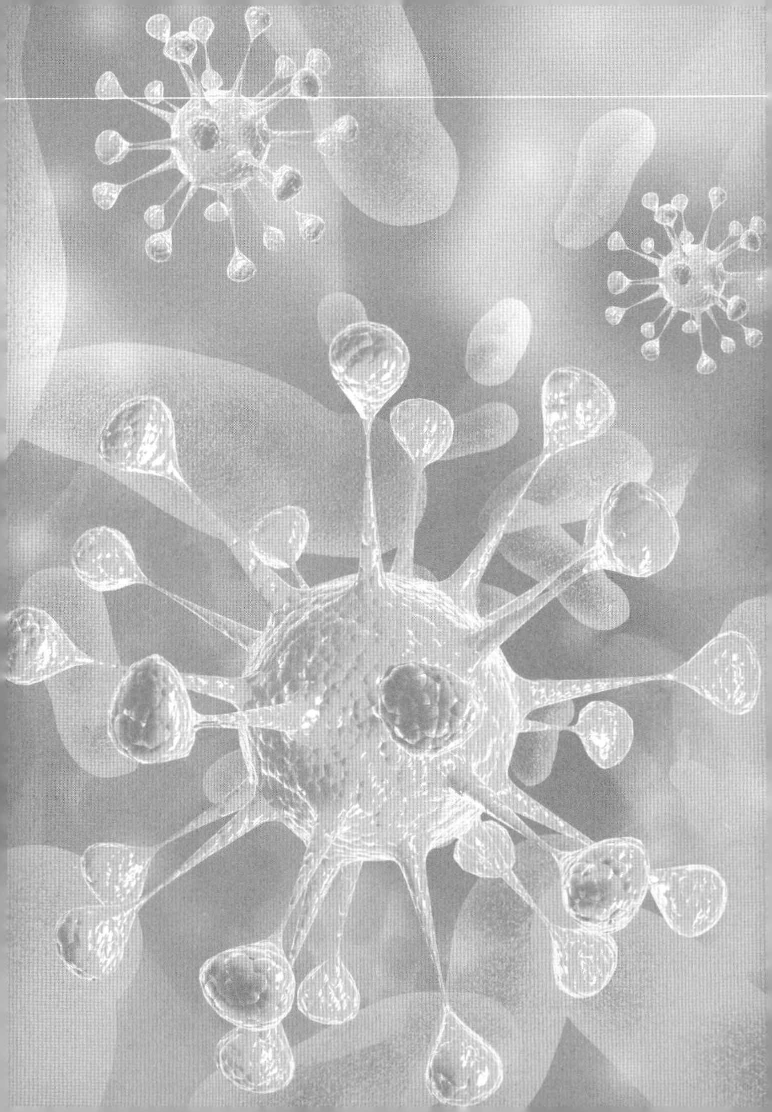

Trachom

Ägyptische Körnerkrankheit

Bunte Gruppe **P2**

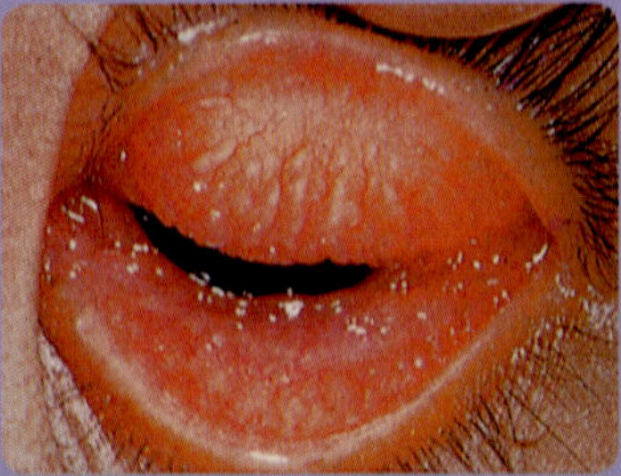

Besonders in den Tropen vorkommende bakterielle Augenerkrankung mit Erblindungsgefahr.

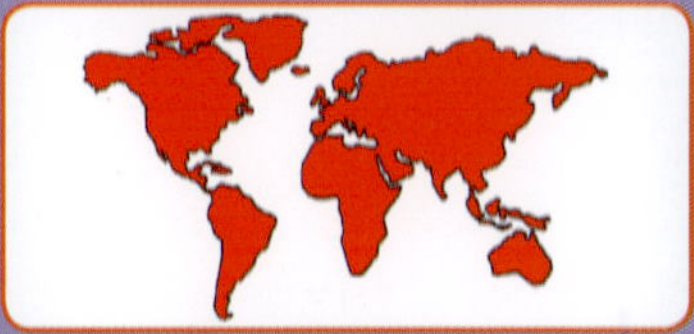

IfSG:	–
Erreger:	Chlamydia trachomatis A-C
Err.-typ:	gramnegative Bakterien
Err.-res:	Mensch

ÜW:	Schmierinfektion
IZ:	Ⓦ 1–2 Wo
Nachweis:	Err. im Abstrich

Prodromi:	–
Fieber:	–
Ma-Da:	–
ZNS:	–
LK:	regionale LK↑
Haut:	–

Kompl:	Erblindung durch Vernarbung der Cornea, Deformation der Augenlider
Therapie:	Antibiotika
Immunität:	–
Impfung:	–

Symptome:

- zunächst akute Konjuntivitis mit Jucken und starkem Fremdkörpergefühl am Auge
- Übergang in eine chronische Konjunktivitis mit Bildung von bindegewebigen Narben
- im Laufe der Jahre kommt es zur Vernarbung der Hornhaut und Erblindung nach 25–30 Jahren

Lernhinweise:

- Vorkommen bevorzugt in Afrika, Italien und Osteuropa.
- Weltweit häufigste Ursache für Erblindung.
- Die Erkrankung beginnt oft schon im Kindesalter.
- Chlamydia trachomatis ist in seinen Subtypen L1–L3 Auslöser der venerischen Lymphgranulomatose.

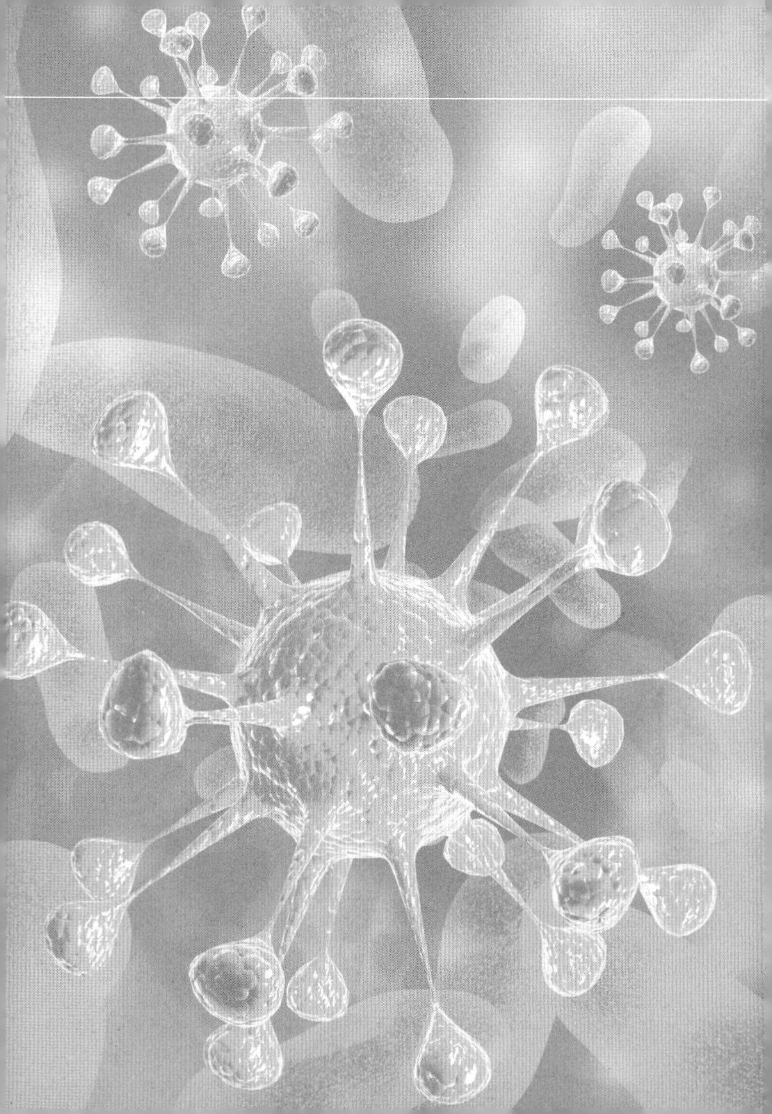

Keratokonjunktivitis

Keratokonjunktivitis epidemika

Bunte Gruppe **P3**

Hochansteckende Bindehautentzündung als Folge einer Infektion mit Adenoviren.

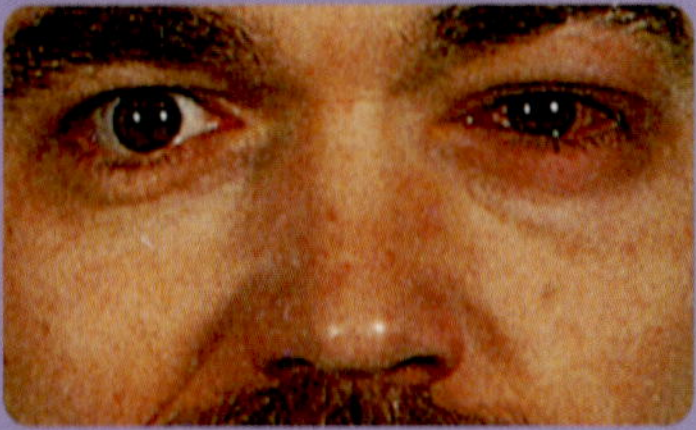

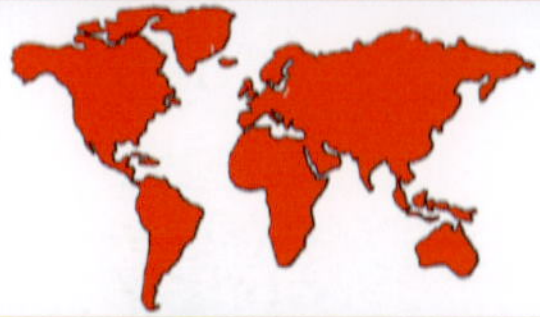

IfSG:	§ 7(1), 24
Erreger:	Adenoviren mit Subtypen
Err.-typ:	Viren
Err.-res:	Mensch

ÜW:	Tröpfcheninfektion, Schmierinfektion
IZ: ➊	5–10 Tage
Nachweis:	Err. im Abstrich

Prodromi:	–
Fieber:	–
Ma-Da:	–
ZNS:	–
LK:	präaurikuläre LK↑
Haut:	–

Kompl:	Sehstörungen
Therapie:	symptomatisch
Immunität:	erregerspezifisch
Impfung:	–

Symptome:

- Beginn als Konjunktivitis mit Rötung, Schwellung, Tränenfluss, Reibegefühl
- in 50% d.F. Befall der Hornhaut (Keratitis) mit Hornhauttrübung
- starke Schmerzen und extremer Sehverlust innerhalb kürzester Zeit
- meist komplikationsloses Abklingen nach 2–4 Wochen

Lernhinweise:

- Die Erkrankung beginnt meist einseitig und breitet sich dann auf das zweite Auge aus.
- Der Hauptübertragungsweg sind kontaminierte Untersuchungsinstrumente oder Gegenstände wie Türklinken, Handtücher, Spielzeug in Praxen, Krankenhäusern oder Gemeinschaftseinrichtungen.

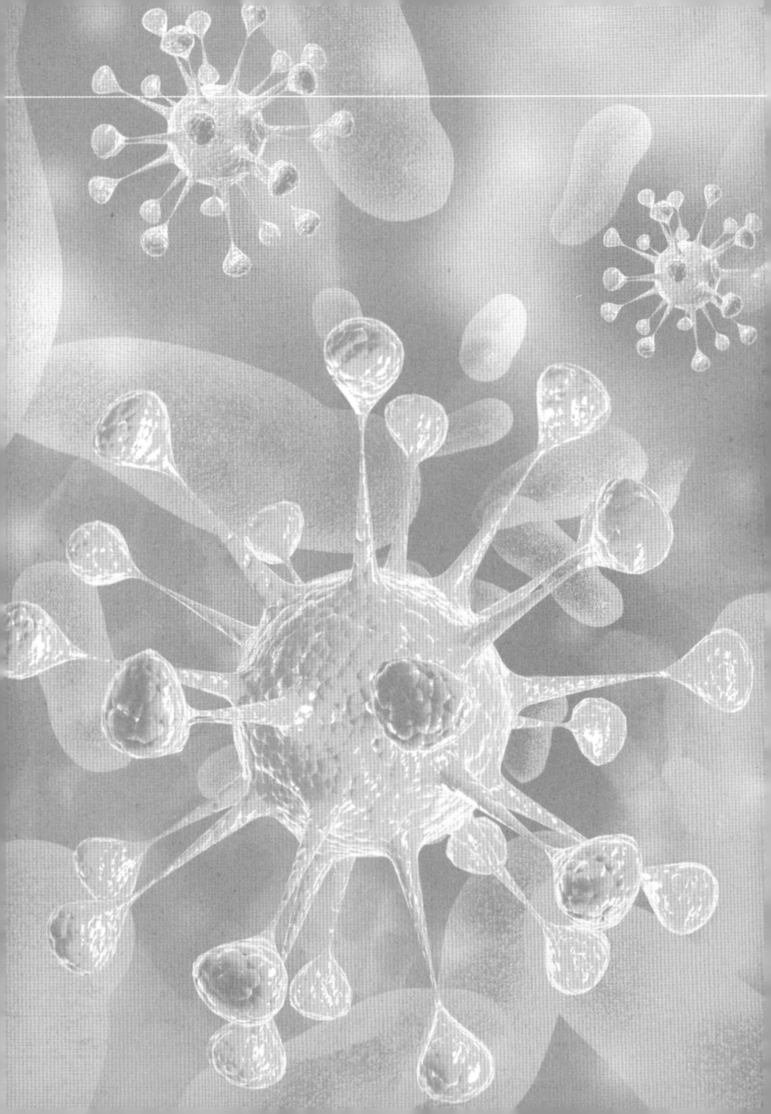

Gasbrand

Gasödem, anaerobe Wundinfektion

Bunte Gruppe **P4**

Nur in abgestorbenem Gewebe hochpathogener Erreger mit dann meist tödlichem Verlauf.

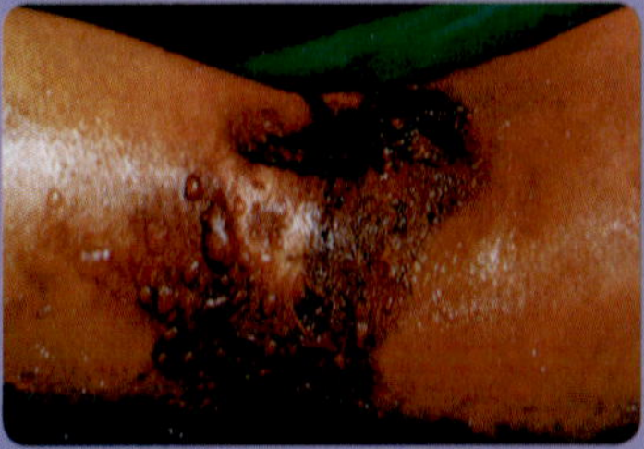

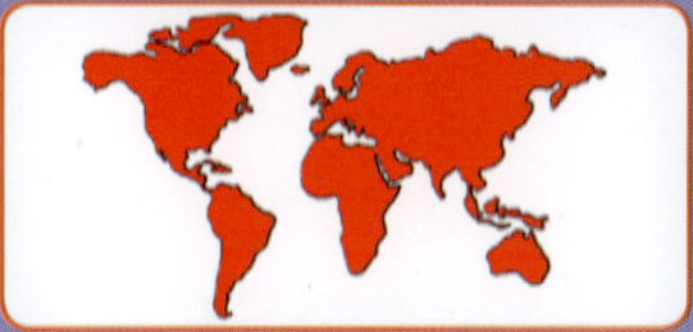

IfSG:	–
Erreger:	Clostridium perfringens u.a.
Err.-typ:	grampositive Bakterien
Err.-res:	Mensch

ÜW:	Schmierinfektion
IZ:	Ⓣ 3–5 Tage
Nachweis:	Err. im Wundabstrich

Prodromi:	–
Fieber:	hohes Fieber
Ma-Da:	–
ZNS:	Verwirrtheit
LK:	–
Haut:	–

Kompl:	Sepsis, multiples Organversagen, hämolytische Anämie
Therapie:	Antibiotika, Amputationen, hyperbare Oxygenierung
Immunität:	–
Impfung:	–

Symptome:

- anfangs schmerzhafte Rötung im Wundbereich
- livide-bräunlicher Gewebeuntergang mit Bläschenbildung, gefüllt mit faulig riechendem Sekret
- beim Betasten der betroffenen Haut knistern die Bläschen
- starkes Krankheitsgefühl, hohes F
- Sepsis, multiples Organversagen

Lernhinweise:

- Die Erkrankung breitet sich v.a. in schlecht versorgten Wunden in bereits abgestorbenem Gewebe in anaerober Umgebung aus.
- Erreger produziert in anaerober Umgebung CO_2 sowie Toxine, die zum lokalen Gewebeuntergang führen und die Ausbreitung der Erkrankung weiter begünstigen.

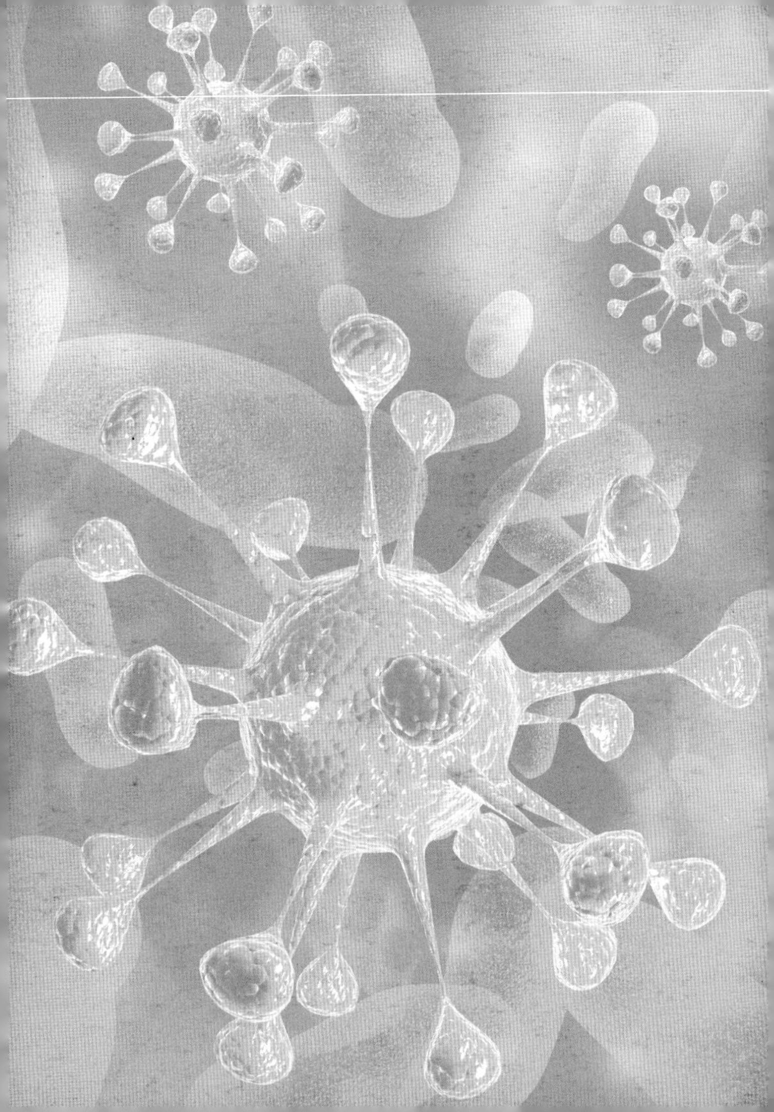

Masern

Morbilli

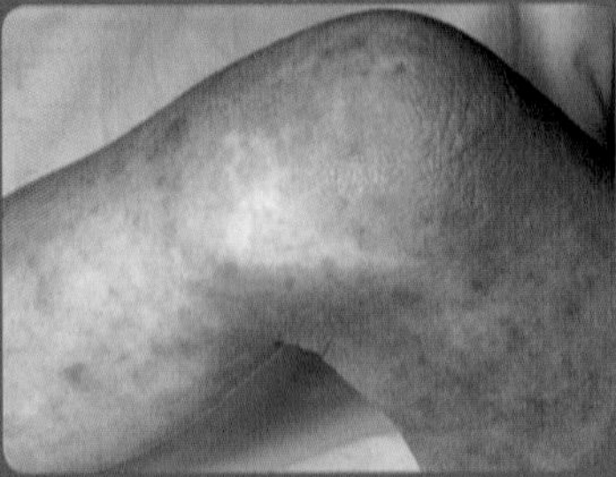

Hochinfektiöse, akute Erkr. mit hohem, zweigipfligem Fieber und großflächigem Exanthem.

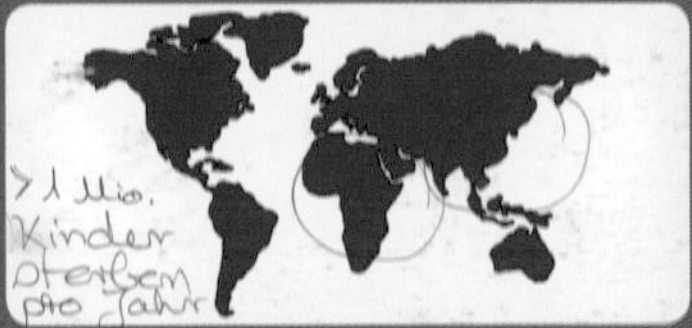

IfSG:	§ 6, 7(1), 8, 24, 34(1)
Erreger:	Masernvirus
Err.-typ:	Paramyxoviren
Err.-res:	Mensch

ÜW:	Tröpfcheninfektion, auch Schmierinfektion ("fliegende" Infektion; KI: 0,9)
IZ: (W)	1–2 Wo
Nachweis:	Err. im Blut

Prodromi:	Angina mit Fieber, Krankheitsgefühl, Koplik-Flecken
Fieber:	39–40°C, zweigipflig
Ma-Da:	–
ZNS:	–
LK:	lokale, ev. generalisierte LK↑
Haut:	großflächig-konfluierendes Exanthem

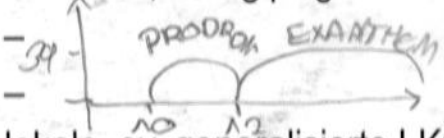

Kompl:	Herz-Kreislaufversagen, Pneumonien, Otitis media, Masern-Krupp, Enzephalitis, SSPE u.a. (beim foudroyanten Nach-Innen-Schlagen; wg. passagerer Immunsuppression ca. 6 Wo.; Subakute sklerosierende Panenzephalitis → Demyelinisierung)
Therapie:	symptomatisch (Labor: Leukopenie, Lymphopenie, passagere Thrombozytopenie)
Immunität:	lebenslang, ca. bis 8. Lm Nestschutz für Säuglinge
Impfung:	aktiv (ab 12. Lm.), passiv (bis 3 T. nach Exposition)

Masern sind wegen der möglichen Komplikationen eine der schwersten Kinderkrankheiten.

Prodromalstadium (3–5 Tage):

- Fieber 38°C, Angina, Konjunktivitis
- Kopf-, Glieder-, Muskelschmerzen
- Enanthem d. Wangenschleimhaut (+ Gaumen), Koplik-Flecken: weiß m. rotem Hof
- Maserngesicht (verheult, verrotzt, verschwollen), bellender Husten, Lichtscheu
- am Ende Fieberabfall

Exanthemstadium (3 Tage):

- erneut Fieber 39–40°C, LK↑ (Hals)
- Exanthem: Beginn hinter Ohren, dann ganzer Körper: linsenförmig, großflächig-konfluierend, bräunlich-rot, kraniokaudale Ausbreitung

Rekonvaleszenz:

- ev. kritische Entfieberung
- Abblassen des Exanthems: kleieförmige Hautabschilferungen

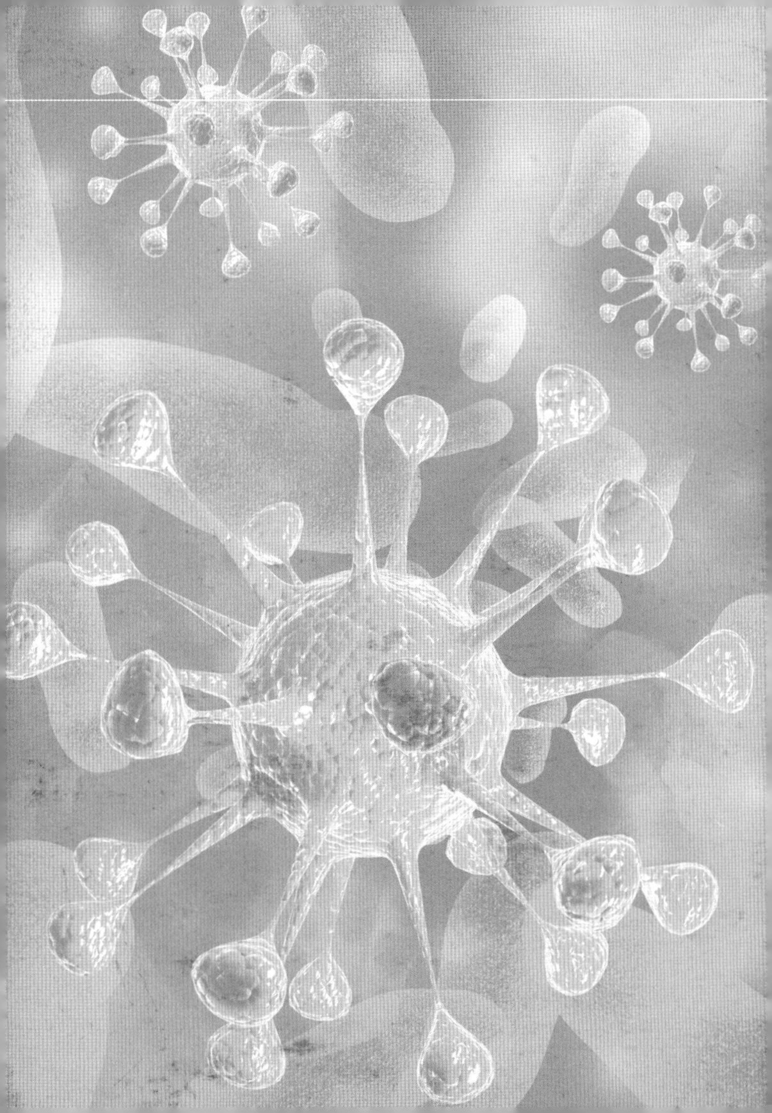

Windpocken

Varizellen, Schafblattern

Kinderkrankheiten 1 **B2**

Hochinfektiöse Erkrankung mit stark juckendem Exanthem.

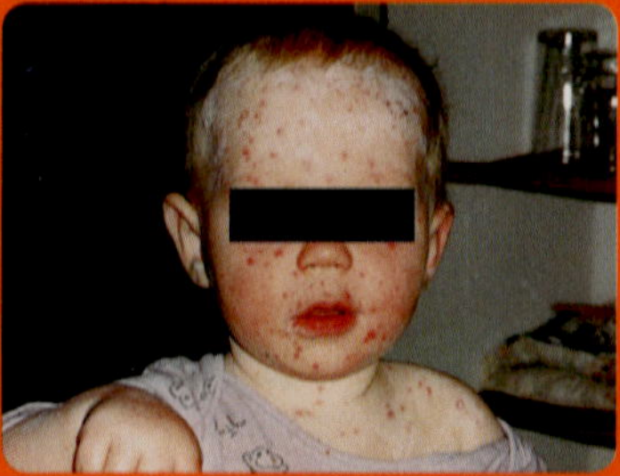

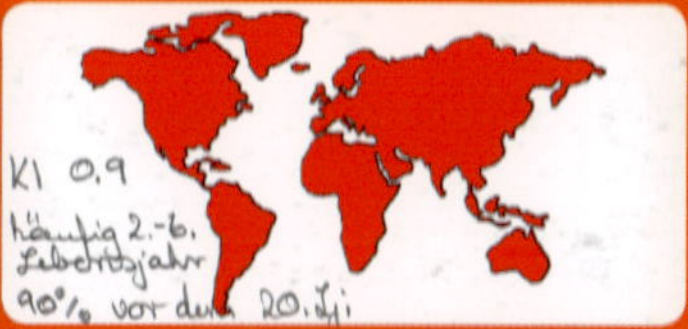

IfSG:	§ 24, 34(1)
Erreger:	Varicella-Zoster-Virus
Err.-typ:	Humanes-Herpes-Virus-3
Err.-res:	Mensch

ÜW:	„fliegende" Infektion Tröpfcheninfektion, auch Schmierinfektion
IZ: Ⓦ	2–3 Wo
Nachweis:	Err. in Blut/Bläscheninhalt

Prodromi:	selten, grippeähnlich
Fieber:	ev. 38–39°C
Ma-Da:	–
ZNS:	–
LK:	lokale, ev. generalisierte LK↑
Haut:	stark juckendes Exanthem, „Sternenhimmel" (Roseolen-Papeln-Bläschen – Krusten) Kopfhaut → Mund

Kompl:	(selten) Meningitis, bakt. Schmierinfektionen nach Aufkratzen, Nephritis. Spätkomplikation: H. zoster
Therapie:	symptomatische Behandlung des Juckreizes
Immunität:	langanhaltend
Impfung:	aktiv, passiv

Exanthemstadium (1. Wo):

- Krankheitsgefühl, subfebrile Temp.
- Exanthem: stark juckende linsengroße rote Flecken, wandeln sich in Papeln und später in Bläschen und Pusteln, fallen dann unter Dellen- und Krustenbildung ab
- alle Stadien der Effloreszenzen finden sich gleichzeitig: Bild eines „Sternenhimmels" (DD Pocken)

Abheilungsphase (nach 2 Wo):

- Abfallen der Krusten
- Narben nur bei bakterieller Sekundärinfektion durch Kratzen

Lernhinweis: Das Exanthem kann auch an den Schleimhäuten auftreten. Bei Kindern meist harmloser Verlauf. Als Spätkomplikation kann sich nach Jahren und Jahrzehnten Herpes zoster entwickeln. / Infektiösität: 1 Tag vor Bläschen bis Schorfabfall

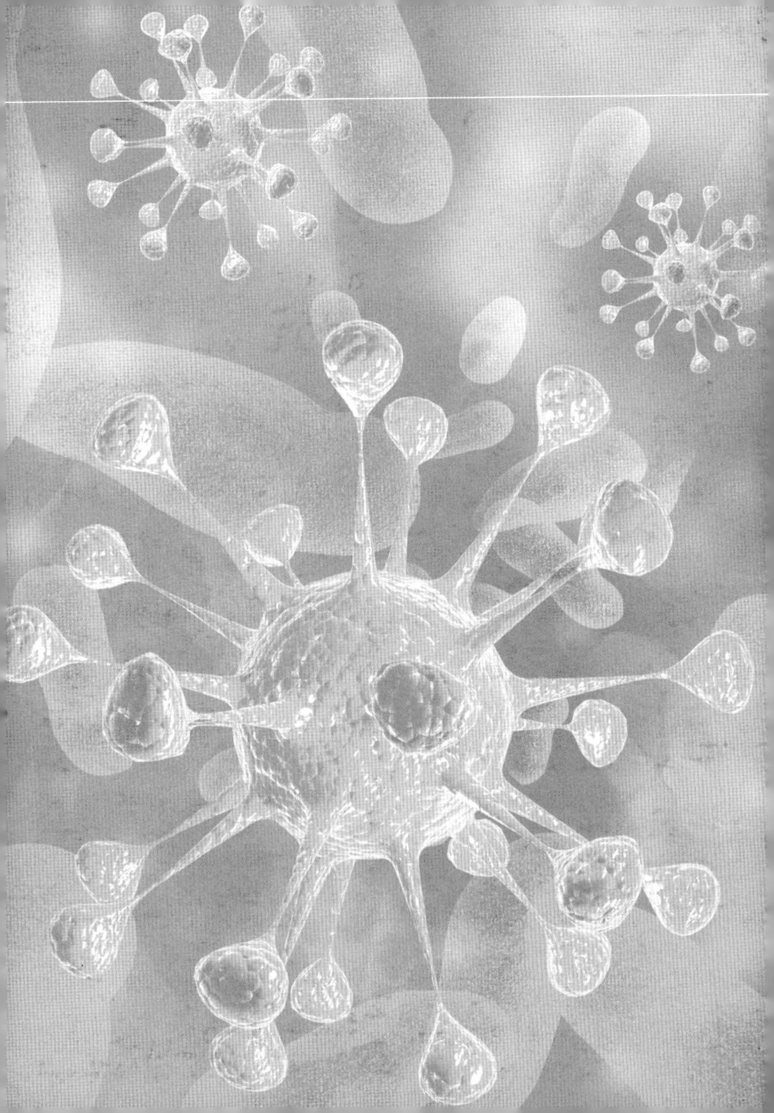

Röteln

(Rubeola) (Rubella)

Oft relativ harmlos verlaufende Erkrankung mit LK-Schwellung und mittelgroßem Exanthem.

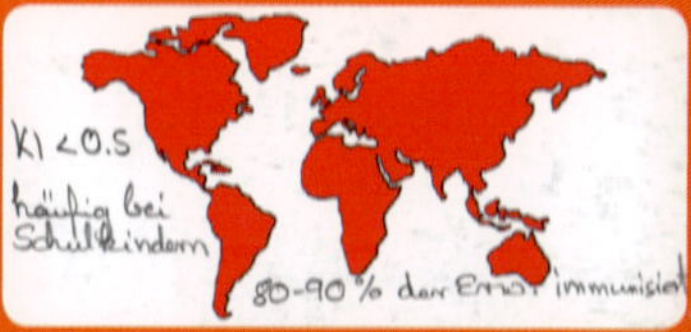
KI <0.5
häufig bei Schulkindern
80-90% der Erw. immunisiert

IfSG:	§ 7(3 konnatale Infektion), 24
Erreger:	Röteln-/Rubellavirus
Err.-typ:	Togaviren
Err.-res:	Mensch

ÜW:	Tröpfcheninfektion, Schmierinfektion
IZ:	Ⓦ 2–3 Wo
Nachweis:	AK im Blut

Prodromi:	ev. grippale Symptome
Fieber:	um 38 °C
Ma-Da:	–
ZNS:	– (Diagnose im Dunkeln)
LK:	druckschmerzhafte LK↑ nuchal!
Haut:	mittelfleckiges Exanthem, nicht konfluierend an Hals, Brust

Kompl:	Röteln-Enzephalitis Röteln-Arthritis Röteln-Embryopathie (Blindheit, Taubheit, Herzfehlbildung, zerebrale, geistige Retardierung + Wachstums↓) → sensible Phase im 1. Trimenon
Therapie:	symptomatisch
Infektiösität:	1 Wo < Exanthem < 1 Wo
Immunität:	langanhaltend
Impfung:	aktiv, passiv als Postexpositionsprophylaxe bis Exanthemausbruch

Oft asymptomatisch (50% d.F.) sonst:

ev. Prodromalstadium:

- Grippeähnliche Symptome

Erkrankungsstadium:

- Beginn mit LK↑, perlenschnurartig am Hals, später generalisiert
- ev. Exanthem für 2–3 Tage: Beginn am Kopf, dann Ausbreitung: kleine, kaum erhabene rosarote Flecken, nicht konfluierend
- ev. unspez. Krankheitsgefühl, relativ guter Allgemeinzustand

Rötelnembryopathie:

v.a. im ersten Trimenon für das ungeborene Kind gefährliche Infektion mit Fehlbildung des Embryos, Herzfehler, Schwerhörigkeit und Retinopathie

Lernhinweis:

Flecken sind größer als bei Scharlach und kleiner als bei Masern.

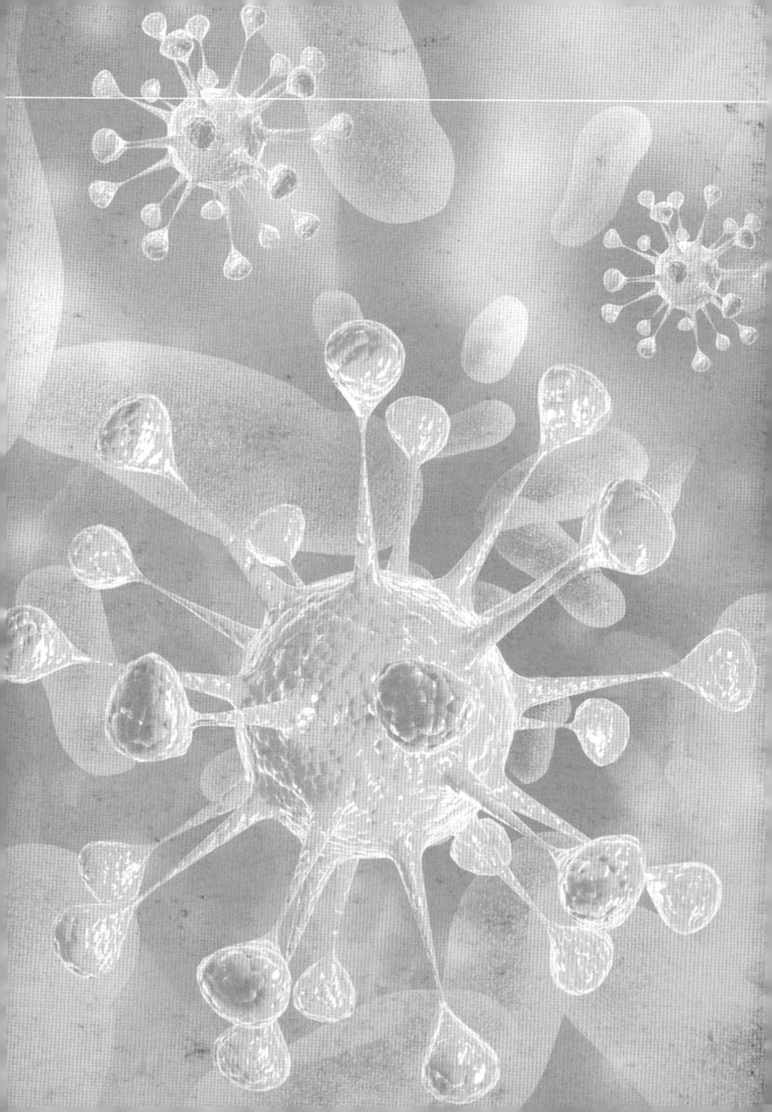

Mumps

Ziegenpeter, Parotitis epidemica

Kinderkrankheiten 1 **B4**

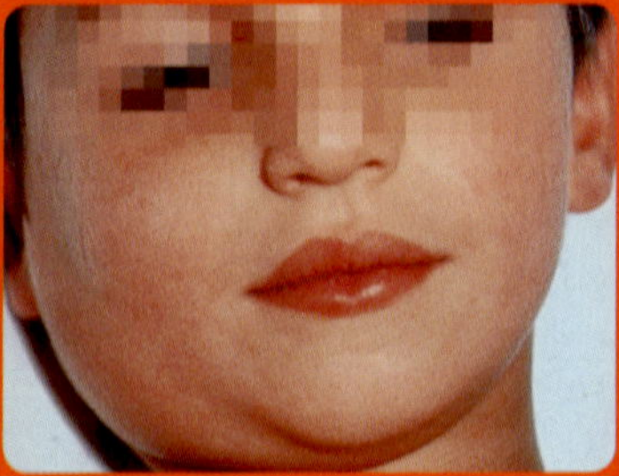

Meist beidseitige Entzündung der Parotis, die zu den typisch abstehenden Ohren führt.

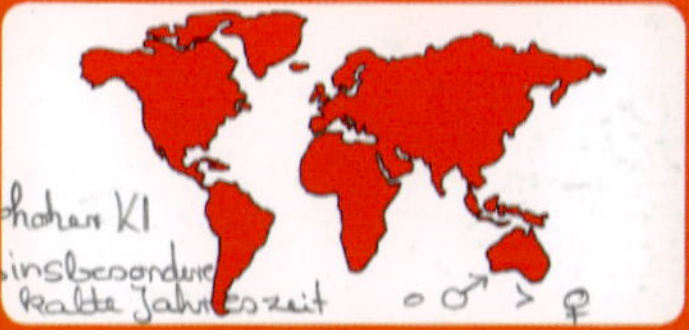

IfSG:	§ 24, 34(1)
Erreger:	Mumps-Virus (Paramyxovirus parotitidis)
Err.-typ:	Paramyxoviren
Err.-res:	Mensch

ÜW:	Tröpfcheninfektion, Schmierinfektion
IZ:	(W) 2–3 Wo
Nachweis:	Err. in Blut/Speichel

Prodromi:	grippale Symptome Kopf-, Hals-, Ohren ⚡
Fieber:	subfebril bis 39/40°C
Ma-Da:	–
ZNS:	–
LK:	regionale LK↑
Haut:	–

Kompl:	Orchitis, Pankreatitis, Thyreoditis, Sterilität beim Mann, Meningitis, Enzephalitis, Schwerhörigkeit des Innenohres;
Therapie:	symptomatisch warme Ölverbände auf Parotis, breiige Diät, Mundpflege, Hodenhochlagerung bei Orchitis
Immunität:	lebenslang
Impfung:	aktiv, passiv MMR ab 13. Lm.

ev. Prodromalstadium:

- unspez. Krankheitsgefühl, leichtes Fieber, Kopf-/Gliederschmerzen

Organstadium: 35%

- bis zu 50% asymptomatisch
- zunächst meist einseitige Parotitis mit Schwellung, später dann auch beidseitig, mit LK↑, F bis 40°C
- Schmerzen beim Kauen
- abstehende Ohrläppchen
- ggf. Mitbeteiligung der übrigen Speicheldrüsen;

Rekonvaleszenz:

- nach 1–2 Wo Fieberabfall und Rückbildung der Schwellung

Lernhinweis:

Doppelt so viele Jungen wie Mädchen sind betroffen. Es kann zu einer Mitentzündung der Bauchspeicheldrüse oder der Hoden kommen. In seltenen Fällen führt dies zu einer bleibenden Sterilität.

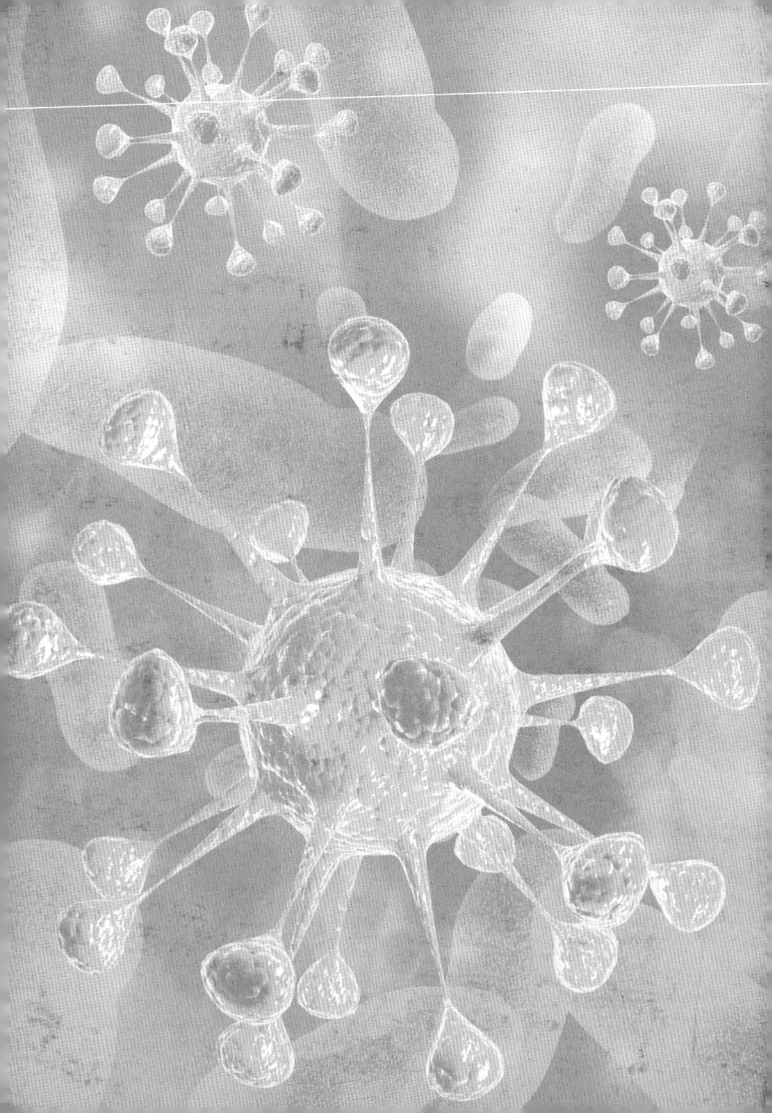

Ringelröteln = ERYTHEMA INFECTIOSUM

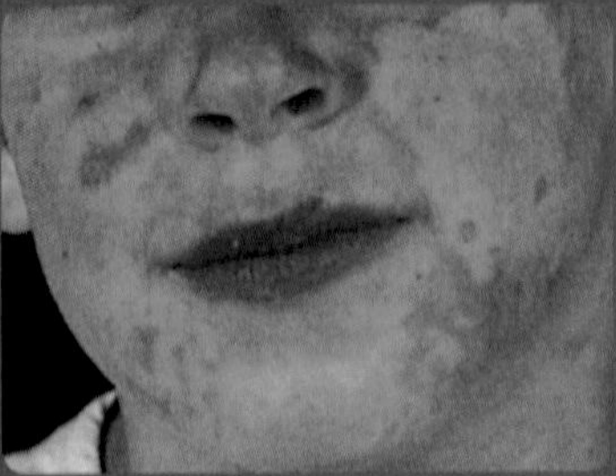

Bei Kindern meist harmlos verlaufende Erkrankung mit girlandenartigem Exanthem.

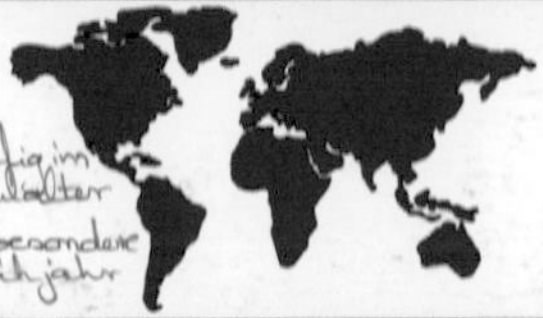

häufig im Schulalter insbesondere Frühjahr

IfSG:	–
Erreger:	Parvovirus B19
Err.-typ:	Viren
Err.-res:	Mensch

ÜW:	Tröpfcheninfektion
KI:	~ 0.5
IZ:	Ⓦ 1–2 Wo
Nachweis:	AK im Blut

Prodromi:	Grippale Symptome
Fieber:	selten
Ma-Da:	–
ZNS:	–
LK:	–
Haut:	bläulich-rotes Exanthem (ring- bis girlandenförmig, makulo-papulös)

Pg: Zerstörung erythropoietischer Zellen im KM → passagere Anämie

Kompl:	selten • Schwangere ♀ im 1.+2. Trimenon → Abortrisiko ↑ • bei Immunsuppression, • bei chron. hämolyt. Anämie
Verlauf:	Exanthem verblasst ⇆ entsteht neu
Therapie:	• symptomatisch (postnatal) • pränatal: intrauterine Austauschtransfusion
Immunität:	langanhaltend
Impfung:	– / Labor: Ery ↓, Retikulos ↓, Hb ↓ = Anämie

Symptome:

- Beginn mit Exanthem, erst im Gesicht (schmetterlingsförmig, sog. Ohrfeigengesicht) und an den Streckseiten der Extremitäten (girlanden-/ringelartig), selten am Rumpf
- leicht erhabene rote bis blaurote Flecken, später konfluierend
- ev. Gelenkbeschwerden
- relativ guter Allgemeinzustand
- Abklingen des Exanthems meist innerhalb einer Wo
- bei Erwachsenen sind schwere Verläufe möglich
- keine Schleimhaut- und Lymphknotenbeteiligung

Lernhinweis:

Wie bei Scharlach ist die Mundpartie exanthemfrei.

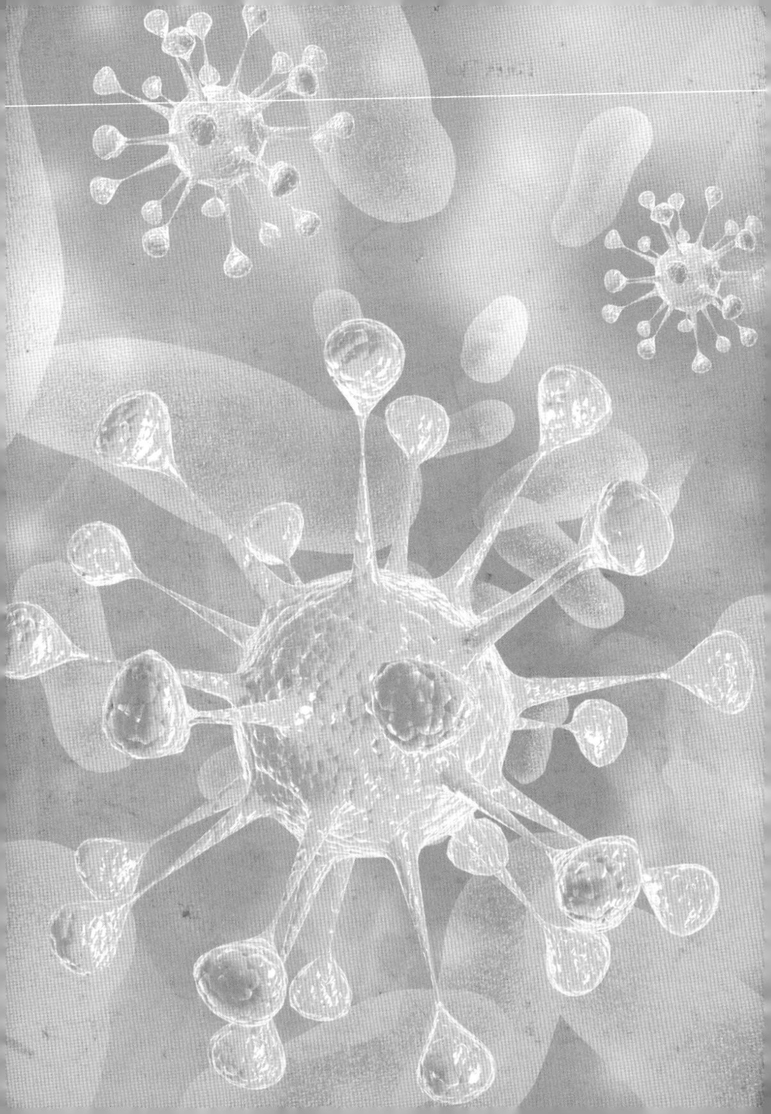

Scharlach

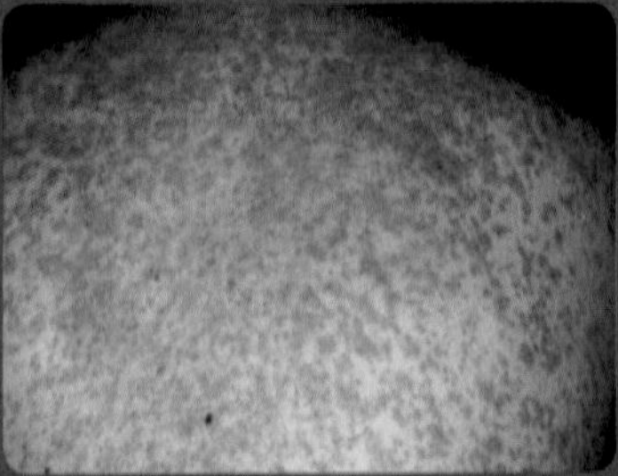

Hochakute Erkr. mit Angina und blaßrosa Exanthem. Auch Auslöser für rheumatisches Fieber.

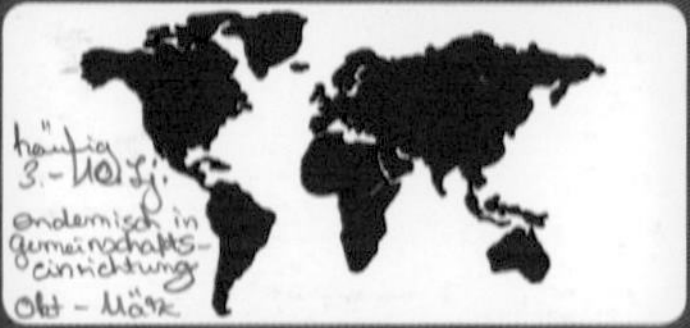

IfSG:	§ 24, 34(1) Streptococcus pyogenes
Erreger:	β-hämolys. Streptok. Typ A
Err.-typ:	grampositive Bakterien
Err.-res:	Mensch

ÜW:	Tröpfcheninfektion, Schmierinfektion
IZ: Ⓣ	2–4 Tage
Nachweis:	Err. in Blut/Rachenabstrich

Prodromi:	–
Fieber:	39/40°C
Ma-Da:	Ü/EB
ZNS:	–
LK:	LK↑ im Kieferwinkel
Haut: feinfleckig	Blassrosa Exanthem, Abschuppung an Händen/Füßen, aufsteigend von Leisten → Hals

Kompl: Sepsis, SVT, Meningitis,	Otitis media, Pneumonie, Sinusitis, Myokarditis, rheumatisches Fieber, Glomerulonephritis, Chorea minor
Therapie:	Antibiotika (Infektiosität ↓ nach 24 h) Poststreptokokken-GN meist ø verhinderbar
Immunität:	nur serotypisch
Impfung:	–

Symptome:

- plötzlicher Beginn, Fieber bis 40°C
- Kopf-, Gliederschmerzen, Husten
- Angina (tonsillaris) mit hochrotem Rachen, Hals ↯
- Zunge ist erst weiß, dann rot glänzend (Himbeerzunge) ab 4. Tag
- Exanthem nach 24h, erst am Hals, dann am ganzen Körper: fein, wenig erhaben, blassrosa, nach ca. 2–4 Wo Abheilung durch Abschuppung kleieartig
- Wangenröte mit perioraler Blässe
- Labor: ASL-Titer erhöht

Lernhinweis:

Für alle Erkrankungen durch eitrige Streptokokken besteht nach § 34 ein Behandlungsverbot für Heilpraktiker. Gefürchtete Komplikationen sind das rheumatische Fieber und die Glomerulonephritis, welche 2–4 Wo nach der Infektion auftreten können: Urin auf Hämaturie prüfen!

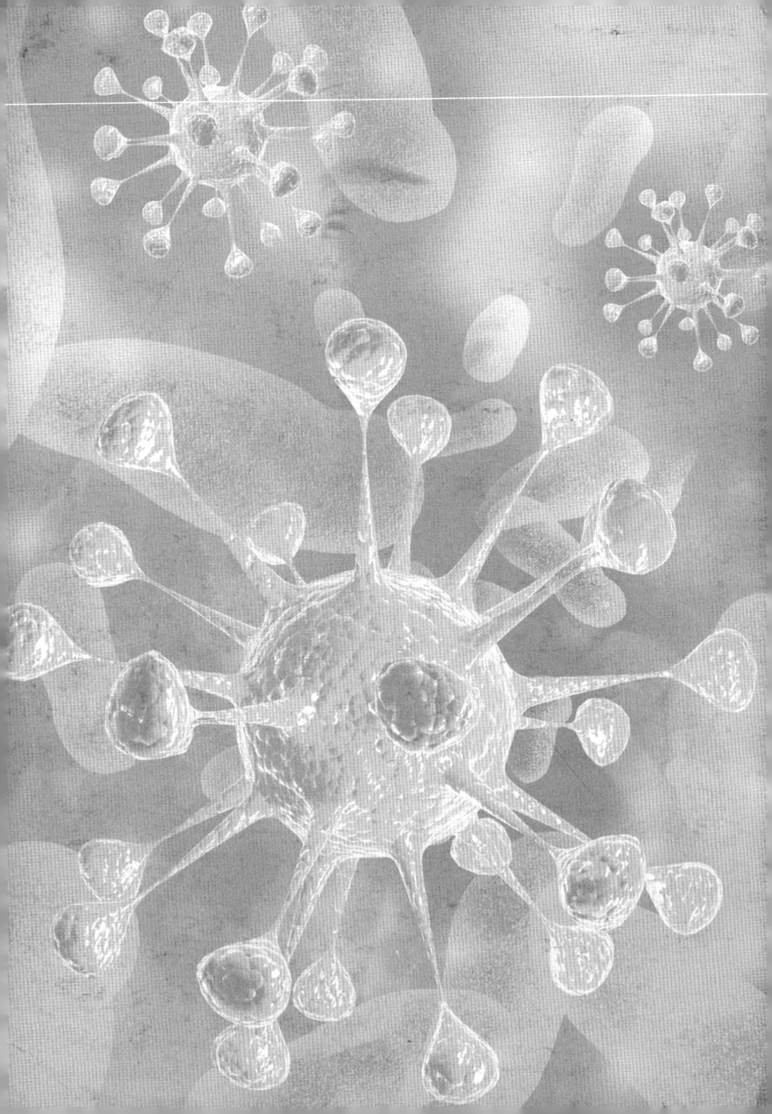

HIB-Erkrankungen

Haemophilus influenzae B

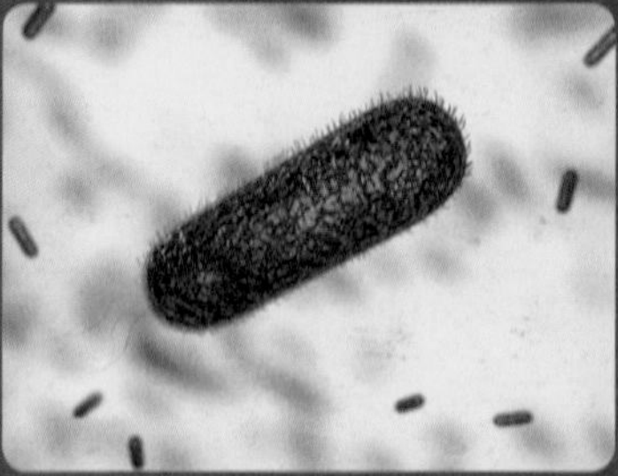

Für Säuglinge als Epiglottitis und Meningitis eine komplikationsreiche und z.T. letale Erkrankung.

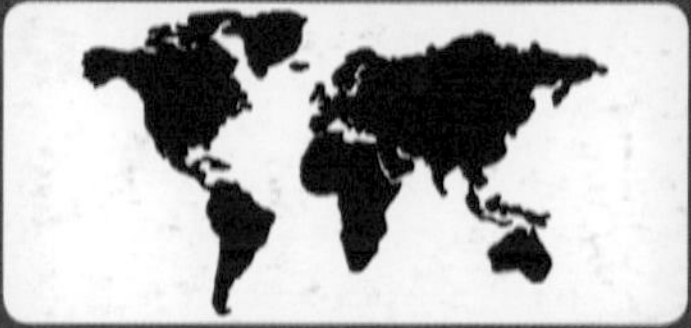

IfSG:	§7, 24, 34(1 bei Meningitis)
Erreger:	Haemophilus influenzae B
Err.-typ:	gramnegative Bakterien
Err.-res:	Mensch

ÜW:	Tröpfchen-/ Kontaktinfektion
IZ: Ⓣ	2–5 Tage
Nachweis:	Err. in Blut, Sputum, Liquor

Prodromi:	–
Fieber:	39–40°C
Ma-Da:	–
ZNS:	Meningismuszeichen (→ Kopfschmerzen, → Nackensteifigkeit bis Opisthotonus, → Lichtscheu, → (+) Lasegue, Brudzinski, Kernig)
LK:	ev. LK↑
Haut:	–

Epiglottitis: inspirat. Stridor, Apathie, kloßige Stimme, Atemnot

Kompl:	Epiglottitis mit Erstickungsgefahr, eitrige Meningitis, Pneumonie, ZNS-Schädigungen
Therapie:	Antibiotika
Immunität:	unklar
Impfung:	aktiv (ab 3. Lm)

Verlaufsformen:

- für Kinder unter 5 Jahren eine der schwersten bakteriellen Erkrankungen
- betrifft v.a. die Schleimhäute der oberen Atemwege als Sinusitis, Tonsillitis, Bronchitis, Otitis media und Pneumonie
- gefährlich sind Epiglotittis und Bronchiolitis mit Erstickungsgefahr

Lernhinweise:

- gefürchtet ist die HIB-Meningitis mit bleibenden Schäden: etwa 5% der Kinder sind nach einer HIB-Meningitis körperlich und geistig schwerstbehindert
- Letalität unbehandelt 60–90%, mit Antibiotika bei 5%
- Schulverbot n. § 34 bei Meningitis
- In D 120 gemeldete Fälle (2006)

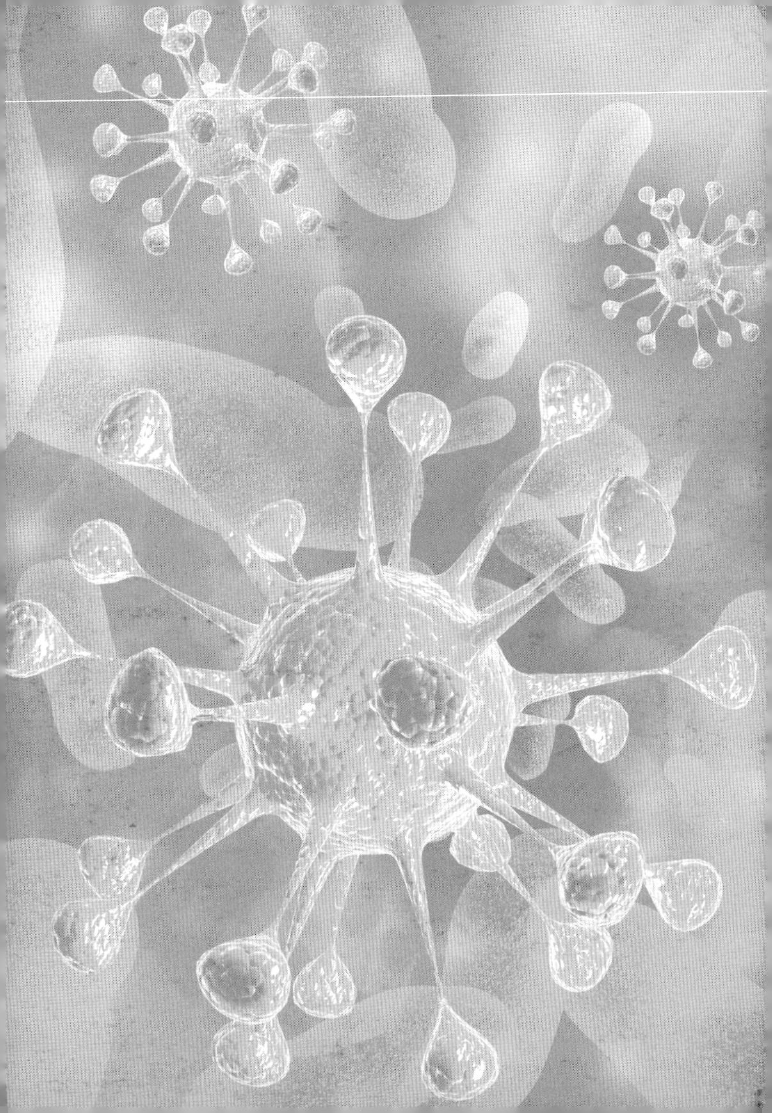

Keuchhusten

Pertussis

Kinderkrankheiten 2 **C4**

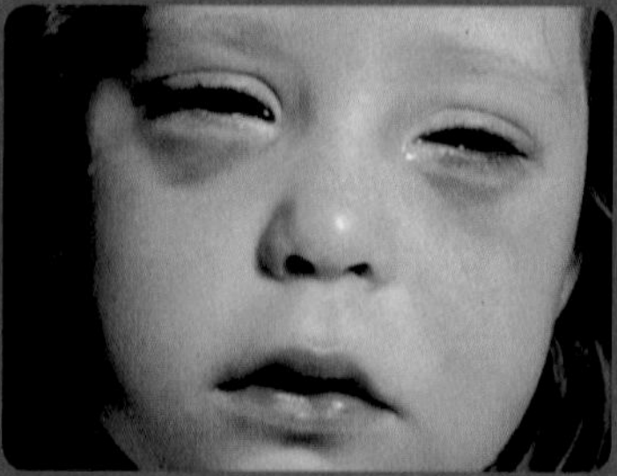

Erkrankung mit charakteristischen Hustenanfällen sowie mit zähem, glasigem Schleim.

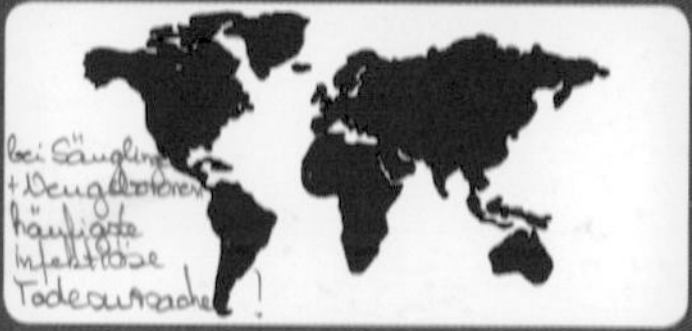

IfSG:	§ 24, 34(1)
Erreger:	Bordetella pertussis
Err.-typ:	gramnegative Bakterien
Err.-res:	Mensch

ÜW:	Tröpfcheninfektion
IZ:	Ⓦ 1–2 Wo → erstab- Stadium II.
Nachweis:	AK im Blut, Abstrich/Sekrete des Nasen/Rachenraumes

Prodromi:	–
Fieber:	subfebril
Ma-Da:	Ü/EB nach Hustenanfällen
ZNS:	–
LK:	–
Haut:	–

Kompl:	Pneumonie, Bronchiektasen, Emphysem, Enzephalitis, Pneumonie, Otitis media, bei Erw.: Rippenbrüche
Therapie:	Antibiotika, symptomatisch
	bei Erw. mit hartnäckigem Reizhusten → Pertussis DD!
Immunität:	lang, Reinfektion möglich
Impfung:	aktiv

Stadium catarrhale (1–2 Wo):

- Erkältungssymptome
- Husten, v.a. nachts, der auf übliche Mittel schlecht anspricht

Stadium convulsivum (3–6 Wo):

- heftiger, krampfartiger Husten, stakkatoartig, v.a. nachts
- 20–30 Anfälle/24h
- glasiger, zäher Schleim
- inspiratorischer Stridor, Zyanose
- Synkopen
- Einblutungen in die Bindehaut (Subkonjunktival)
- bei Säuglingen Niesanfälle mit Atemstillstand möglich selten

Stadium decrementi (4–10 Wo):

- langsame Rekonvaleszenz, z.T. über Monate

Lernhinweis:

Als Spätfolgen können Bronchiektasen, Leistenhernien oder Rektalprolaps vorkommen.

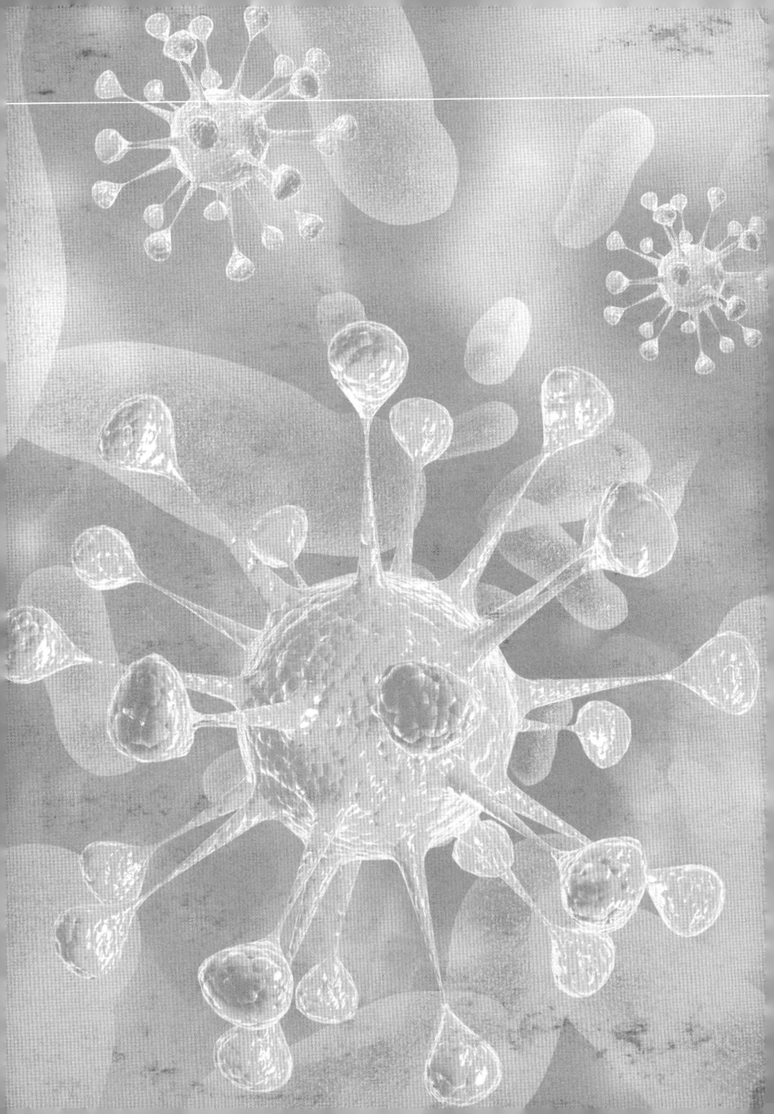

Ornithose

Papageienkrankheit, Psittakose

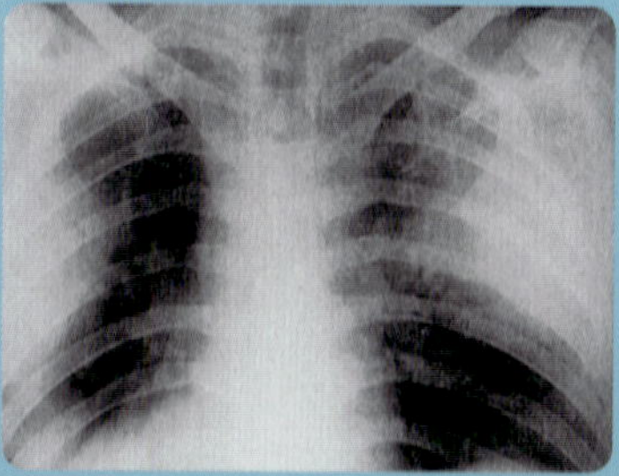

Atypische Pneumonie, die v.a. bei Vogelzüchtern bzw. bei häufigem Tierkontakt auftritt.

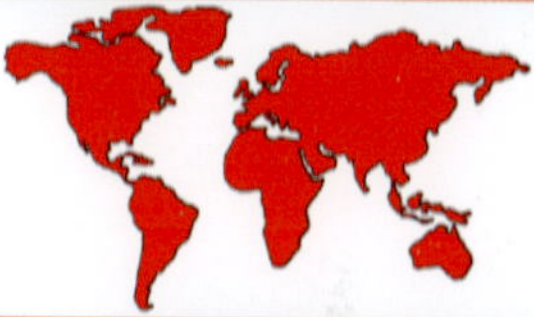

IfSG:	§ 7(1), 24
Erreger:	Clamydia psittaci
Err.-typ:	gramnegative Bakterien
Err.-res:	Vögel, z.T. Hunde, Katzen

ÜW:	Tröpfcheninfektion, Staubinhalation (Vogelkot, Federstaub)
IZ: Ⓦ	1–2 Wo – 4 Wo
Nachweis:	Err. in Blut, Sputum AK

Prodromi:	Kopf-, Gliederschmerzen
Fieber:	bis 40°C möglich
Ma-Da:	bei Darmbeteiligung Ü/EB
ZNS:	–
LK:	–
Haut:	Roseolen bei typhöser Ornithose

Kompl:	Myokarditis, Herzinsuffizienz, Enzephalitis, Thrombenbildung, Letalität unbehandelt bis 30%
Therapie:	Antibiotika
Immunität:	teilweise
Impfung:	–

Verlauf je nach Abwehrlage:

Grippale Ornithose:

- Kopf, -Gliederschmerzen
- ev. Fieber, Erkältungssymptome

Pulmonale Ornithose:

- Pneumonie mit hohem Fieber bis 40°C (Kontinua-F. über 2 Wo)
- unproduktiver trockener Husten
- Verschattungen im Röntgenbild
- relative Bradykardie

Seltener treten auf:

Typhöse Ornithose:

- Magen-Darm-Symptome, Ü/EB
- relative Bradykardie, Roseolen

Meningitische Ornithose:

- Kopfschmerzen, Nackensteifigkeit und andere Meningismuszeichen

Lernhinweis:

In D wurden 2006 25 Fälle gemeldet.

BERUFSANAMNESE → BK !

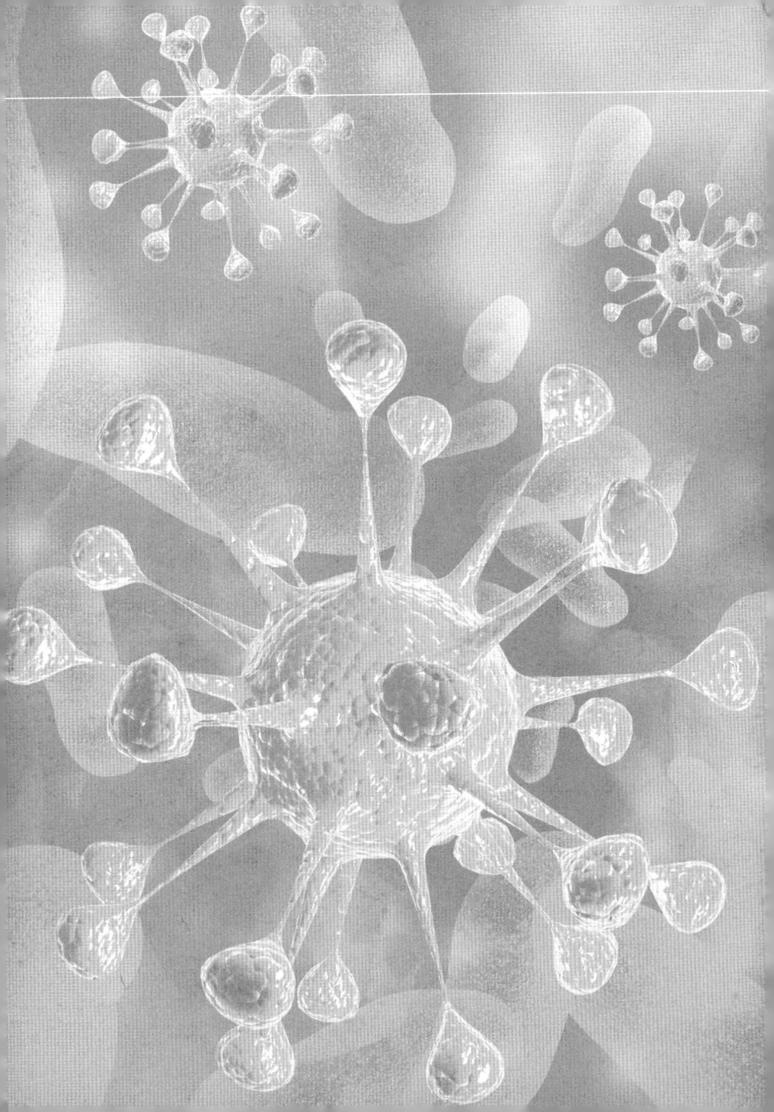

Q-Fieber

Balkangrippe, Siebentagefieber

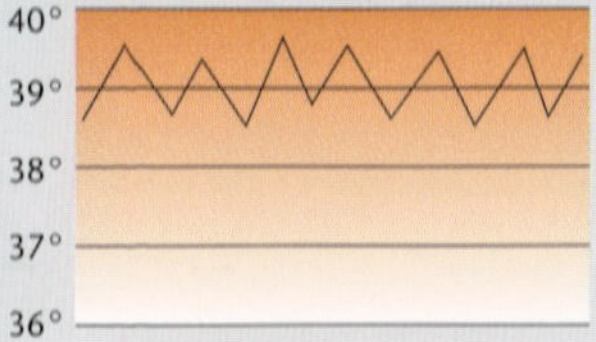

Fieber continua
Temp. gleichbleibend hoch, max. Schwankung 1 °C.

Zoonose, die besonders als Berufskrankheit mit Lungenbefall auftritt (atypische Pneumonie).

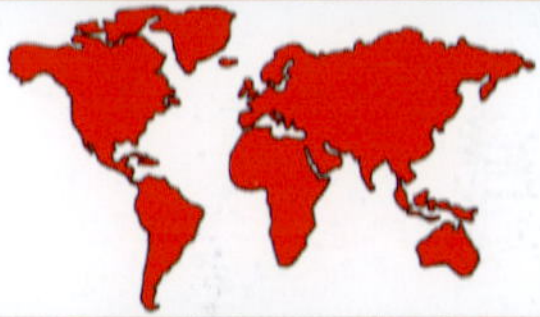

IfSG:	§ 7(1), 24
Erreger:	Coxiella burnetii
Err.-typ:	gramneg. Bakterium
Err.-res:	Rinder/Pferde/Schafe etc.

ÜW:	kontaminierte Stäube, Rohmilch
IZ: Ⓦ	1–4 Wo
Nachweis:	Err. im Blut

Prodromi:	–
Fieber:	38–40°C, ev. SchüttelFr
Ma-Da:	–
ZNS:	ev. Verwirrtheit
LK:	–
Haut:	–

Kompl:	Endokarditis, Meningitis, Enzephalitis
Therapie:	Antibiotika
Immunität:	langanhaltend
Impfung:	aktiv

Grippeähnlicher Verlauf:
- Krankheitsgefühl
- Kopf- und Gliederschmerzen

Klassischer Verlauf mit atypischer Pneumonie:
- hohes Fieber continua über 7 Tage bis 39°C ev. mit SchüttelFr
- trockener Husten mit wenig Auswurf, evtl. blutig-schleimig
- starkes Krankheitsgefühl
- meist lange Rekonvaleszenz
- gefürchtete Komplikationen sind v.a. Endokarditis und Aborte bei Schwangeren im 1. Trimenon

Lernhinweis:
Als die Erkrankung zu Beginn des 20. Jh. erstmals beschrieben wurde, war die Ursache unbekannt. Das „Q" im Namen stammt vom englischen „query" = fraglich.

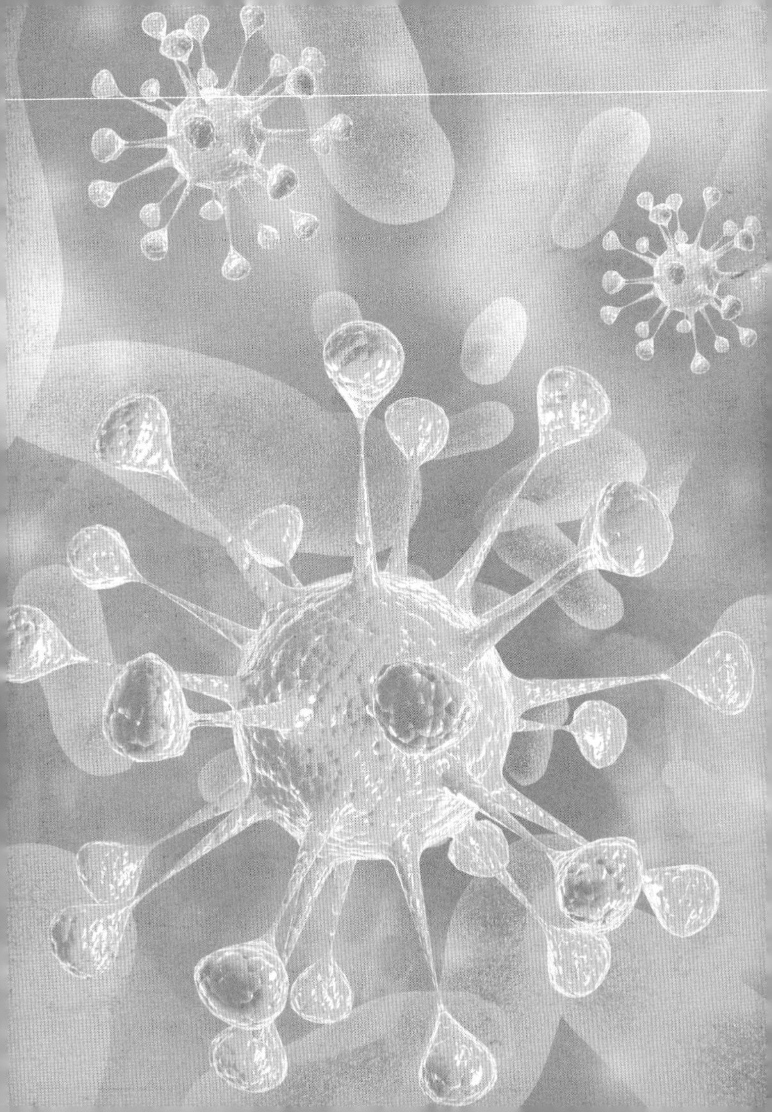

Legionärskrankheit

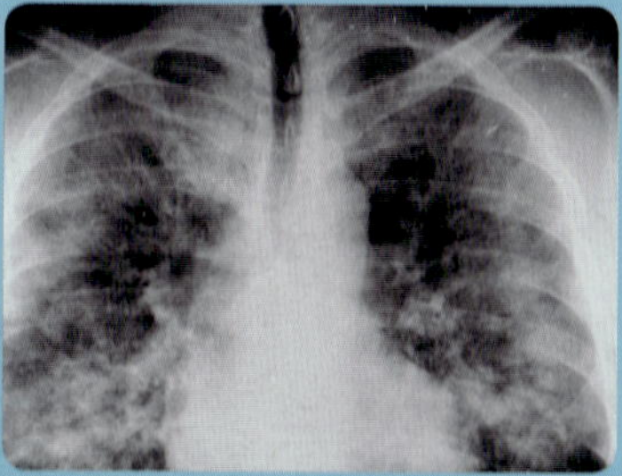

Atypische Pneumonie mit hohem Fieber und trockenem Husten, die in kleinen Epidemien auftritt.

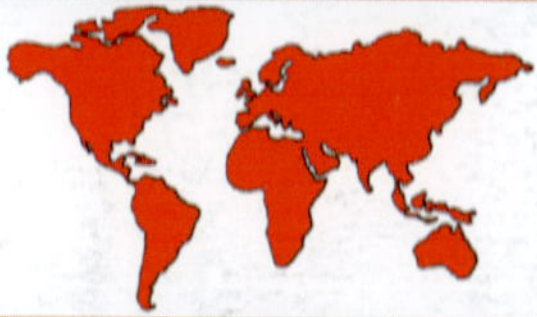

IfSG:	§ 7(1), 24
Erreger:	Legionella pneumophilia
Err.-typ:	gramnegative Bakterien
Err.-res:	Wasser, Erdboden

ÜW:	Aerosole z.B. aus Klimaanlagen, Duschwasser
IZ:	Ⓣ 2–10 Tage
Nachweis:	Err./AK im Blut, ELISA-Test

Prodromi:	unsp. Allgemeinsymptome
Fieber:	38–40°C
Ma-Da:	bei Darmbeteiligung Ü/EB
ZNS:	–
LK:	–
Haut:	–

Kompl:	respiratorische Insuffizienz, bei Legionellen-Pneumonie Letalität bis 20%
Therapie:	Antibiotika
Immunität:	einige Jahre
Impfung:	–

Verlauf je nach Abwehrlage als **Pontiac-Fieber** (> 90% d.F., leichter Verlauf, keine oder nur grippale Symptome) oder als **Legionellen-Pneumonie** (< 10% d.F.) mit folgenden Stadien:

Prodromalstadium (ca. 1 Wo):

- unspezifisches Krankheitsgefühl, Erkältungssymptome, Fieber

Krankheitsstadium:

- Krankheitsgefühl, Fieber bis 40°
- trockener Husten, wenig Auswurf
- Kopfschmerzen
- ev. Magen-, Darmsymptome

Lernhinweise:

- 1976 in Philadelphia nach einem Legionärstreffen aufgetreten.
- Der Erreger lebt z.B. in Warmwasserboilern, Schwimmbädern.
- Betroffen sind besonders abwehrgeschwächte Personen.

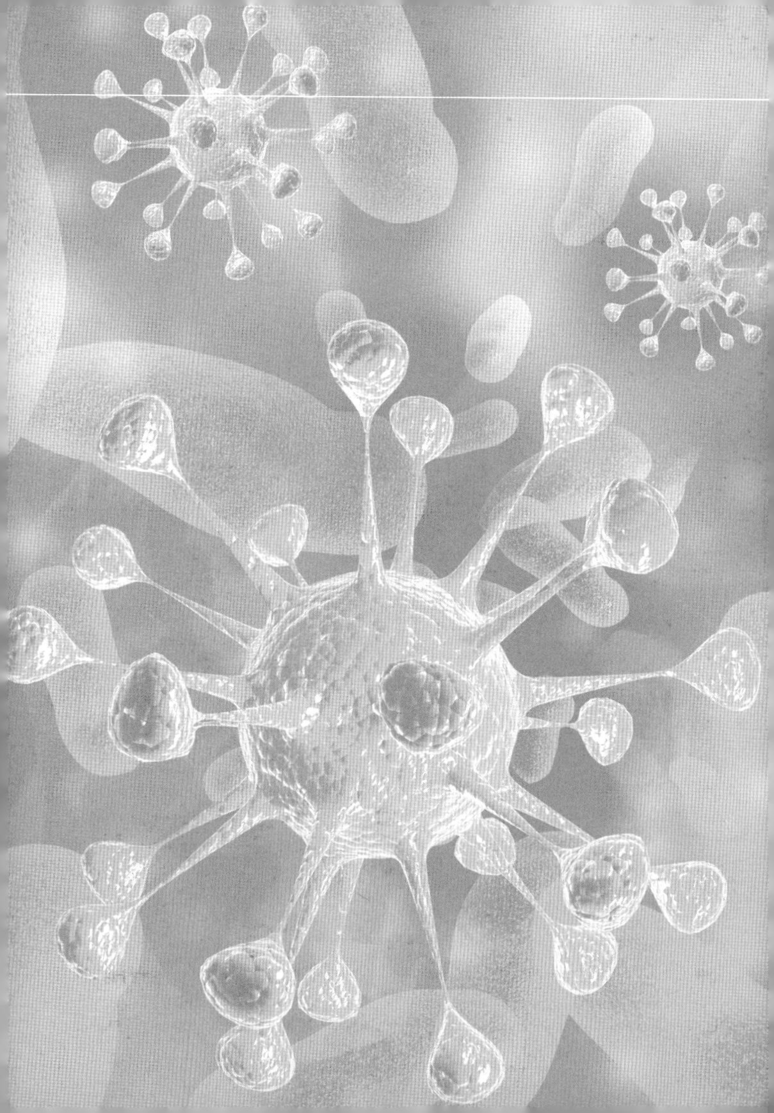

Diphtherie

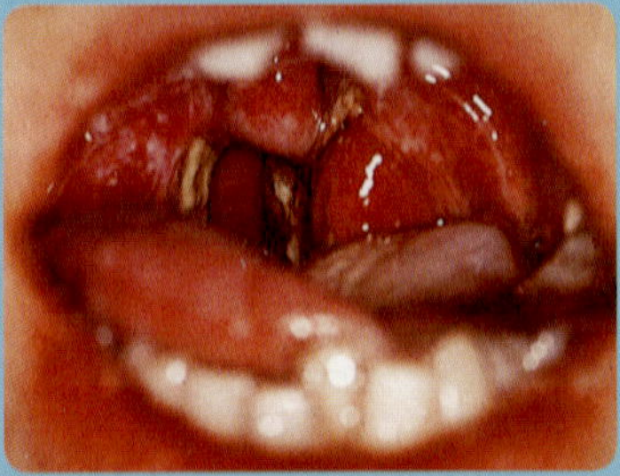

Akute Erkrankung der Atemwege, bei Kehlkopfbefall kommt es zum „Echten Krupp".

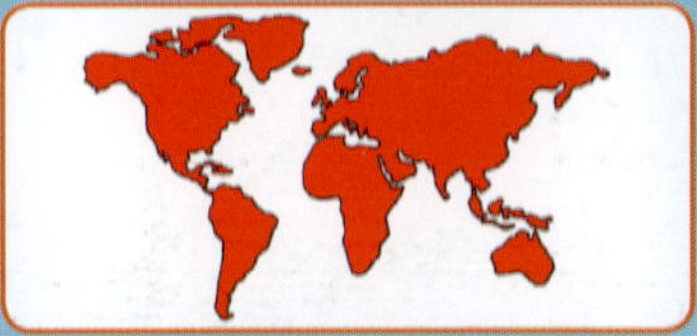

IfSG:	§ 6, 7(1), 8, 24, 34(1)
Erreger:	Corynebact. diphtheriae
Err.-typ:	grampositive Bakterien
Err.-res:	Mensch

ÜW:	Tröpfcheninfektion, Schmierinfektion
IZ:	Ⓣ 2–7 Tage
Nachweis:	Toxin u. Err. aus Abstrich

Prodromi:	Kopfschmerzen, Fieber Schluckbeschwerden
Fieber:	38–39°C
Ma-Da:	–
ZNS:	–
LK:	Hals-, Rachen-LK↑
Haut:	–

Kompl:	toxische Myokarditis, Pneumonie, Nephropathie, Enzephalitis, Lähmungen, Ersticken
Therapie:	Diphtherieantitoxin, ev. Antibiotika
Immunität:	langsam abnehmend
Impfung:	aktiv, passiv

Rachendiphtherie (Dauer ca. 10 Tage):
- Abgeschlagenheit, Fieber, Übelkeit, Schluckbeschwerden
- Pseudomembranen bedecken den Rachen grauweiß (blutig beim Abkratzen)
- süßlicher Mundgeruch
- regional LK↑

Nasendiphtherie (bei Säuglingen):
- mit blutig serösem Sekret

Kehlkopfdiphtherie (bes. 2–5-Jährige):
- bellender (Krupp) Husten, Stimmlosigkeit, Heiserkeit, inspiratorischer Stridor
- Erstickungsgefahr: Notfall

Toxische Diphtherie:
- ödematös geschwollene Hals-LK (Cäsarenhals), Lähmungen
- Myokarditis, Polyneuritis, Pneumonie, seltener Nierenversagen

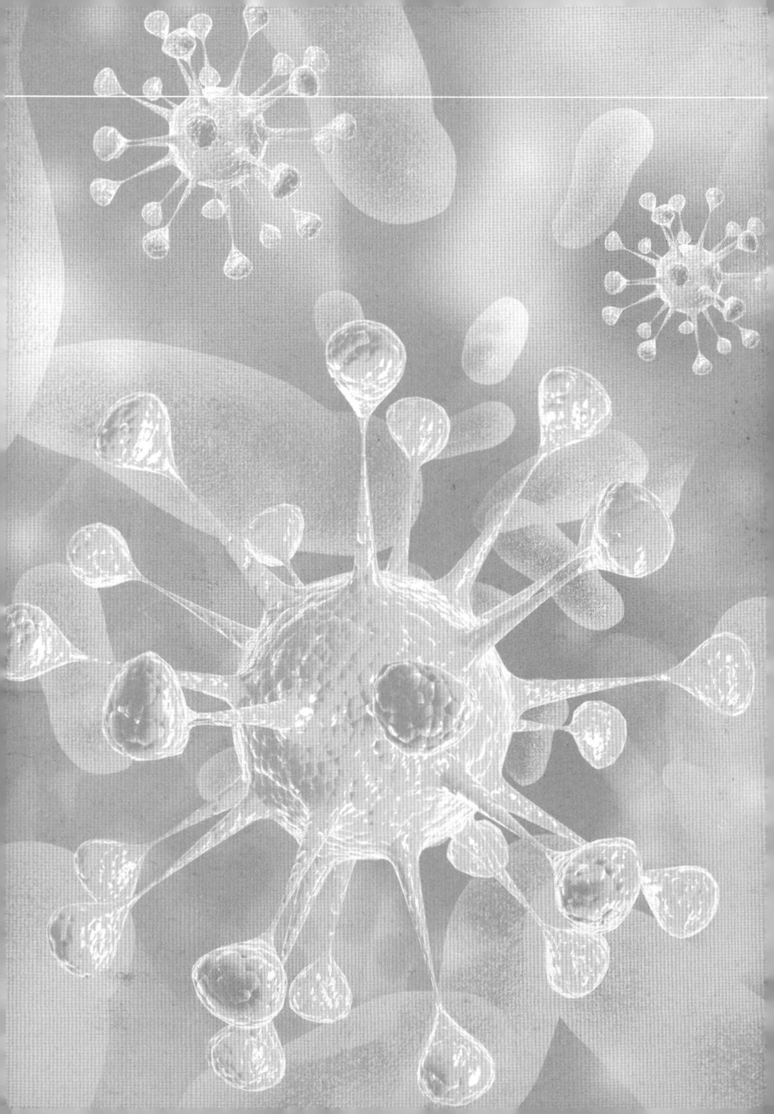

Tuberkulose

Tbc, Morbus Koch, Schwindsucht

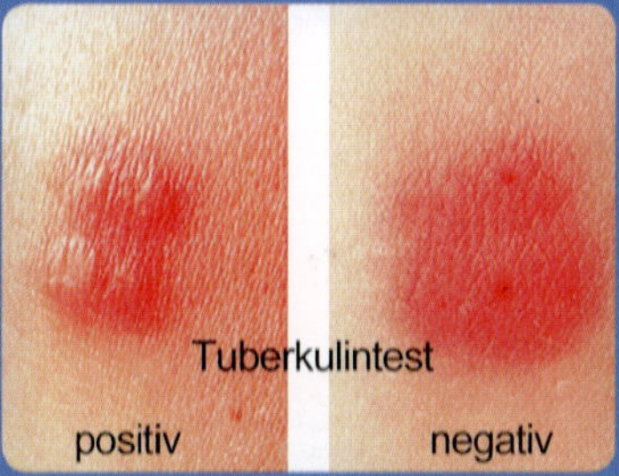

Dritthäufigste meldepflichtige Infektionskrankheit in Deutschland mit typischem Lungenbefall.

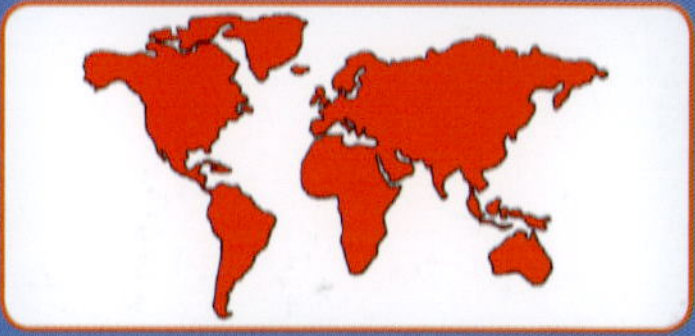

IfSG:	§ 6, 8 (bei E/T), 24, 34(1)
Erreger:	Mycobact. tuberculosis
Err.-typ:	grampositive Bakterien
Err.-res:	Mensch, Rinder

ÜW:	Tröpfcheninfektion, Hautverletzungen
IZ:	Ⓦ 4–6 Wo
Nachweis:	Röntgen, Err. im Speichel

Prodromi:	Primärkomplex mit unspez. Krankheitssymptomen
Fieber:	subfebril
Ma-Da:	bei Darmtuberkulose
ZNS:	bei Organtuberkulose
LK:	regionale LK↑
Haut:	bei Hauttuberkulose

Kompl:	Miliar-Tbc, käsige Pneumonie, Befall und Zerstörung aller Organe
Therapie:	Antituberkulostatika über 6–9 Monate, ev. Isolation
Immunität:	teilweise
Impfung:	aktiv (nicht empfohlen)

Primäre Tbc (Lungenbefall):

- Ausbildung eines Primärkomplexes aus abgekapselten Erregern (Tuberkel/ Primäraffekt) und Hilus-LK↑
- ev. unspez. Krankheitssymptome mit subfebrilen Temperaturen, Appetitlosigkeit, Nachtschweiß, leichter Husten, kaum Auswurf
- bei guter Abwehr Abkapselung (geschlossene Tbc)

Postprimäre Tbc – bei Immunschwäche kommt es zur Ausbreitung (offene Tbc):

- käsige Pneumonie mit parmesanartigem, blutigen Sputum (bei raschem Verlauf auch „galoppierende Schwindsucht" genannt)
- Miliar-Tbc: hirsekornartige Herde
- lymphogene Streuung mit LK-Tbc
- Befall aller Organe möglich: Darm-, Nieren-, Knochen-Tbc

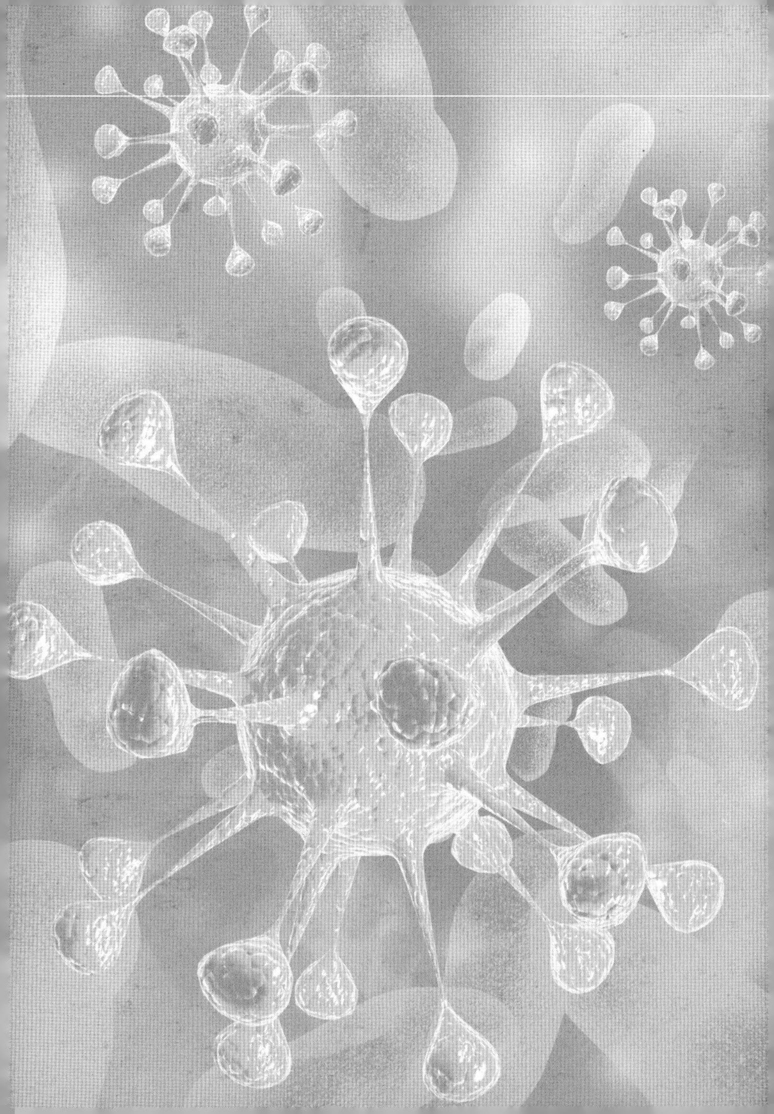

Tularämie

Hasen- /Nagerpest

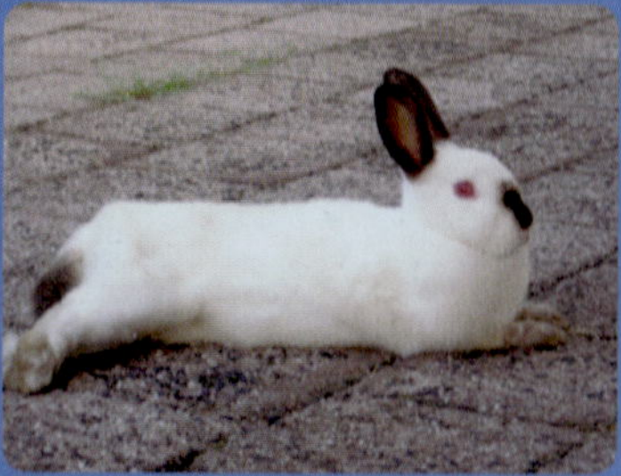

In D sehr seltene Zoonose. Insbesondere Befall der Haut mit kleinen Geschwüren.

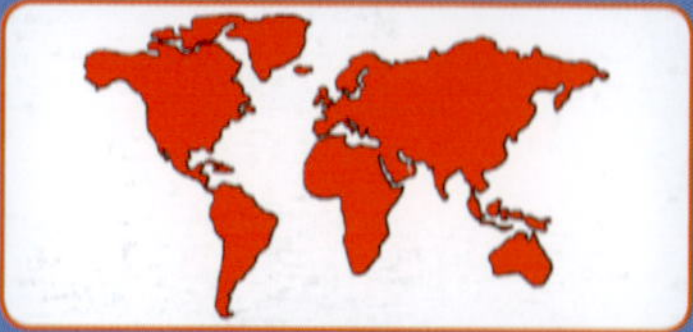

IfSG:	§ 7(1), 24
Erreger:	Francisella tularensis
Err.-typ:	gramnegative Bakterien
Err.-res:	Nage-/Nutztiere, Insekten

ÜW:	Schmierinfektion, Staubinhalation, Hautverletzung
IZ: (T)	3–5 Tage
Nachweis:	Err./AK im Blut

Prodromi:	–
Fieber:	hoch
Ma-Da:	ev. Diarrhoe/Obstipation
ZNS:	–
LK:	LK↑
Haut:	Papeln, Pusteln, Geschwüre

Kompl:	chronischer Verlauf, Gefahr der Sepsis (generalisierte Tularämie), Letalität unbehandelt bis 30%
Therapie:	Antibiotika
Immunität:	langanhaltend
Impfung:	aktiv

Akuter Beginn mit hohem Fieber und Krankheitsgefühl, je nach Eintrittspforte differenziert man:

Äußere (lokalisierte) Formen:

- Bildung von Geschwüren an der Eintrittspforte mit eitrigen LK↑
- selten Befall von Mundhöhle, Rachen, Augen, Ohren
- teilweise alleinige LK↑ ohne sonstige Symptome

Innere (invasive) Formen:

- intestinale Form mit Übelkeit, Erbrechen, Durchfällen
- pulmonale Form mit Pneumonie, Husten, Auswurf, Schmerzen des Brustkorbs, Atemnot

Lernhinweise:

- Eine Übertragung von Mensch zu Mensch ist nicht möglich.
- Der Erreger ist hochinfektiös.

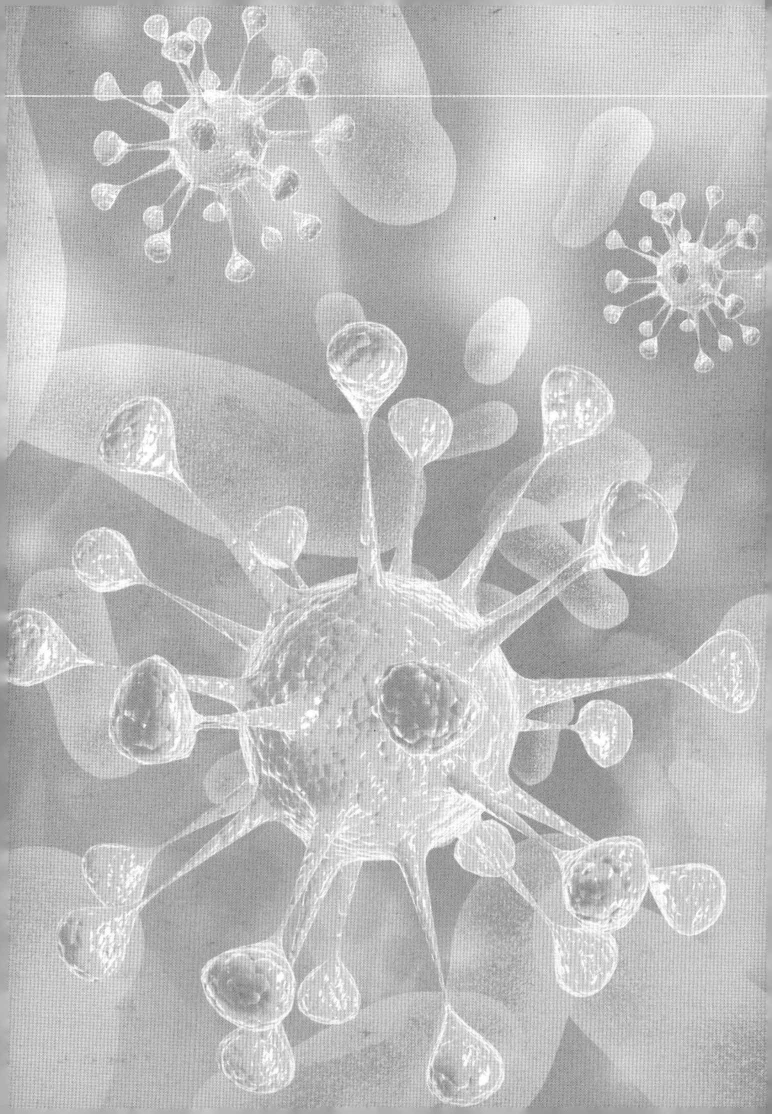

Pest

Schwarzer Tod

Systemische bakterielle Erkrankungen 2 **M1**

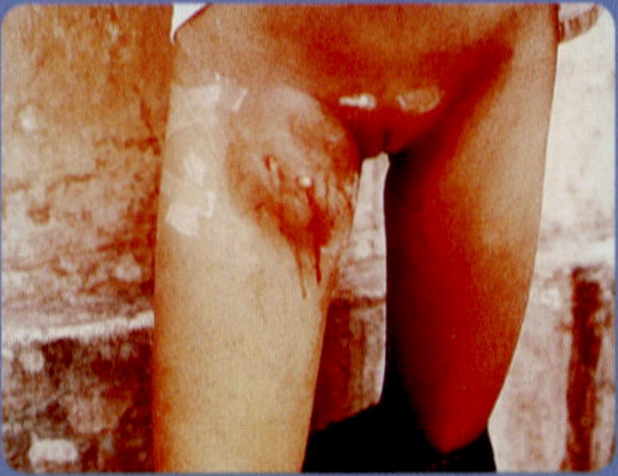

In D sehr seltene v. Flöhen übertragene Erkrankung mit Befall v. Lymphknoten, Haut und Lunge.

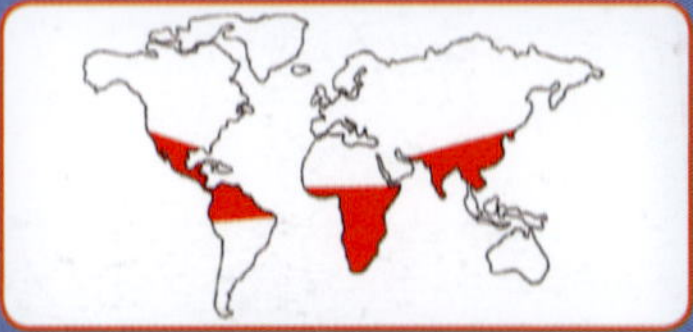

IfSG:	§ 6, 7(1), 8, 24, 30, 34(1)
Erreger:	Yersinia pestis
Err.-typ:	gramnegative Bakterien
Err.-res:	Nagetiere, Mensch

ÜW:	Ratten-/Menschenflöhe Tröpfcheninfektion
IZ: (S) (T)	wenige Stunden bis Tage
Nachweis:	Err. in Blut, Lymphe

Prodromi:	–
Fieber:	bis 40°C, SchüttelFr
Ma-Da:	Ü/EB, Diarrhoe
ZNS:	–
LK:	schmerzhafte LK↑
Haut:	Papeln, Bläschen, Karbunkel

Kompl:	Pestsepsis mit multiplem Organbefall, unbehandelt hohe Letalität
Therapie:	Antibiotika, Quarantäne bei Lungenpest (§ 30)
Immunität:	langdauernd
Impfung:	aktiv

Je nach Manifestation entwickeln sich verschiedene Formen.

Beulenpest (Bubonenpest):

- plötzlich hohes Fieber, Kopf-, Gliederschmerzen, Benommenheit
- Bewusstseinsstörungen
- schmerzhafte, stark geschwollene LK im Stichbereich
- Sepsis in 25–50% d.F. durch hämatogene/lymphogene Aussaat

Lungenpest:

- zusätzlich Atemnot, Husten, schwarz-blutiger Auswurf
- daraus Entwicklung eines Lungenödems m. Kreislaufversagen

Pestsepsis (v.a. Sekundärerkrankung):

- Befall diverser Organe
- hohes Fieber, Haut-/Organblutungen, ZNS-Symptome
- unbehandelt Tod nach 36 Stunden

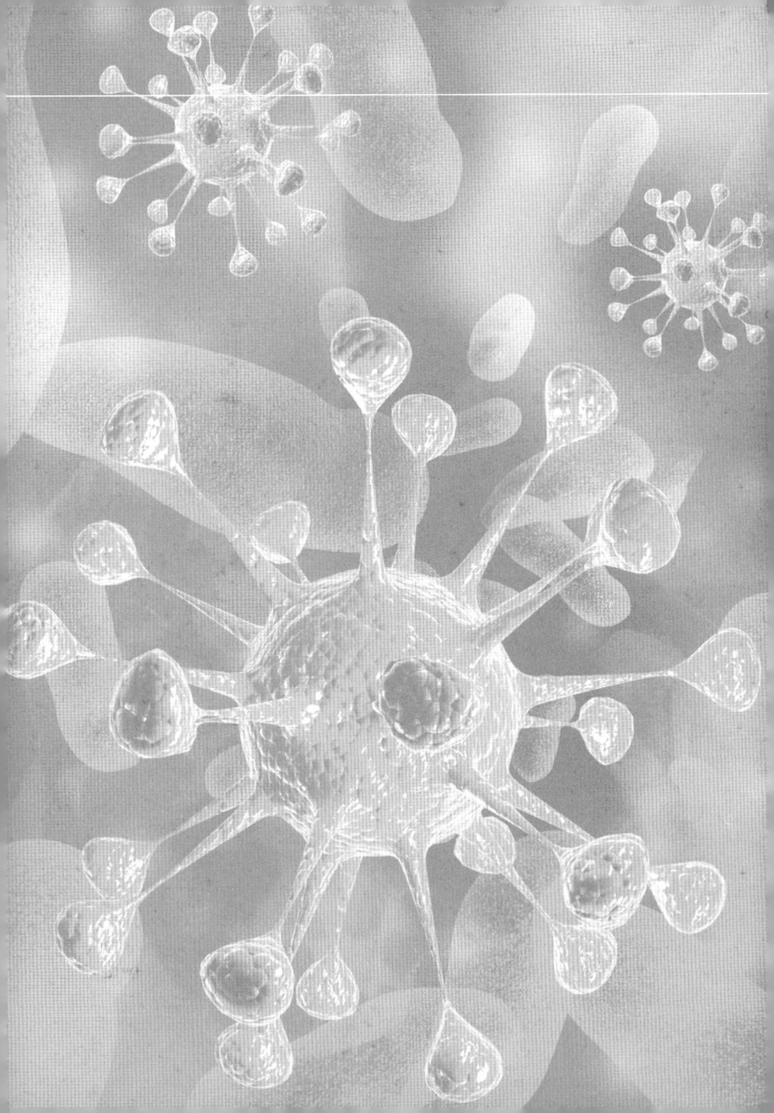

Puerperalsepsis

Kind-/Wochenbettfieber

Systemische bakterielle Erkrankungen 2 **M2**

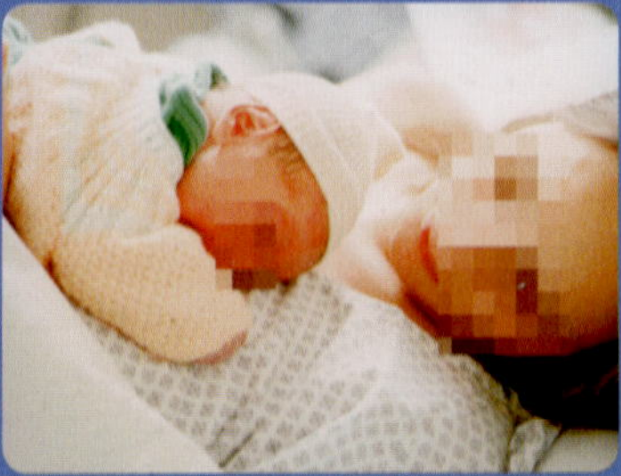

Erkrankung der Mutter durch Eindringen von Erregern in die Geburtswunde mit Sepsisgefahr.

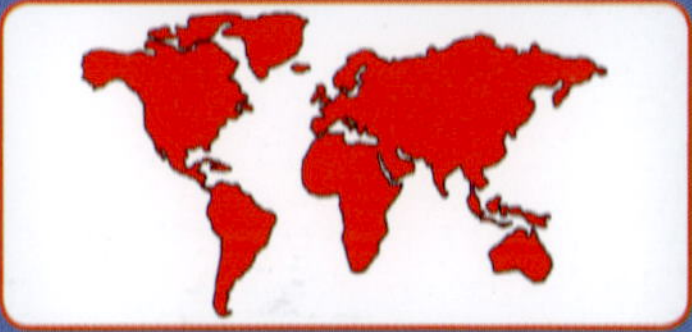

IfSG:	§ 24, 34 bei Streptokokken
Erreger:	diverse Erreger
Err.-typ:	Wundinfektionsbakterien
Err.-res:	Mensch (teilw. auch Tiere)

ÜW:	Wundinfektion als Schmier- oder Selbstinfektion
IZ: Ⓣ	wenige Tage
Nachweis:	Err. im Blut

Prodromi:	–
Fieber:	hoch bei Sepsis
Ma-Da:	–
ZNS:	–
LK:	–
Haut:	eitrige Wundstellen

Kompl:	Sepsis mit Schockgefahr, Wochenbettscharlach, postinfektiöse Glomerulonephritis
Therapie:	Antibiotika, Schocktherapie, ev. Uterektomie
Immunität:	–
Impfung:	–

Entwickelt sich v.a. nach Fehlgeburten.

Erreger sind:

- meist β-hämolysierende Streptokokken vom Typ A
- Staphylokokken, E. coli, Gonokokken, anaerobe Erreger

Verläuft als Lokalinfektion oder Sepsis.

Lokalinfektion:

- Erreger dringen durch die Geburtswunde bis zur Gebärmutter vor.
- übelriechender Ausfluss und F
- ev. aufsteigende Entzündung der inneren Geschlechtsorgane

Septische Ausbreitung:

- hohes Fieber mit SchüttelFr
- durch Verbrauchskoagulopathie Entwicklung von Organblutungen und -versagen
- ev. Schock mit Kreislaufversagen und Tod

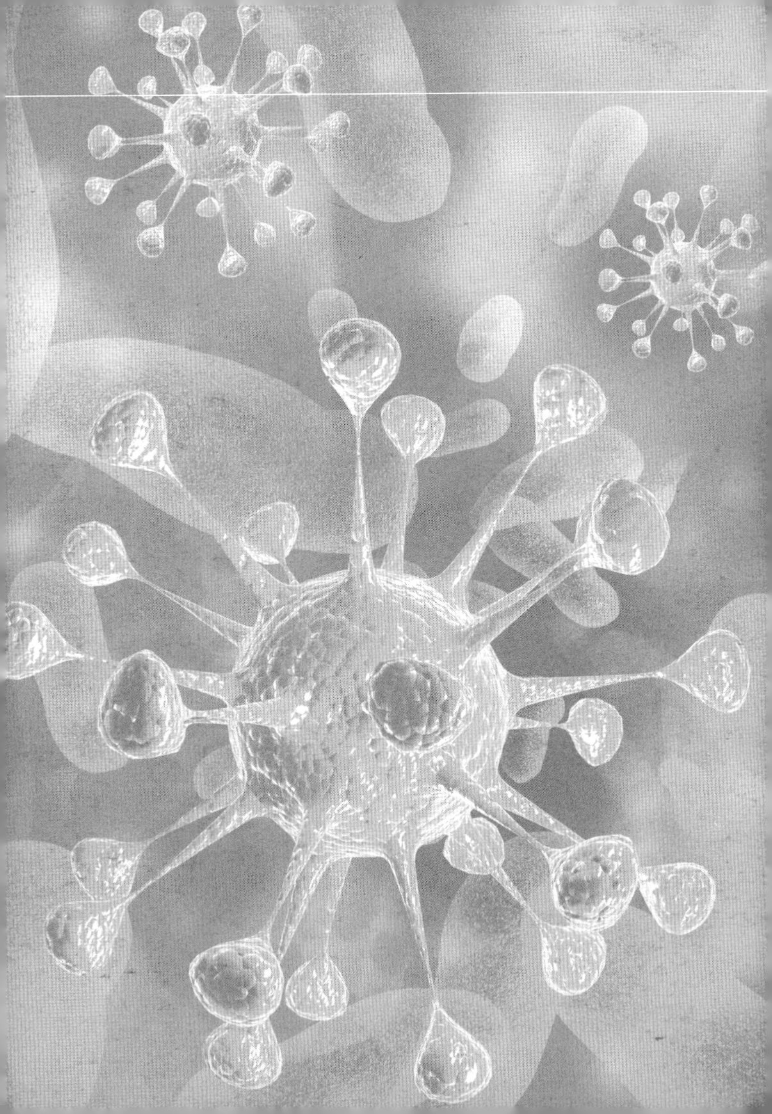

Rückfallfieber

Läuserückfallfieber, Zeckenrückfallfieber

Systemische bakterielle Erkrankungen 2 **M3**

Durch Läuse oder Zecken übertragene Zoonose mit typischen Fieberschüben.

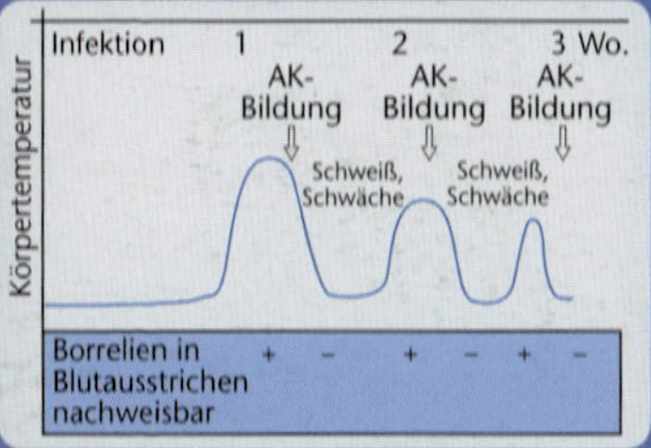

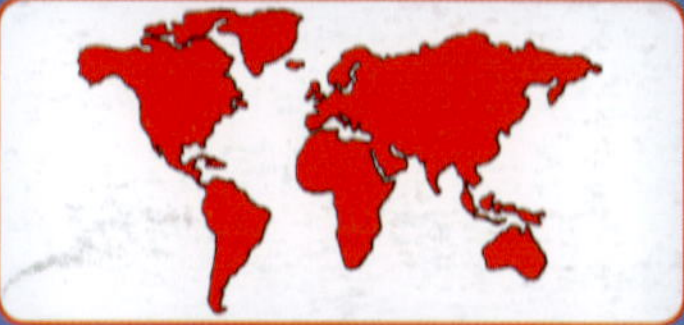

IfSG:	§ 7(1), 24
Erreger:	Borrelia recurrentis/duttonii
Err.-typ:	gramnegative Bakterien
Err.-res:	Mensch, Nager, Zecken

ÜW:	Läuse/Zeckenbiss
IZ: Ⓣ Ⓦ	wenige Tage bis 2 Wo
Nachweis:	Err. im Blut

Prodromi:	–
Fieber:	bis 41°C, SchüttelFr
Ma-Da:	ev. Ü/EB
ZNS:	–
LK:	–
Haut:	ev. petechiale Blutungen

Kompl:	Meningitis, Herzversagen, Pneumonien, zerebrale Blutungen
Therapie:	Antibiotika
Immunität:	nur kurzfristig
Impfung:	–

Symptome:

- plötzlicher Beginn mit Fieber bis 41°C, SchüttelFr
- nach 3–6 Tagen Fieberrückgang
- erneuter Fieberschub nach 1 Wo
- insgesamt ca. 3–5 Zyklen mit abnehmender Intensität und längeren freien Intervallen
- starkes Krankheitsgefühl, Ü/EB, Milz-, Leberschwellung

Lernhinweise:

- Um 1900 weltweite Verbreitung, tritt heute noch in Gegenden mit unzureichender Hygiene auf.
- Vereinzelte Fälle in D sind v.a. auf Auslandsreisen zurückzuführen.
- Unbehandelt besteht eine Letalität bis 50%, unter Antibiotikagabe bis 5%.
- Zeckenrückfallfieber verläuft meist gutartiger als Läuserückfallfieber.

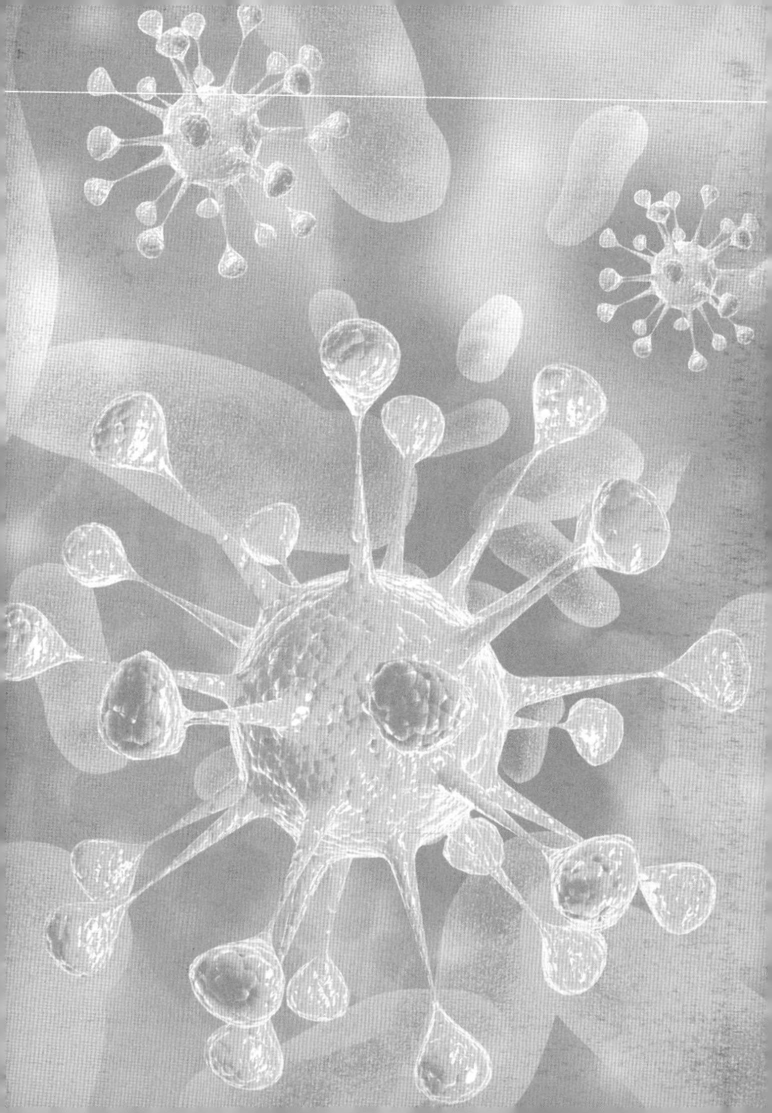

Listeriose

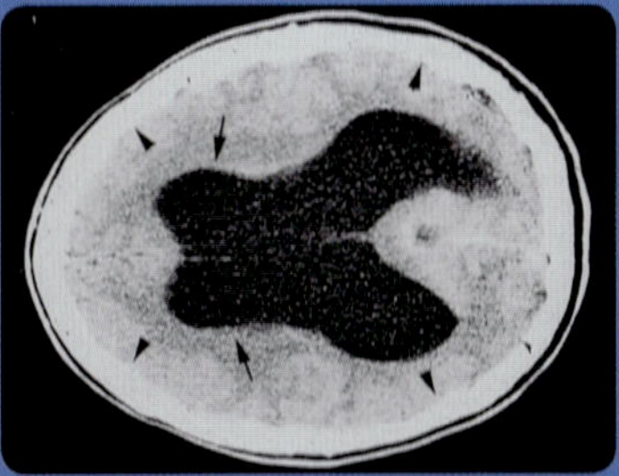

Nur bei geschwächtem Immunsystem oder als angeborene Listeriose gefährlich.

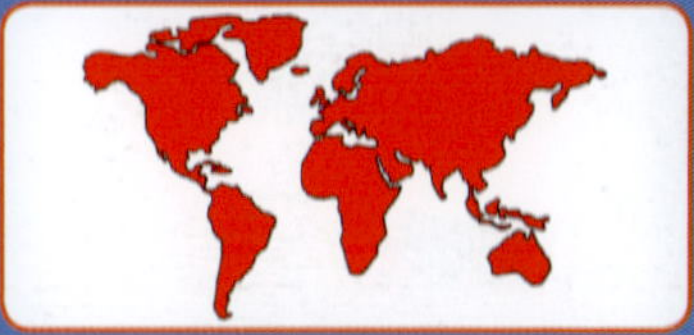

IfSG:	§ 7(1), 24
Erreger:	Listeria monocytogenes
Err.-typ:	grampositive Bakterien
Err.-res:	Mensch, Kulturtiere

ÜW:	Kot, Erdreich, Staub, rohe Nahrung, prä-/perinatal
IZ: **T** **W**	wenige Tage bis Wo
Nachweis:	Err. in Blut, Liquor, Stuhl

Prodromi:	–
Fieber:	selten
Ma-Da:	–
ZNS:	–
LK:	regionale LK↑
Haut:	ev. Papeln, Pusteln

Kompl:	bei Schwangeren Gefahr der angeborenen Listeriose beim Kind → SEPSIS → ARDS → HAUTLÄSIONEN (GRANULOMATOSIS INFANTISEPTICA) → später z.B. + MENINGITIS Frühinf.! ABORT
Therapie:	Antibiotika
Immunität:	–
Impfung:	–

I.d.R. keine Symptome, bei eingeschränkter Abwehr entwickelt sich:

bei lokaler Infektion:

- lokale Entzündung von Tonsillen, Atemwegen u.a. mit reg. LK↑

bei Organbefall:

- Meningoenzephalitis
- „Pseudo-Pfeiffer" mit LK↑
- Sepsis mit Beteiligung von z.B. Herzklappen, Gelenken, Knochen

Angeborene Listeriose:

- während früher Schwangerschaft meist Fruchttod oder Frühgeburt
- 1–4 Tage postnatal: Sepsis, Meningitis, Pneumonie, Letalität ca. 40%
- Hydrozephalus
- multipler Organbefall möglich

Lernhinweis:

Auch Tiere (v.a. Wiederkäuer) können sich mit Listeriose infizieren.

ÜW: 1. ORAL

KONTAMINIERTE LM WIE:

- ROHMILCH/-PRODUKTE
- ROHKOST (SALATE)
- WEICHKÄSE/KÄSERINDE
→ ROHWÜRSTE
- RÄUCHERFISCH

wachsen noch bei + 4 °C im Kühlschrank;

2. TRANSPLAZENTAR

ODER PERI-/POSTNATAL DURCH KONTAKT

RISIKOGRUPPEN: 1.) PAT. MIT IMMUNOSUPPRESSION

⟹ LEUKÄMIE, AIDS*, IMMUN-SUPPRESSIVE THERAPIE,

2.) NEUGEBORENE;

hohe Letalität!

* OPPORTUNISTISCHER ERREGER

Brucellose

M. Bang, Maltafieber, Schweinebrucellose

Systemische bakterielle Erkrankungen 2 **M4**

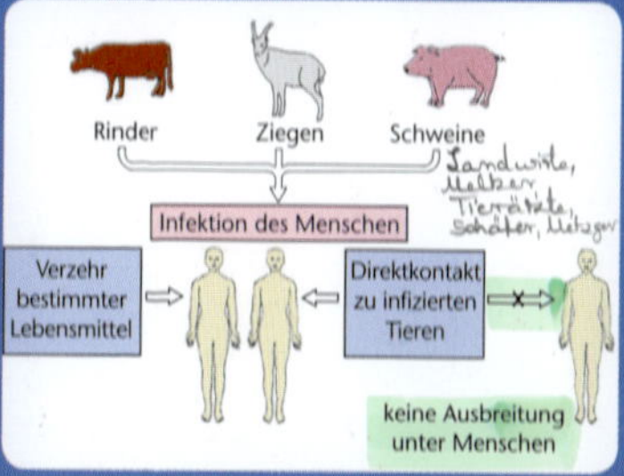

Zoonose mit charakteristischem wellenförmigen Fieberverlauf. Oft Berufskrankheit.

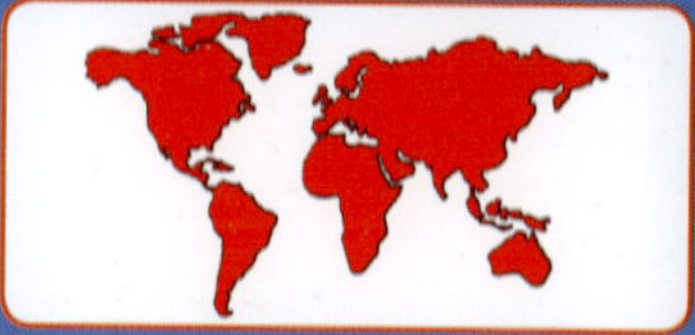

IfSG:	§ 7(1), 24
Erreger:	Brucellen
Err.-typ:	gramnegative Bakterien
Err.-res:	Rind, Ziege, Schaf, Schwein

ÜW:	Urin, Kot, Fleisch-, Milchprodukte, Fruchtwasser (vertikal)
IZ:	W 1–3 Wo (bis Monate)
Nachweis:	AK in Blut, Urin, Lymphe

Prodromi:	ev. Müdigkeit, Schwäche
	90% verlaufen subklinisch
Fieber:	wellenförmig (rel. Bradyk.)
Ma-Da:	Obstipation, Diarrhoe
ZNS:	–
LK:	ev. leichte LK↑
Haut:	ev. Exanthem, Roseolen
	Zahnfleisch-/Nasenbluten
	Granulombildung in LK, Milz, Leber, Gefäßen

Kompl:	Befall fast aller Organe möglich, Blutungsneigung, Endokarditis, Chronifizierung möglich
Therapie:	Antibiotika
Immunität:	langanhaltend
Impfung:	für Rinder möglich

Symptome:

- langsamer Fieberanstieg bis 40°C
- Nachtschweiß, Abgeschlagenheit
- Kopf-/Gliederschmerzen, LK↑
- undulierendes oder remittierendes Fieber über mehrere Wochen
- Hepatosplenomegalie
- ev. Verlauf über Monate bis Jahre, dabei oft rheumatische Symptome
- relativ guter Allgemeinzustand

Erreger:

- B. abortus (Rind/M. Bang)
- B. melitensis (Ziege/Maltafieber)
- B. suis (Schweinebrucellose)

Lernhinweise:

- Wichtigste Übertragungswege sind Rohmilch und Rohmilchprodukte.
- Tritt in Deutschland selten auf, häufiger in den Mittelmeerländern oder Südamerika.

ÜW:

1. Zoonose (Kontakt) mit Rindern, Schafen/Ziegen, Schweinen
   ⇒ Berufskrankheit (BK): Landwirte, Schäfer, Metzger, Melker, Tierarzt, Laborpersonal;
   Eintrittspforte:
   1) Haut / Schleimhautläsion
2. (Peroral) durch kontaminierte (Lm)
   → ungekochtes Fleisch
   → ∅ pasteurisierte Milch, Rohmilchkäse von Schafen / Ziegen;
3. ∅ Mensch-zu-Mensch-Übertragung (Mensch ist Endwirt),

Leptospirose

Morbus Weil, Canicolafieber, Feldfieber

Systemische bakterielle Erkrankungen 1 **L4**

Zoonosen mit unspezifisch fieberhaften Verläufen, welche vom Erreger abhängig sind.

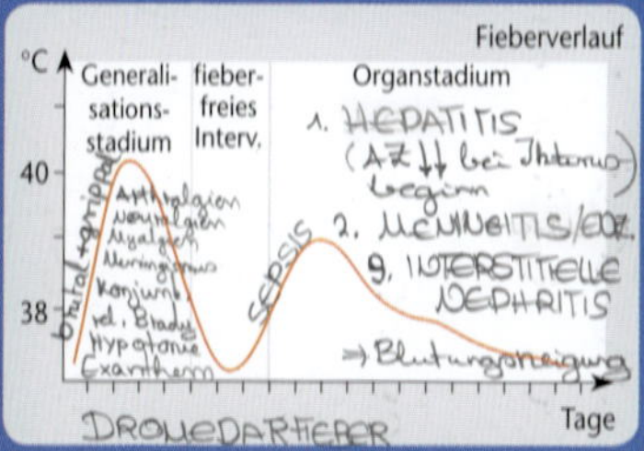

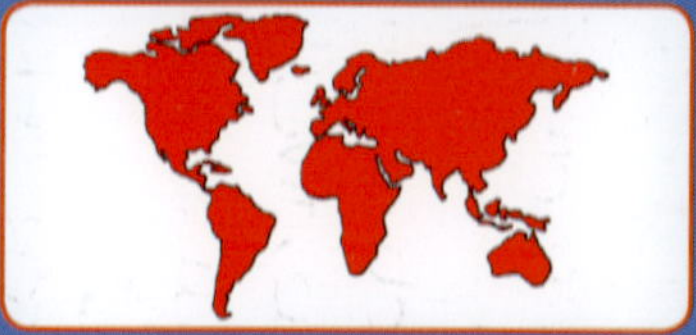

IfSG:	§ 7(1), 24
Erreger:	Leptospira interrogans
Err.-typ:	gramnegative Bakterien
Err.-res:	Ratte, Hund, Maus

ÜW:	Schmierinfektion über Urin, Kot, verseuchte Gewässer
IZ:	Ⓦ 1–2 Wo (2 - 30 T.)
Nachweis:	Err. in Blut (1. Wo.) / Urin (ab 2. Wo.) / AK (ab 2. Wo.)

Prodromi:	– (Kopf↯ retrobulbär)
	BRUTAL BEGINNEND
Fieber:	hoch mit SchüttelFr
Ma-Da:	Ü/EB, Diarrhoe, Obstipation
ZNS:	Meningitis, Enzephalitis
LK:	häufig LK↑
Haut:	flüchtiges Exanthem
	Myalgien, Neuralgien, Arthralgien

Kompl:	v.a. bei Mb. Weil: Leber-/Nierenversagen, hämorrhagische Diathese, hohe Letalität bis 30%
Therapie:	Antibiotika nur die früh einsetzende Antibiose;
Immunität:	nur serotypen-spezifisch
Impfung:	nur für Tiere

3 Verlaufsformen:

- **M. Weil** (übertragen von Ratten): schwerer Verlauf mit langer Rekonvaleszenz, stets Leberbeteiligung
- **Canicolafieber** (übertragen von Hunden): mittelschwere Verläufe, z.T. mit Leberbeteilligung
- **Feldfieber** (übertragen von Mäusen): gutartige Verläufe, meist ohne Leberbeteiligung

Initialphase (4–7 Tage):

- plötzlich hohes Fieber
- starke Wadenschmerzen
- Konjunktivitis und Iridozyklitis

Organstadium (nach 5–6 Tagen):

- erneuter Fieberanstieg
- v. A. bei M. Weil ikterische Hepatitis, Nephritis mit Nierenversagen, ev. Meningitis
- ev. Blutungsneigung

ÜW: INFEKTIÖSER HARN

ÜBER FEUCHTEN ERDBODEN / ÜBERSCHWEMMUNGSGEBIETE VERTEILT

Keimeintrag über → LÄSIONEN HAUT / SCHLEIMHÄUTE
→ KONJUNKTIVEN
→ KONTAMINIERTE AEROSOLE

RISIKOGRUPPEN:
1. FELDARBEITER / ERNTEHELFER
2. KANAL- / ABWASSERARBEITER
= BERUFSKRANKHEIT!
3. ANGLER
4. WASSERSPORTLER

Pilze

- Pilze bilden neben Tieren, Pflanzen und Protisten ein eigenes Reich von Lebewesen.
- Die Gruppen der Dermatophyten, Hefepilze (z.B. Candida) und Schimmelpilze stellen Erreger wichtiger Erkrankungen dar.

Wichtigste Eigenschaften von Pilzen.

Bei Pilzerkrankungen gehört zu jeder naturheilkundlichen Therapie immer auch eine stärkende Behandlung des Abwehrsystems, insbesondere des darmassoziierten Immunsystems.

Aufbau:

- höhere ein- oder mehrzellige Mikroorganismen mit Zellkern und allen Zellorganellen
- besitzen Fasern = Hyphen = Protoplasmaausstülpungen
- Myzel: Gesamtheit der Hyphen, versorgt Zellen mit Nährstoffen, in dem die Hyphen in gesunde Zellen einwachsen u. dort Nährstoffe heraussaugen

Einteilung:

- **Dermatophyten**
  - Erkrankungen der Haut und Hautanhangsgebilde
- **Hefepilze** = Sprosspilze
  - z.B. Candida albicans
  - Haut u. Schleimhauterkrankungen
  - bei schlechter Abwehrlage auch Organbefall
- **Schimmelpilze**
  - z.B. Aspergillus, Mucor
  - Organbefall

Beachte:

- Die meisten Pilze sind nur fakultativ pathogen, nur wenige obligat pathogen.
- Fakultativ pathogene Pilze sind Bestandteil der menschlichen Normalflora, sie werden i.d.R. nur auf dem Boden eines gestörten Milieus pathogen, z.B. auf feuchter und vorgeschädigter Haut oder bei schlechter Abwehrlage (AIDS, Tumoren, Immunsuppressiva).
- Antimykotische Medikamente können bei systemischer Anwendung zu teilweise schweren Nebenwirkungen führen. Z.B. Leberschäden, Hauterscheinungen, Kopfschmerzen.

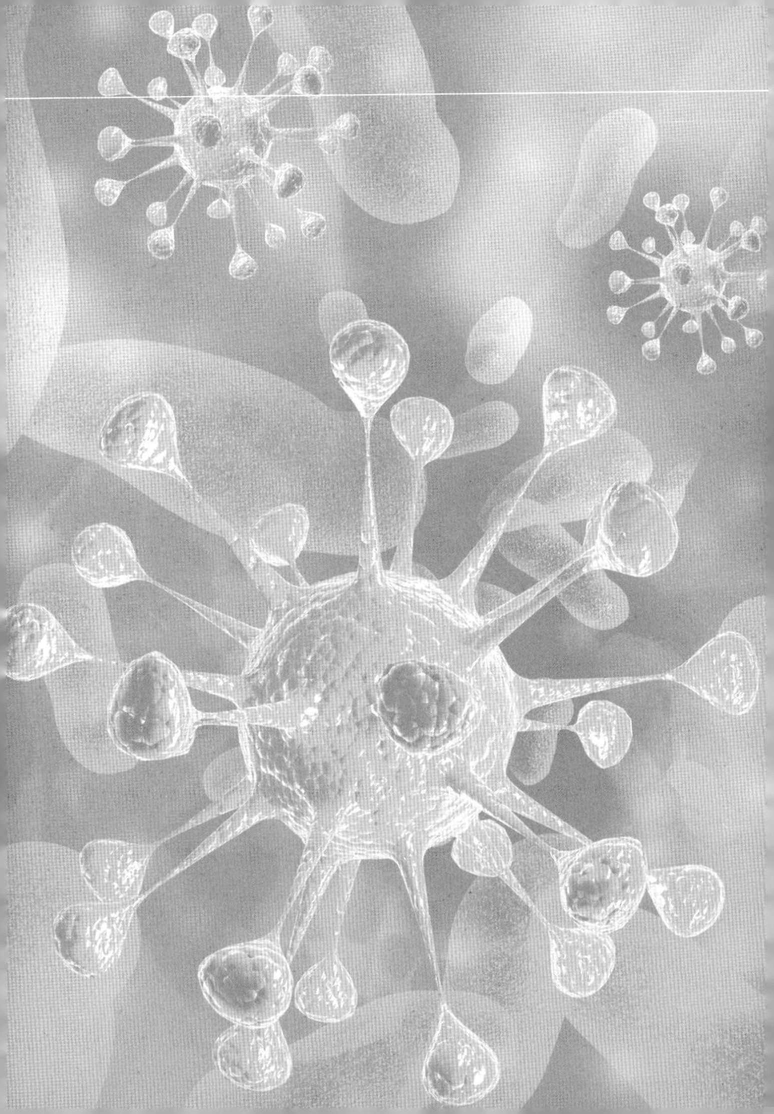

Protozoen

- Als Tiere angesehene Einzeller ohne Zellwand, aber mit Zellkern
- Die im IfSG als Erreger genannten Protozoen sind Giardia lamblia, Cryptosporidium parvum, Toxoplasma gondii und Plasmodien.
- Ein Behandlungsverbot gilt außerdem für die sexuell übertragbaren Trichomonaden.

Wichtigste Eigenschaften von Protozoen.

Unterscheide die Wurmgattung Trichinen von den Einzellern Trichomonaden!

Aufbau:

- Protozoen oder Urtiere ist eine veraltete Bezeichnung für aufgrund ihrer heterotrophen Lebensweise und ihrer Mobilität als tierisch angesehene Einzeller, die keine Zellwand, aber im Gegensatz zu Bakterien einen Zellkern besitzen.
- Die Vermehrung ist geschlechtlich oder durch Zellteilung möglich.
- Fortbewegung erfolgt durch Geißeln, Wimpern oder füßchenförmige Ausstülpungen.
- Einteilung in
  - **Flagellaten**
    z.B. Giardia lamblia, Leishmania sp., Trypanosoma cruzi – Erreger der Chagaskrankheit
  - **Rhizopoden**
    z.B. Entamöben – Erreger der Amöbenruhr
  - **Sporozoen**
    z.B. Plasmodien, Pneumocystis carinii, Toxoplasma gondii
  - **Wimperntierchen**
    z.B. Balantidium coli – Erreger der Balantidenruhr

Beachte:

- Bis auf die Protozoen Toxoplasma gondii und Trichomonaden werden die Protozoen in der Regel aus tropischen Regionen eingeschleppt.
- Der Erreger Pneumocystis carnii der gleichnamigen Pneumonie wird den nicht einzuordnenden Protozoen zugeordnet.

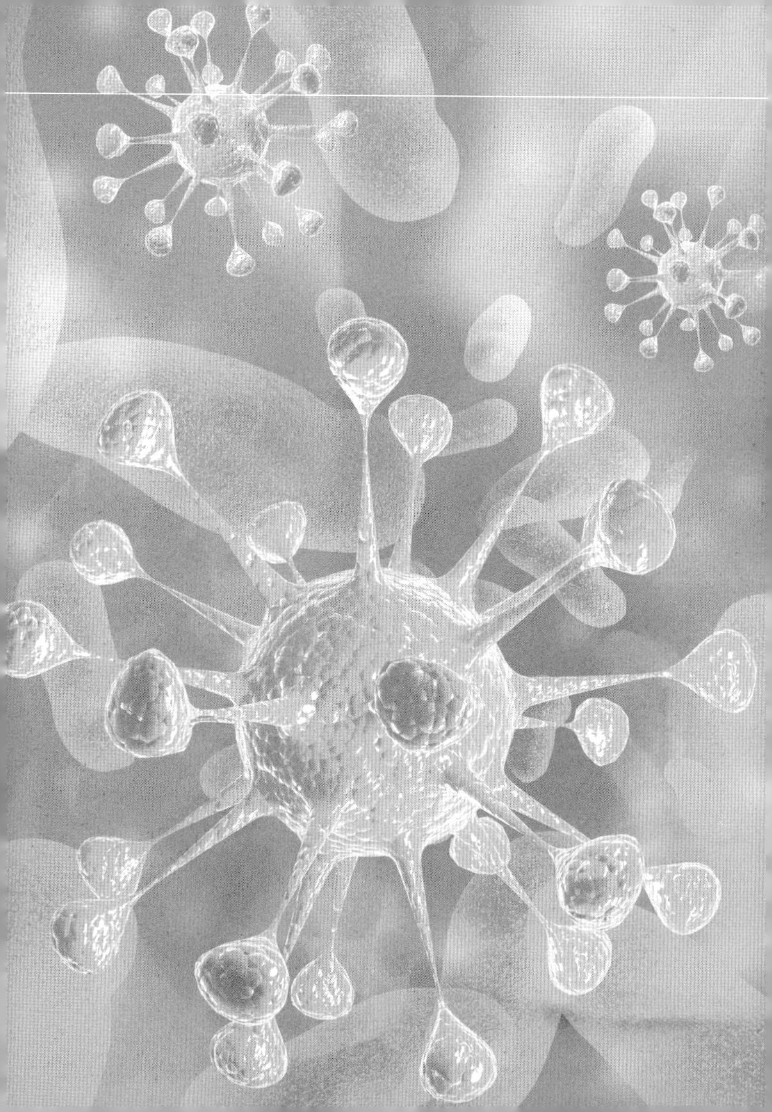

Würmer

- Komplexere vielzellige Lebewesen
- im IfSG genannte Würmer: Echinokokken und Trichinen. Sie verursachen die Echinokokkose und Trichinose.
- Andere Wurmarten fallen im weiteren Sinne unter das IfSG, weil sie z.B. eine infektiöse Gastroenteritis verursachen.

Wichtigste Eigenschaften von Würmern.

Der Fuchsbandwurm ist v.a. in Südwestdeutschland, speziell auf der Schwäbischen Alb, stark verbreitet, sowie in der Schweiz, hier bevorzugt im Kanton Thurgau.

Aufbau:

- Würmer sind vielzellige und zum Teil sehr differenziert strukturierte Lebewesen, welche sich geschlechtlich fortpflanzen.
- Einteilung:
  - **Bandwürmer**, wie z.B. Schweine-, Rinder-, Fuchs- und Hundebandwürmer
  - **Fadenwürmer**, wie z.B. Trichinen, Spulwürmer, Maden
  - **Saugwürmer**, wie z.B. die Pärchenegel (Erreger der Bilharziose = Schistosomiasis)

Menschenpathogene Würmer leben auf Kosten ihres Wirtsorganismus, den sie zumeist schädigen. Sie sind Parasiten.

Beachte:

- Bei Wurmerkrankungen sind im Differentialblutbild in der Regel eosinophile Granulozyten erhöht.
- In vielen Fällen auch folgende Symptome: Anämie, Exantheme, Gewichtsabnahme.
- Bei Langzeittherapie mit Anthelmintika (wurmwidrigen Medikamenten) können gastrointestinale Beschwerden auftreten.

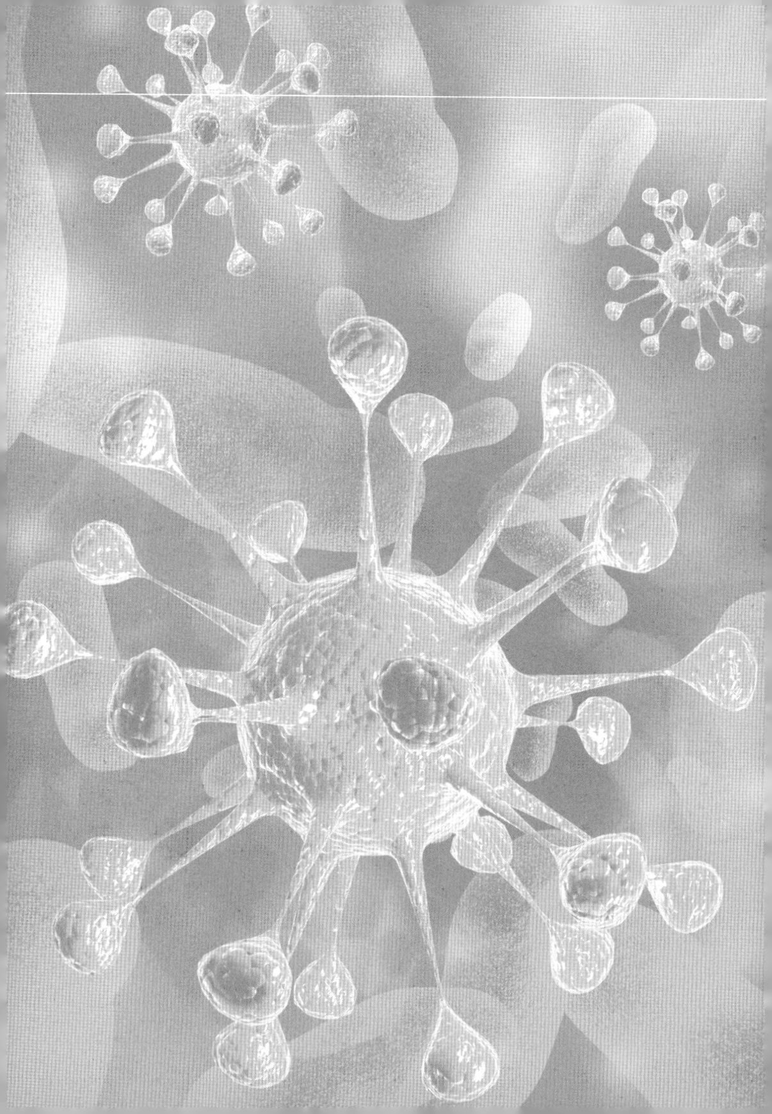

Viren

- Sehr anpassungsfähiger Erregertyp, welcher zur Vermehrung eine Wirtszelle benötigt.
- Viren besitzen entweder eine DNA oder RNA.
- Sie sind umgeben von einer Proteinhülle.
- Behüllte Viren besitzen zusätzlich eine Lipoproteinhülle.

Wichtigste Eigenschaften und Familien von Viren.

Antiviral wirkende Arzneimittel sind schwer zu entwickeln, da die Viren den Stoffwechsel der menschlichen Wirtszellen nutzen und sich ständig verändern.

Aufbau:

- Enthalten DNA oder RNA mit einer Proteinhülle (u. ev. einer Membran und anderen Bestandteilen).
- Benötigen eine Wirtszelle zur Vermehrung. Diese wird umprogrammiert, so dass sie neue Viren herstellt.

Klassifizierung:

Es gibt zahlreiche Virusfamilien, die bekanntesten sind:

- **Pockenviren** (Pockenvirus, Molluscum contagiosum-Virus)
- **Herpesviren** (Herpes simplex, Varizella-Zoster-Virus, Epstein-Barr-Virus, Cytomegalievirus)
- **Leberinfizierende DNA-Viren** (Hepatitis-B-Virus)
- **Flaviviren** (Hepatitis C-, Gelbfieber-, Dengueviren)
- **Coronaviren**
- **Retroviren** (HIV, Humanes-T-Zell-Lymphotropes-Virus)
- **Orthomyxoviren** (Influenzaviren)
- **Adenoviren** (viele Erkältungsviren)
- **Papillomaviren**
- **Picornaviren** (Hepatitis-A-, Polio-, Coxsackie-, Rhinoviren)

Beachte:

- Antiviral wirkende Arzneimittel sind schwer zu entwickeln, da der von den Viren genutzte Wirtszellenstoffwechsel der menschlichen Zellen nicht in den normalen Körperzellen gestört werden darf.
- Aus diesem Grund sind antivirale Medikamente oft gar nicht oder nur mit relativ schweren Nebenwirkungen vorhanden.
- Ein weiteres Problem ist die hohe Anpassungsfähigkeit der Viren, die häufig zu Resistenzen führt.

Viral bedingte Infektionen:

- typischerweise oft 2-gipfliges Fieber:
  - 1. Gipfel beim Eindringen, dann Abfall des Fiebers, während die Viren sich innerhalb der Wirtszellen vermehren,
  - anschließend 2. längerer Gipfel, wenn die Wirtszellen massenhaft neue Viren produzieren.
- Bei viralen Erkrankungen findet man häufiger eine Leukopenie als bei bakteriellen Erkrankungen.

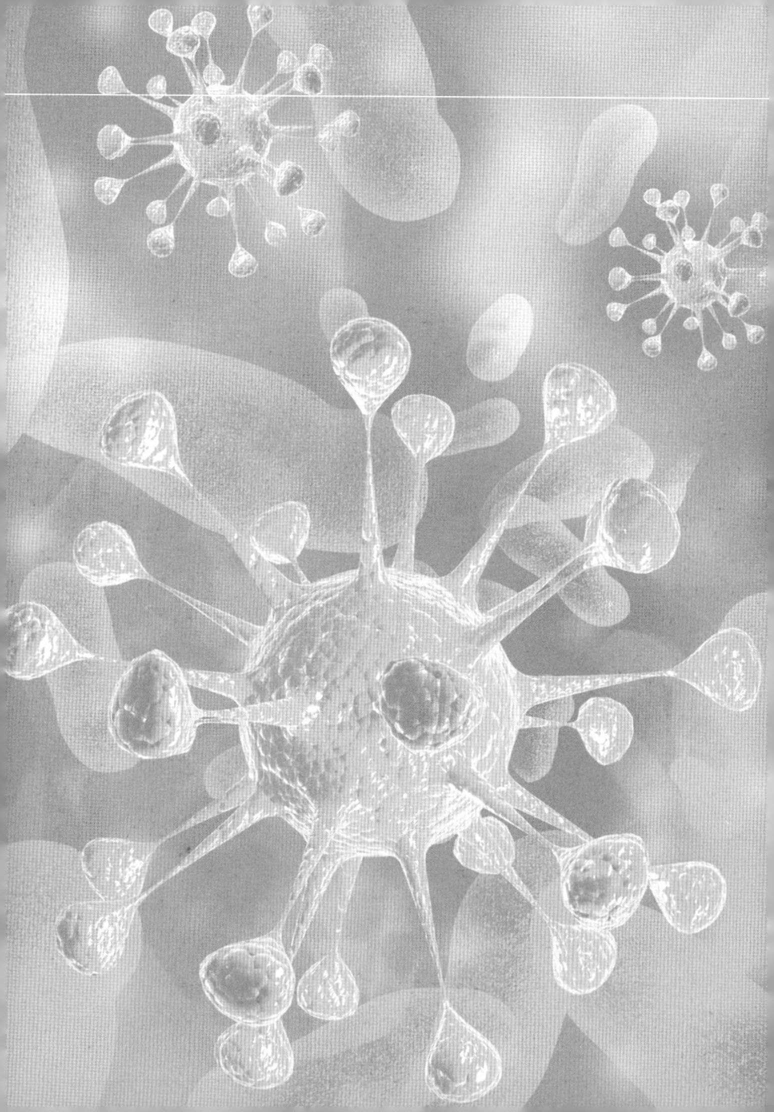

Gliederfüßler

- Parasiten, welche den Menschen als Wirt nutzen.
- Wichtig sind Krätzemilben, Zecken, Läuse, Flöhe, Mücken, Fliegen.
- Die Krätzemilbe ist der einzige Gliederfüßler, der selbst zu einer Erkrankung führt.
- Die anderen Gliederfüßler dienen i.d.R. nur als Überträger (Vektoren).

Gliederfüßler als Überträger und Krankheitserreger.

Läusebefall wird als „Zustand" und nicht als Erkrankung betrachtet. Für Zustände gibt es kein Behandlungsverbot!

Krätzemilbe

- Erreger der Krätze oder Skabies
- direkte Übertragung
- Behandlungsverbot gemäß § 24, da Scabies genannt wird in § 34

Zecken

- direkte Überträger diverser Krankheiten:
  - Lyme-Borreliose
  - FSME
  - Rückfallfieber
  - Acrodermatitis chronica atrophicans

Kopf-/Kleiderläuse

- beide werden direkt übertragen, Kleiderläuse über Kleidung und Bettdecken, Kopfläuse selten über Kämme und Kopfbekleidung
- Kopflausbefall steht in keinem Zusammenhang mit menschlicher Hygiene und der Häufigkeit des Haarewaschens
- Kleiderlausbefall kann durch allgemeine Hygiene wie Körperreinigung, Wäsche waschen etc. verhindert werden.
- Läuse können Überträger von folgenden Krankheiten sein:
  - Fleckfieber
  - Rückfallfieber
  - Tularämie

Flöhe

- durch Flöhe übertragene Krankheiten gehen meist mit juckenden Wunden einher
- direkte Übertragung
- Flöhe können folgende Erkrankungen übertragen:
  - Pest
  - Fleckfieber
  - Tularämie

Mücken

- führen zu meist juckenden Wunden
- direkte Übertragung
- als Überträger von Infektionskrankheiten bekannte Mückenarten:
  - Anophelesmücke → Malaria, Filariose, Viruserkrankungen
  - Aedesmücke → Gelbfieber, Denguefieber

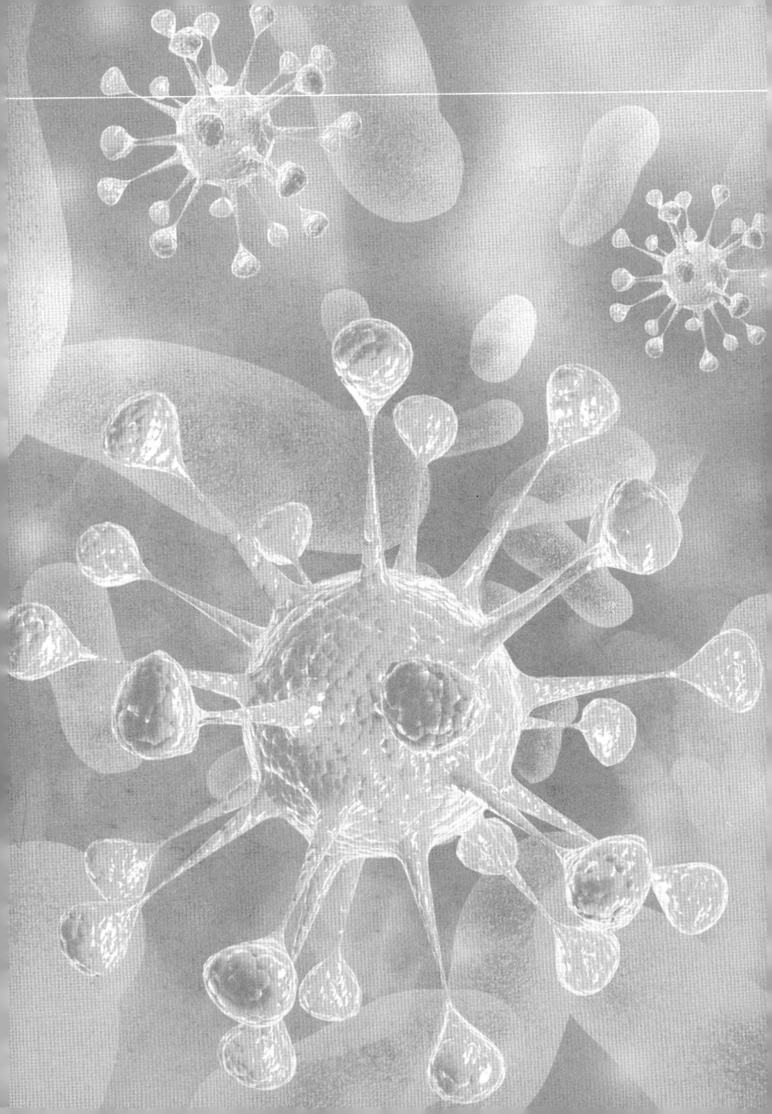

Fieber

Definition und Entstehung von Fieber.

- Fieber ist die Erhöhung der Körperkerntemperatur auf über 38°C.
- Wird meist durch Pyrogene verursacht, welche im Hypothalamus eine Erhöhung der Sollwerttemperatur auslösen.
- Ziel: verstärkter Stoffwechsel und gute Durchblutung, die eine gesteigerte Immunabwehr ermöglichen.

Hohes Fieber ohne ersichtlichen Grund oder bei Patienten mit Vorerkrankungen immer abklären lassen.

Einteilung der Fiebertypen
(rektal gemessen)

< 36,2°C:	**Untertemperatur**
36,3–37,4°C:	**Normaltemperatur**
37,5–38,0°C:	**subfebrile Temperaturen**
38,1–38,5°C:	**leichtes Fieber**
38,6–39,0°C:	**mäßiges Fieber**
39,1–39,9°C:	**hohes Fieber**
> 40,0°C:	**sehr hohes Fieber**

Entstehung von Fieber:

- endogene Pyrogene:
  Entzündungsmediatoren wie z.B. Prostaglandine, Interleukine 1 und 6, TNF α
- exogene Pyrogene:
  von Bakterien gebildete Stoffe, meist endogene Bakterientoxine
- Exogene und endogene Pyrogene führen im Wärmeregulationszentrum des Hypothalamus zu einer Erhöhung der Körperkerntemperatur.
- Druck auf den Hypothalamus z.B. durch Tumoren oder andere Ursachen für gesteigerten Hirndruck können ebenfalls Fieber auslösen!

- Weitere Ursachen können sein: Hyperthyreoditis, Exsikkose („Durstfieber")
- Mechanismen zur Erhöhung der Körpertemperatur:
  - Schüttelfrost
  - Engstellung der peripheren Gefäße
  - Gänsehaut
  - Embryonalhaltung
  - Erhöhung des Grundumsatzes und des Hormonstoffwechsels
- Muskelzittern bei kleinen Kindern kann zum Fieberkrampf führen.
- Pro Grad Temperaturerhöhung erhöht sich die Pulsfrequenz um ca. 5 Schläge/Min.
- Andernfalls handelt es sich um eine relative Bradykardie, welche für bestimmte Erkrankungen (z.B. Typhus) typisch ist.
- Scheinbar grundloses über eine Woche Dauer anhaltendes Fieber sollte ärztlich abgeklärt werden.

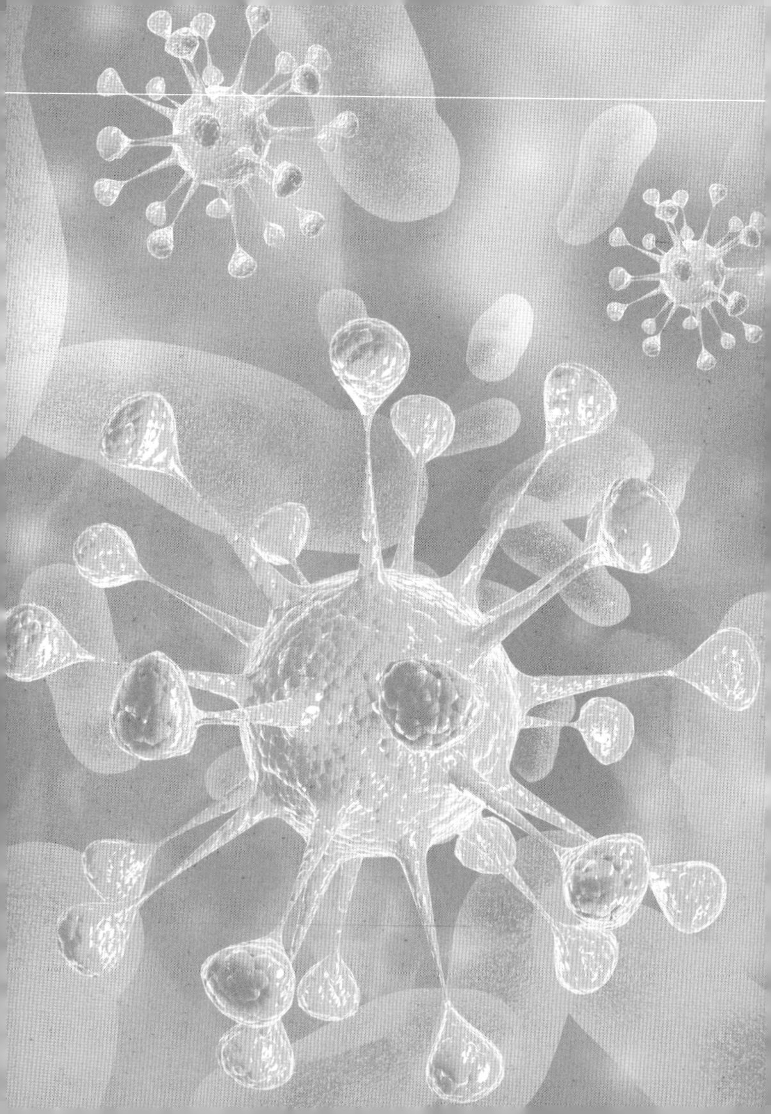

Fieberverlaufsformen

Fieber wird durch Mikroorganismen und ihre Stoffwechsel-, bzw. Ihre Zerfallsprodukte hervorgerufen, die als exogene Pyrogene wirken. Wichtige Beispiele:

- Kontinua: viele bakterielle Erkrankungen
- biphasisch: viele Viruserkrankungen
- rekurrierend: Malaria, Rückfallfieber
- Undulierend: Brucellosen, Tumoren

Definition und Beispiele von typischen Fieberverlaufsformen.

Fieberverläufe können wichtige diagnostische Hinweise sein, wobei typische Verläufe durch den Einsatz fiebersenkender Mittel immer seltener zu beobachten sind.

Kontinua-Fieber
Merkmale: gleichbleibend hohe Temperatur mit Schwankung von max. 1°C
Beispiele:

- Typhus (im Stadium fastigii)
- viele bakterielle Erkrankungen
- bestimmte hämorrhagische Fieber wie Lassa-, Hanta- und Ebola-Fieber

Biphasisches Fieber (Dromedarfieber)
Merkmale: nach einem ersten Fieberanstieg folgt ein ca. 1–2-tägiges fieberfreies Intervall, anschließend erfolgt erneuter Fieberanstieg
Beispiele:

- viele Viruserkrankungen, z.B. Gelbfieber, Dengue-Fieber, Masern
- Meningokokkensepsis

Rekurrierendes Fieber
Merkmale: mehrere Tage dauerndes Fieber im Wechsel mit 2–14-tägigen fieberfreien Intervallen
Beispiele:

- Malaria
- Rückfallfieber

Undulierendes Fieber
Merkmale: wellenförmiger Fieberverlauf, jede Welle kann sich über mehrere Tage hinziehen
Beispiele:

- Brucellosen
- M. Hodgkin
- Tumore

Intermittierendes Fieber
Merkmale: Temperaturschwankungen von über 1,5°C im Tagesverlauf
Beispiele:

- Pleuritis
- Sepsis

Remittierendes Fieber
Merkmale: Temperaturschwankungen unter 1,5°C im Tagesverlauf, insgesamt dauerhaft erhöht
Beispiele:

- Tuberkulose
- akutes rheumatisches Fieber

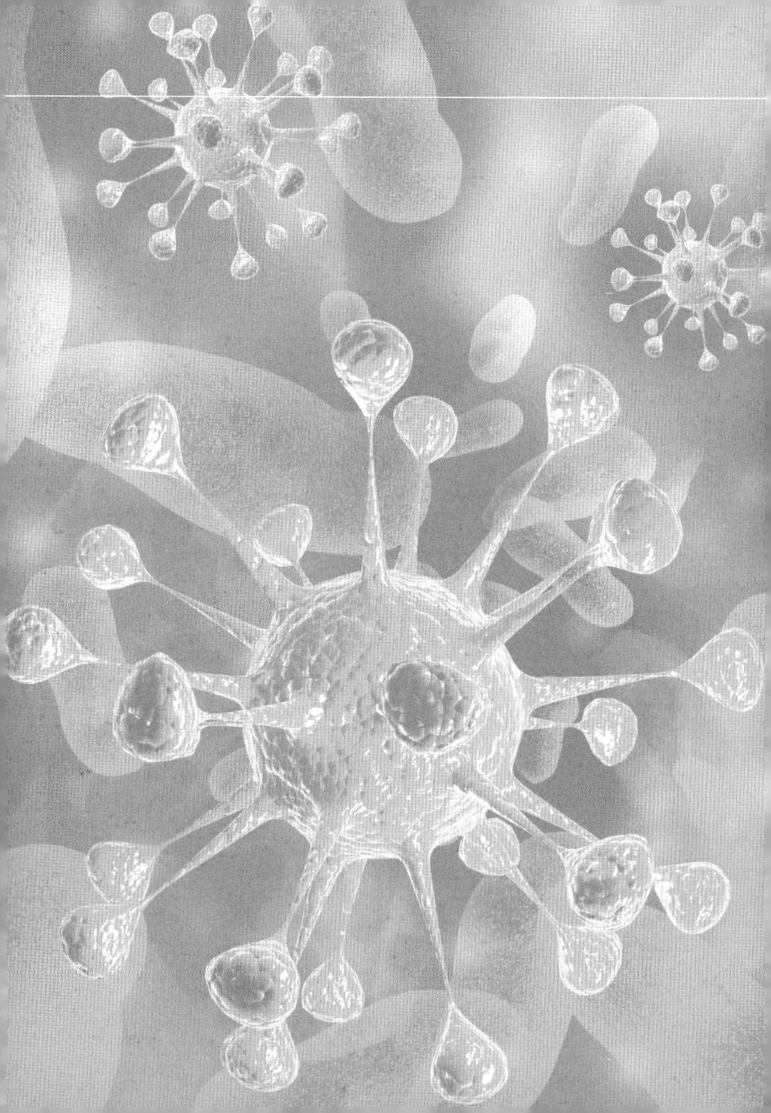

Bakterien

- Bakterien sind Einzeller ohne echten Zellkern, haben aber (im Gegensatz zu menschlichen Zellen) eine Zellwand.
- Sie können sich selbstständig vermehren.
- Sonderformen: Rickettsien, Mykoplasmen u. Chlamydien gelten als Bakterien, benötigen aber eine Wirtszelle zur Vermehrung.

Wichtigste Eigenschaften von Bakterien.

Bakterielle Erkrankungen kann man i.d.R. durch Antibiotika behandeln. Manchmal sind jedoch die Toxine die pathogene Substanz, gegen die ein Antitoxin benötigt wird.

Aufbau:
- Einzeller ohne echten Zellkern
- DNA befindet sich in einem zellkernähnlichen Bereich (Nukleoid, Zellkernäquivalent)
- besitzen meist eine Zellwand
- anhand der Form (Kugeln = Kokken, Stäbchen, mit/ohne Geißeln) zu klassifizieren

Verhalten gegenüber Sauerstoff:
- aerobe Bakterien: benötigen Sauerstoff für Zellstoffwechsel
- anaerobe Bakterien: Stoffwechsel findet nur unter Sauerstoffabschluss statt

Bakteriengifte:
- Endotoxine: Gifte, welche sich innerhalb der Zelle befinden und bei Zelltod frei werden
- Exotoxine: Gifte, welche durch die lebende Zelle ausgestoßen werden

Anfärbbarkeit:
- grampositive Bakterien: lassen sich mit Hilfe der Gram-Lösung dunkel anfärben Bsp: Staphylokokken, Streptokokken, Enterokokken, Bacillus, Listerien, Clostridien, Lactobazillen
- gramnegative Bakterien: lassen sich durch die Gram-Lösung nicht anfärben Bsp. E. coli, Salmonellen, Legionellen, Rickettsien, Neisserien
- gramnegative Bakterien haben eine dünnere Zellwand als grampositive Bakterien, sprechen auf andere Antibiotika an.

Bewegung:
- Geißeln
- Chemotaxis, Mechanotaxis, Magnetotaxis

Sporenbildung:
- Manche Bakterien bilden Endosporen, welche eine Überdauerungsform darstellen.
- Die Endosporen sind extrem widerstandsfähig gegen Hitze, Strahlung, Wassermangel und extreme pH-Werte und können Millionen Jahre überleben.
- Unter geeigneten Bedingungen entwickeln sie sich wieder zum Bakterium.
- Wichtige Beispiele für sporenbildende Bakterien: Bacillus anthracis, Clostridium botulinum, Clostridium tetani.

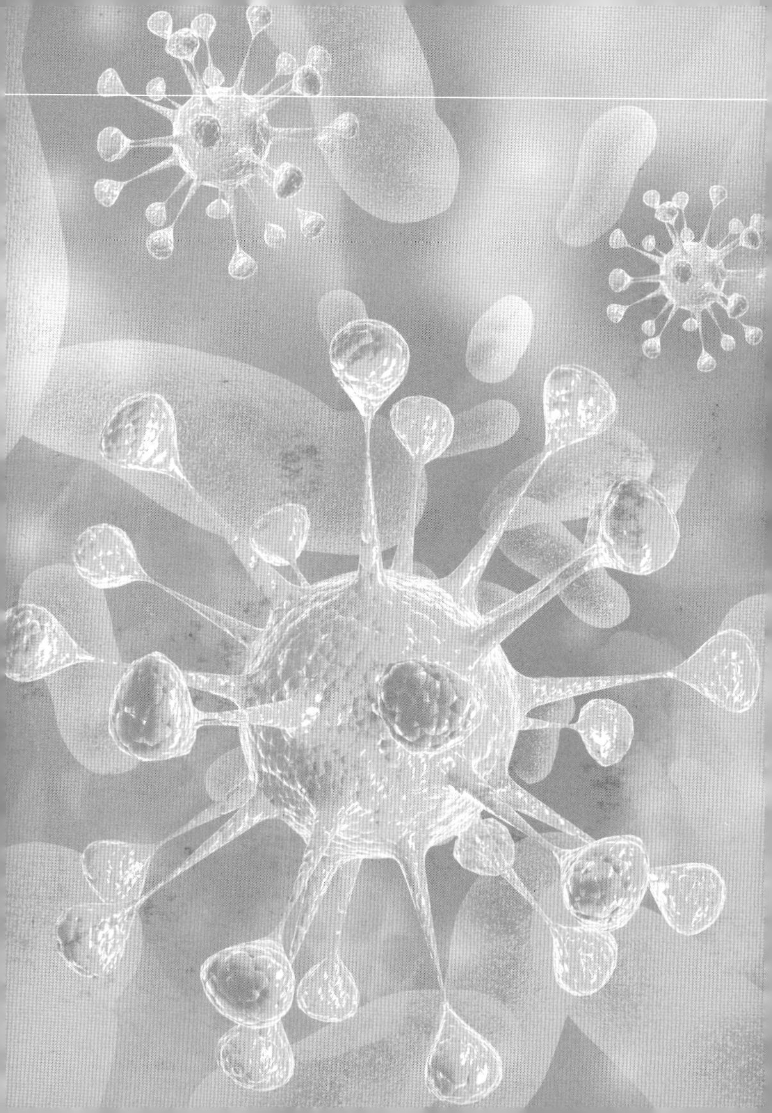

Impfkalender STIKO

- Die ständige Impfkommission (STIKO) des Robert-Koch-Instituts (RKI) gibt Empfehlungen heraus.
- Es gibt zur Zeit keinerlei Impfpflichten.
- Nach § 20 IfSG hat das Bundesgesundheitsministerium aber das Recht, Impfpflichten aussprechen.

Derzeit (4.2010) gültige Impfempfehlungen der Ständigen Impfkommission RKI.

Die Impfempfehlungen können sich jederzeit ändern, jeder Praxisbetreiber hat die Pflicht, sich auf den aktuellen Stand zu bringen.

Impfempfehlungen der STIKO:
Die Empfehlungen umfassen den Impfkalender für Säuglinge, Kinder, Jugendliche und Erwachsene (siehe auch www.rki.de)

Säuglinge und Kinder (2.–24. Monat)
- Diphtherie, Tetanus, Keuchhusten
- HIB
- Poliomyelitis
- Hepatitis B
- Masern/Mumps/Röteln
- Pneumokokken
- Windpocken
- Meningokokken

Jugendliche (12.–17. Jahr) bei Mädchen
- Humanes Papilloma-Virus

Erwachsene
alle 10 Jahre Auffrischimpfungen von
- Tetanus
- Diphtherie
- Keuchhusten

Bei über 60-Jährigen
- Pneumokokken
- Influenza

Empfehlungen für Risikogruppen oder bei Aufenthalt und Reisen in entsprechende Endemiegebiete:
- Cholera
- Typhus
- Gelbfieber
- Hepatitis A
- Meningokokken
- FSME
- Hepatitis B

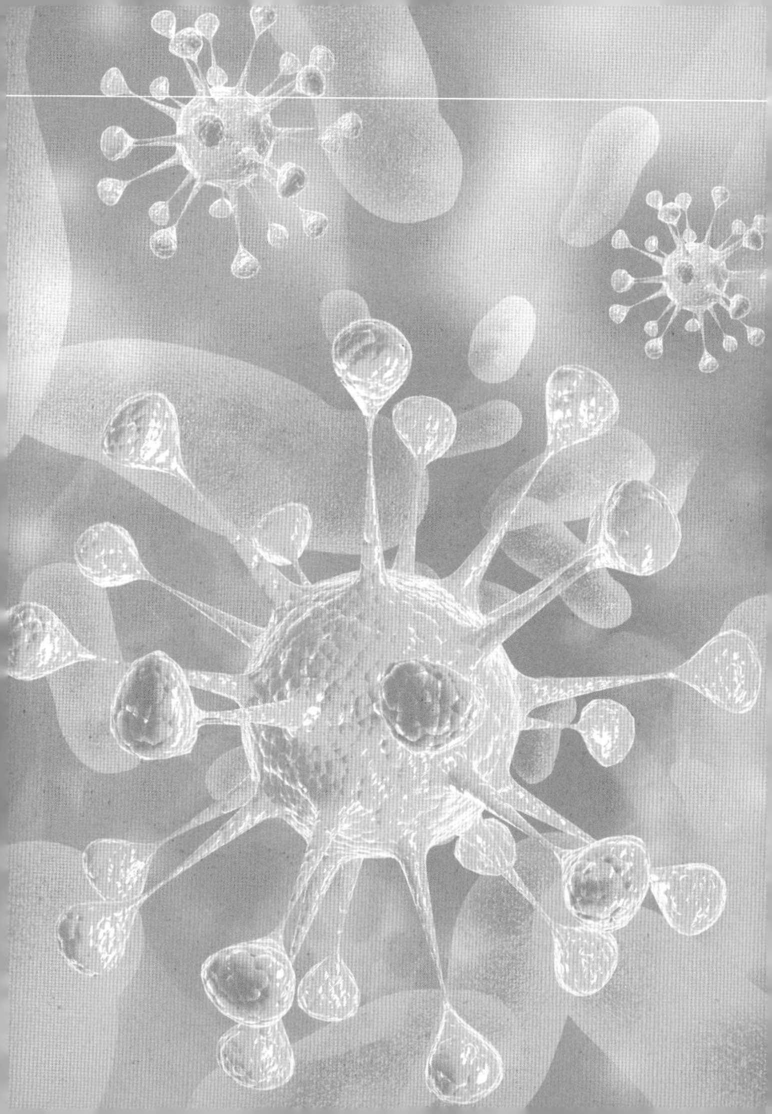

Übertragungswege

- Bei direkter Übertragung gelangen Erreger unmittelbar vom Erregerreservoir über eine Eintrittspforte in den Organismus.
- Bei indirekter Übertragung werden Erreger über Vektoren oder durch Kontakt mit kontaminierten Stoffen oder Gegenständen übertragen.

Übertragungswege.

Beachte: Eine Zoonose ist eine Erkrankung, bei der das Erregerreservoir Wirbeltiere sind. Der Übertragungsweg ist dabei unerheblich. Malaria ist z.B. keine Zoonose.

Direkte Übertragungswege

- **Tröpfcheninfektion**: Erreger werden über die Luft eingeatmet.
- **direkte Kontakt-/Schmierinfektion:** z.B. über Geschlechtsverkehr und jede andere Art von direkter Berührung einer Eintrittspforte mit erregerhaltigem Material
- **parenterale Übertragung:** Erreger gelangen direkt in das Blut z.B. über infizierte Spritzen oder Blutkonserven
- **diaplazentare Übertragung:** von der Mutter gelangen die Erreger über die Plazenta auf das ungeborene Kind
- **Perinatale Übertragung:** Sonderform der direkten Kontaktinfektion. Die Erreger gelangen während des Geburtsvorgangs von der Mutter auf das Kind.

Indirekte Übertragungswege

- **indirekte Kontakt- und Schmierinfektion:** häufig fäkal-oral, z.B. bei Gastroenteritis- und Wurmerkrankungen über verseuchtes Wasser oder Nahrungsmittel sowie über Türgriffe, Stifte, Wasserhähne usw.
- **über Staub:** z.B. bei Milzbrand, Tetanus
- **über Aerosole:** z.B. Legionellose, welche häufig über Warmwassergeräte, Klimaanlagen etc. übertragen wird. Die Erreger befinden sich in den Wassertröpfchen.
- **über Zwischenwirte = Vektoren:** z.B. Zecken, Flöhe, Mücken, Läuse etc.

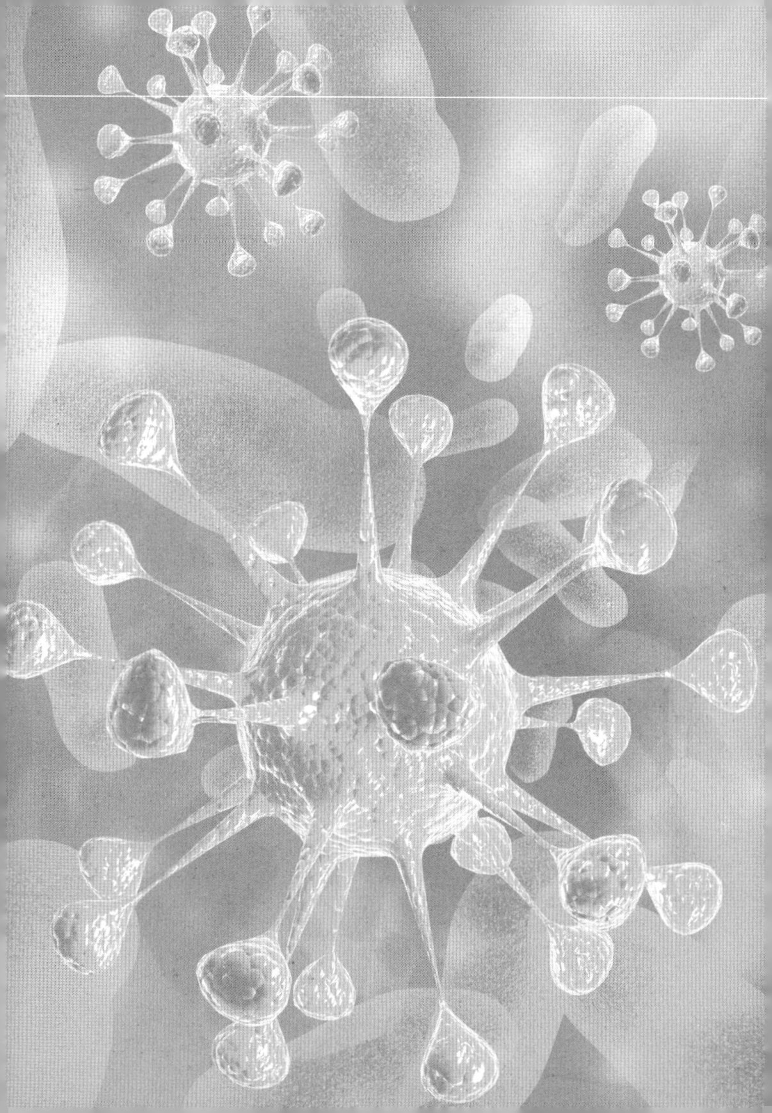

Hygieneplan

Die Richtlinien für Krankenhaushygiene und Infektionsprävention des RKI schreibt die Erstellung von Hygieneplänen vor, die nach dem IfSG (§ 36) als Verfahrensweisen zur Infektionshygiene anzusehen sind.
Für jede Praxis muss ein Hygieneplan erstellt werden.

Bedeutung des Hygieneplans.

Eine umfangreiche Sammlung von den heute zu beachtenden hygienischen Regeln sind im Handbuch des Bund Deutscher Heilpraktiker BDH zu finden.

Infektionshygienische Überwachung
Nach § 36 IfSG sollten z.B. Gemeinschaftseinrichtungen, Tageskliniken und vergleichbare Behandlungseinrichtungen in einem Hygieneplan innerbetriebliche Verfahrensweisen zur Infektionshygiene festlegen. Praxen, in denen invasive Eingriffe und sonstige Tätigkeiten vorgenommen werden, bei denen durch Blut Krankheitserreger übertragen werden können, werden vom Gesundheitsamt infektionshygienisch überwacht.

Inhalte des Hygieneplans

- Ausgestaltung hygienegerechter Praxisräume.
- hygienegerechte Arbeitsweise zum Schutz der Patienten, des Praxisinhabers und aller Angestellten, betrifft u.a.:
  - Händedesinfektion
  - Flächendesinfektion
  - Vorgehen bei invasiven Eingriffen
  - Aufbereitung inkl. Sterilisation von Medizinprodukten
  - sachgerechte Abfallentsorgung

Beachte:

- Alle Praxistätigkeiten, die hygienetechnisch relevant sind, sollten im Hygieneplan genauestens beschrieben werden.
- Alle Mitarbeiter der Praxis (auch Reinigungs- und Büropersonal) sollten regelmäßig bzgl. der Infektionshygiene geschult werden.
- Alle Maßnahmen (z.B. Schulungen, Sterilisationsvorgänge, Reinigung, Flächendesinfektion) sollten dokumentiert werden.
- Der Hygieneplan muss regelmäßig auf Aktualität überprüft und ggf. angepasst werden.
- Der Hygieneplan muss an die individuellen Gegebenheiten der Praxis (Räume, Tätigkeiten, Personal) angepasst erstellt werden.

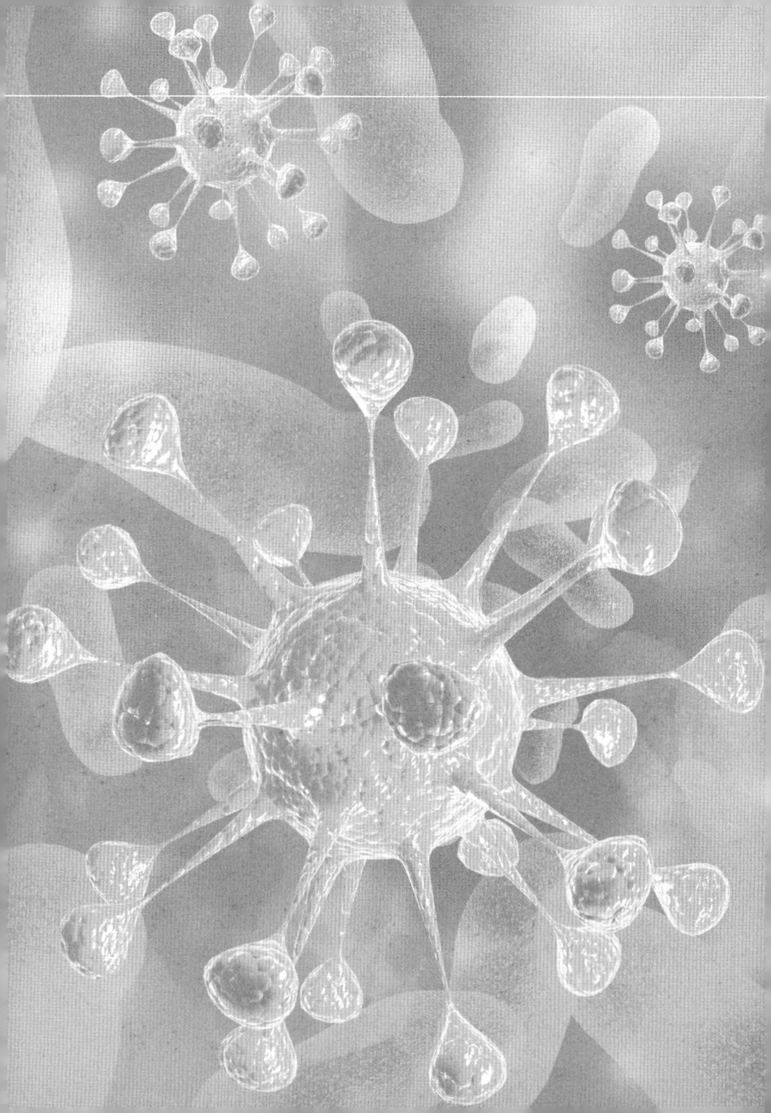

Desinfektion

- Desinfektion ist die gezielte aber nicht vollständige Abtötung pathogener Keime auf Haut, Flächen und Geräten.
- Ziel ist es, unter den gegebenen Umständen keine Schäden zu verursachen.
- Desinfektionsmittel mit nachgewiesener Wirksamkeit sind u.a. in der Roten Liste aufgeführt.

Definition und Bedeutung von Desinfektionsmaßnahmen.

Desinfektionsmaßnahmen reduzieren Keime in etwa um den Faktor 10^4.

Desinfektionsverfahren

- physikalisch:
  - Hitze
  - Filtersysteme
  - Strahlen
- chemisch:
  - Alkohole
  - Aldehyde (z.B. Formaldehyd)
  - Phenole
  - Halogene (z.B. Chlor)
  - Oxidationsmittel (z.B. Ozon)

Was muss in einer Praxis desinfiziert werden?

- Hände des Behandlers
- Haut der Patienten
- Oberflächen wie z.B. Regale, Tisch, Behandlungsliegen
- Böden
- Medizinprodukte wie z.B. Schröpfgläser, Baunscheidtköpfe

Beachte folgende Regeln:

- Immer Herstellerangaben in Bezug auf Wirkspektrum, Menge und Einwirkdauer beachten.
- Während der gesamten Einwirkzeit muss das zu desinfizierende Material immer mit dem Desinfektionsmittel feucht benetzt sein.
- Eiweißfehler vermeiden: Blut, Stuhl und Urin beeinträchtigen die Wirkung diverser chemischer Desinfektionsmittel. Mit diesen Substanzen verunreinigte Materialien erst desinfizieren, dann reinigen und anschließend ein zweites Mal desinfizieren!
- Keine Reinigungsmittel zusetzen, diese heben ebenso die Wirkung der Desinfektionsmittel auf: erst desinfizieren, dann reinigen.
- Rechenbeispiele zum Ansetzen bestimmter Konzentrationen und Mengen für Amtsarztüberprüfungen üben! (z.B. Wie viel Desinfektionsmittel müssen Sie mit wie viel Wasser verdünnen, um 5 l einer 2%igen Gebrauchslösung zu erhalten?)

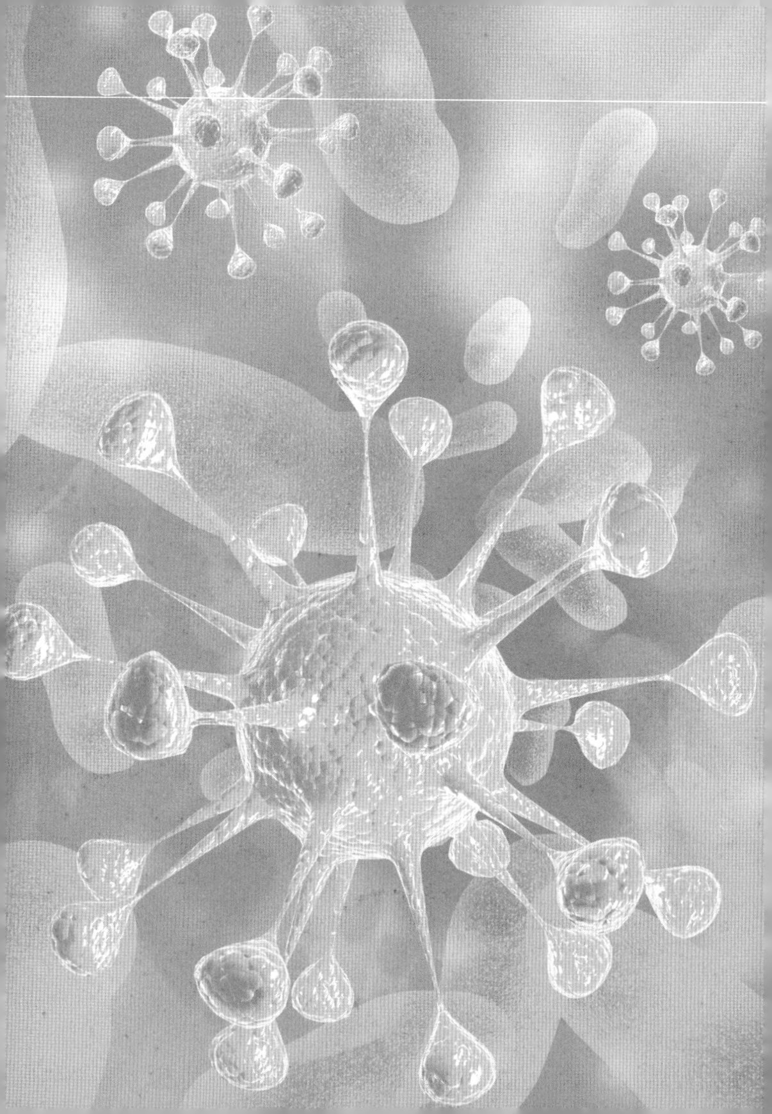

Sterilisation

Definition und Vorgehen bei der Sterilisation von Medizinprodukten.

- Sterilisation ist die Abtötung sämtlicher an und in einem Objekt vorhandener Mikroorganismen und ihrer Sporen.
- Zur Anwendung kommen verschiedene physikalische und chemisch physikalische Methoden.
- Wirksame Sterilisation: Sterilisationsgut muss sauber/trocken sein, Sterilisierkammer nicht überfüllen.

Jede Sterilisation sollte dokumentiert werden. Dabei sollte das Sterilgut eindeutig gekennzeichnet werden, um dadurch dessen Sterilität nachzuweisen.

Sterilisationsverfahren

- Heißluftsterilisation
- Dampfdrucksterilisation
- energiereiche bzw. ionisierende Strahlen
- Gassterilisation:
  - Ethylenoxidgas
  - Formaldehydgas
  - Plasmasterilisation

Heißluftsterilisation

- geeignet für Instrumente aus Glas, Metall, Porzellan
- Trockenschrank mit Temperatur von 180°C
- Dauer abhängig vom Gerät ca. 1–2 Stunden (Vorwärmzeit beachten)

Dampfdrucksterilisation im Autoklav

- geeignet für Instrumente aus Glas, Metall, Textilien, Gummi, Verbandsstoffe, thermostabile Kunststoffe
- 121°C bei 2 bar mind. 20 Min.
- 134°C bei 3 bar mind. 5 Min.

Ablauf:

Desinfizieren – Reinigen – Sterilisieren:

- Sterilgut zunächst ausreichend lange in Desinfektionslösung legen (Gebrauchsanweisung der Desinfektionslösung beachten).
- Sichtbar kontaminierte Gegenstände mit Desinfektionsmittel kräftig abreiben.
- Hohlkörper müssen mit Desinfektionsmittel vollständig gefüllt sein.
- Anschließend Sterilgut mit Wasser und evtl. Reinigungsmitteln reinigen.
- Sterilisation im Sterilisator gemäß Gebrauchsanleitung durchführen.

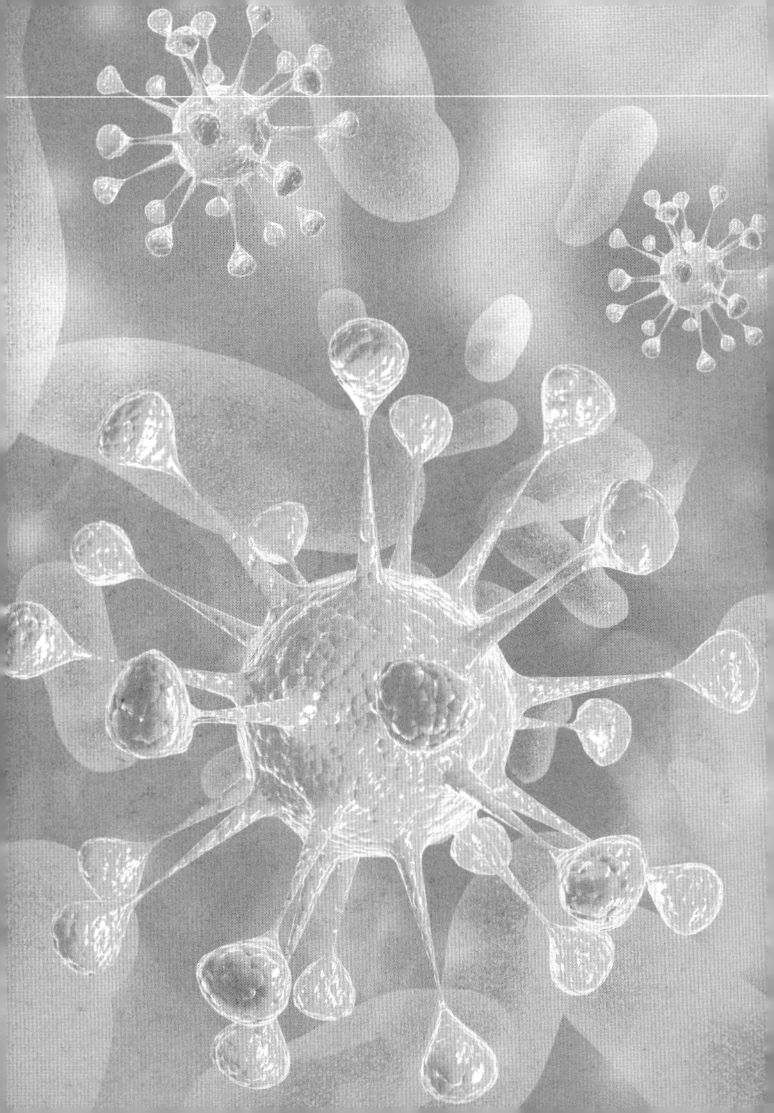

Händehygiene

Vorgehen bezüglich Händehygiene.

- Definition: wichtigste Maßnahme zur Vermeidung von Übertragung ansteckender Krankheiten
- Unterschieden werden:
  - Händewaschung
  - Händedesinfektion (hygienisch bzw. chirurgisch)
  - Handpflege

Vor Pausen und nach Dienstschluss Handpflege mit einem geeigneten Handpflegemittel aus der Tube nicht vergessen.

Händewaschung
- bei sichtbarer Verschmutzung
- nach dem Toilettenbesuch
- nach dem Naseputzen
- nach dem Essen

Hygienische Händedesinfektion
- nach Kontakt mit Patienten, von denen Infektionen ausgehen können
- nach Kontakt mit Blut, Sekreten, Ausscheidungen
- vor dem Anziehen und nach dem Ausziehen von sterilen oder unsterilen Handschuhen, z.B. bei Injektionen
- nach Kontakt mit kontaminierten Gegenständen oder Oberflächen
- vor Kontakt mit immunsuppressiven Patienten

Durchführung der hygienischen Händedesinfektion
- bei starker Verunreinigung abspülen unter klarem Wasser OHNE Seife!
- ca. 3 ml Händedesinfektionsmittel für ca. 30 Sekunden in die Hände einreiben
- alle schwer zugänglichen Stellen wie Fingerzwischenräume, Nagelfalze etc. besonders beachten

Tragen von Handschuhen ist immer dann erforderlich, wenn der Kontakt mit Blut, Sekreten und Ausscheidungen wahrscheinlich ist, d.h. auch bei Blutentnahmen und allen Injektionen.

Chirurgische Händedesinfektion
Vor Operationen!!
- Fingernägel und Nagelfalze mit steriler Bürste reinigen
- Hände bis einschließlich Ellenbogen mindestens 1 Min. waschen
- mit Wasser abspülen und gut abtrocknen
- Hände bis einschließlich Ellenbogen mit Desinfektionsmittel einreiben und 5 Min. feucht halten (Herstellerangaben für Einwirkzeit beachten)
- Alkohol verdunsten lassen und nicht abtrocknen

Beachte:
- Im Gegensatz zur hygienischen Händedesinfektion hier **erst** waschen, **dann** desinfizieren.

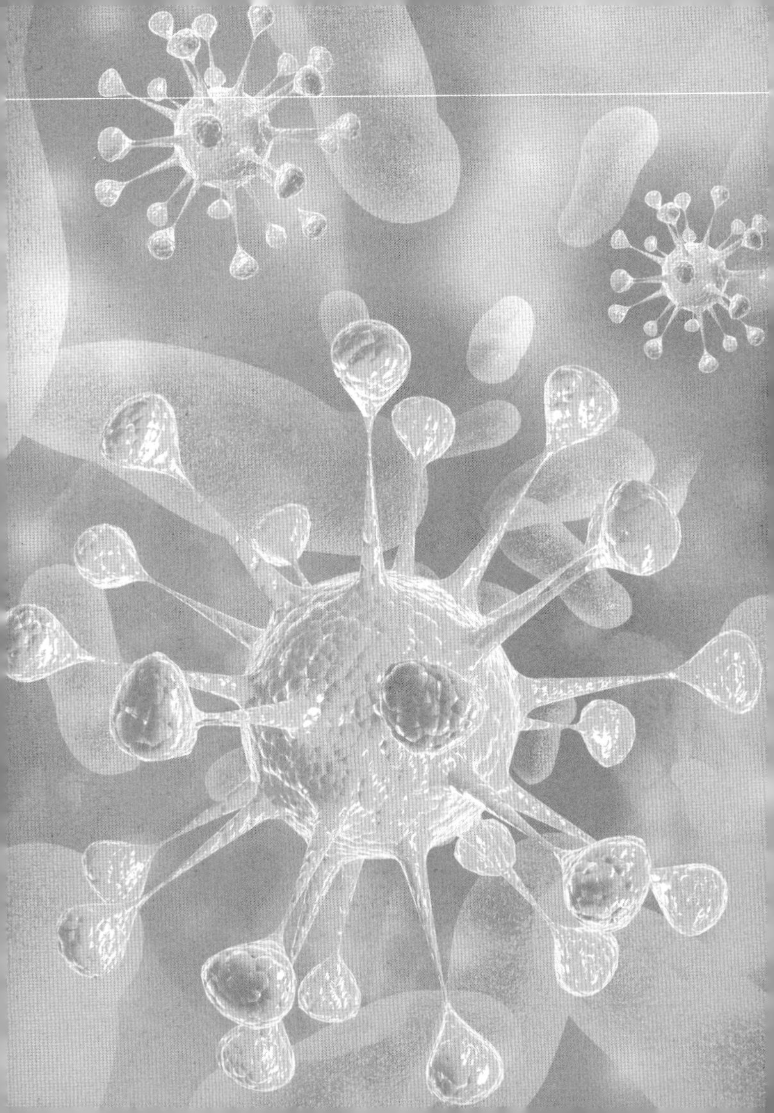

Erregertypen

Die wichtigsten Erregertypen, beim kleinsten beginnend, nach Größe geordnet:
- Prionen
- Viren
- Bakterien und ihre Sonderformen
- Protozoen
- Pilze
- Gliederfüßler
- Würmer

Die wichtigsten Erregertypen ansteckender Krankheiten mit einigen Beispielen.

Bei Bakterien sind insbesondere deren Exo- oder Endotoxine die krankmachenden Stoffe!

Erreger können nur unter bestimmten Voraussetzungen in den Wirtsorganismus eindringen und sich dort vermehren.
Beispiele für Krankheitserreger:

Bakterien
z.B. Staphylokokken, Streptokokken, Escherichia coli, Salmonellen

Bakterien-Sonderformen
z.B. Rickettsien, Mykoplasmen, Chlamydien

Viren
z.B. Herpesviren, Togaviren, Flavusviren, Retroviren, Coronaviren, Bornaviren, Filoviren, Orthomyxoviren, Paramyxoviren, Rhabdoviren

Protozoen
z.B. Amöben, Trichomonaden, Plasmodien, Toxoplasma, Giardia lamblia

Pilze
z.B. Hefepilze = Sprosspilze, Dermatophyten, Schimmelpilze

Würmer
z.B. Band-, Faden-, Saugwürmer

Gliederfüßler
Krätzemilbe, Läuse, Zecken können sowohl als Verursacher von Krankheiten (z.B. Krätze = Scabies) als auch als Überträger eine Rolle spielen.

Prionen
Eiweißpartikel, die es sowohl in physiologischer als auch pathologischer Form gibt. Sie gelten als Erreger für die Variante der Creutzfeldt-Jacob-Krankheit (vCJK) und verursachen v.a. neurologische Störungen.

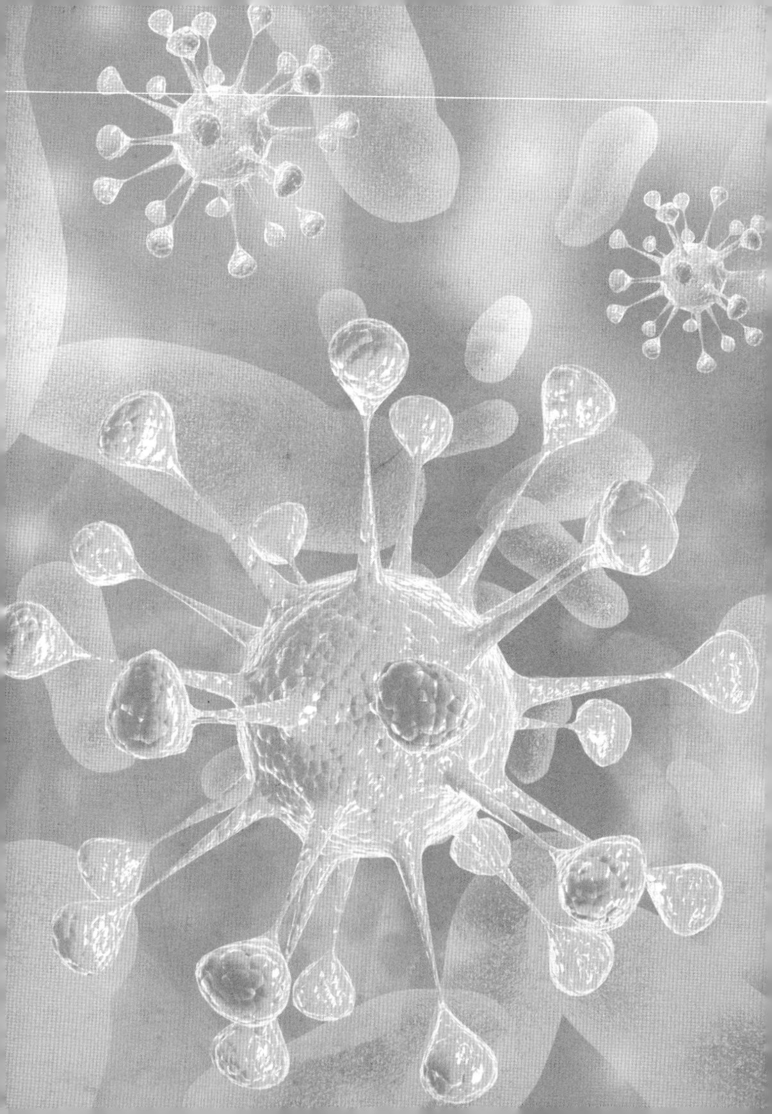

M. Systemische bakterielle Erkrankungen 2

M1 Pest
M2 Puerperalsepsis
M3 Rückfallfieber
M4 Brucellose

N. Systemische virale Erkrankungen

N1 AIDS
N2 Influenza
N3 Mononucleosis infektiosa
N4 Zytomegalie

O. Organübergreifende Würmer/Gliederfüßler/Protozoen

O1 Scabies
O2 Toxoplasmose
O3 Trichinose
O4 Verlausung

P. „Bunte Gruppe"

P1 Virushepatitis
P2 Trachom
P3 Keratokonjunktivitis
P4 Gasbrand

Q. Infektionsschutzgesetz 1

Q1 § 6
Q2 § 7
Q3 § 8
Q4 § 9

R. Infektionsschutzgesetz 2

R1 § 15–19
R2 § 20–23
R3 § 24
R4 § 25–32

S. Infektionsschutzgesetz 3

S1 § 33–34
S2 § 36
S3 § 42
S4 § 44–77

T. Gesetzeskunde 1

T1 Heilpraktikergesetz
T2 Zahnheilkundegesetz
T3 Hebammengesetz
T4 Arzneimittelgesetz

U. Gesetzeskunde 2

U1 Betäubungsmittelgesetz
U2 Heilmittelwerbegesetz
U3 Medizinproduktegesetz
U4 BGB

V. Infektionskunde 1

V1 Definitionen
V2 Erregertypen
V3 Bakterien
V4 Viren

W. Infektionskunde 2

W1 Pilze
W2 Protozoen
W3 Würmer
W4 Gliederfüßler

X. Infektionskunde 3

X1 Impfempfehlungen STIKO
X2 Übertragungswege
X3 Fieber
X4 Fieberverlaufsformen

Y. Hygiene

Y1 Hygieneplan
Y2 Desinfektion
Y3 Sterilisation
Y4 Händehygiene

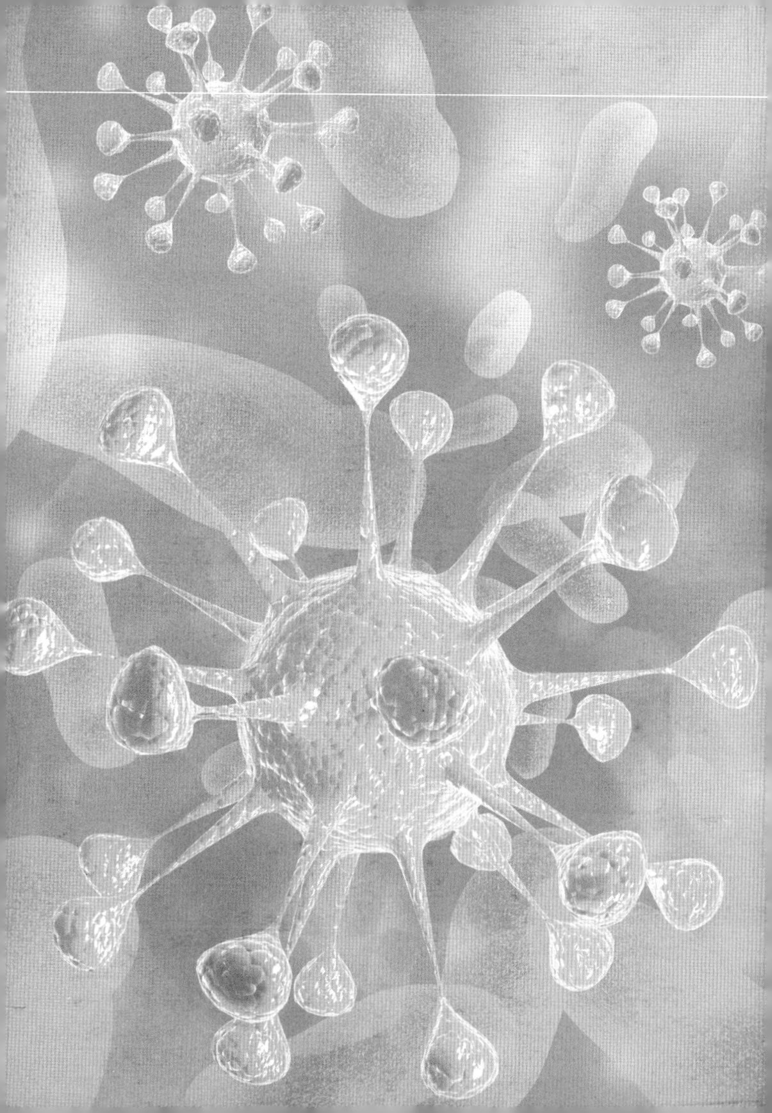

Übersicht über die IfSG-Karten

A. Klassische Geschlechtskrankheiten

A1 Syphilis
A2 Ulcus molle
A3 Lymphogranuloma inguinale
A4 Gonorrhoe/Tripper

B. Kinderkrankheiten 1

B1 Masern
B2 Windpocken
B3 Röteln
B4 Mumps

C. Kinderkrankheiten 2

C1 Ringelröteln
C2 Scharlach
C3 Haemophilus influenza Typ B (HIB)
C4 Keuchhusten

D. Tropische Magen-Darm-Erkrankungen

D1 Cholera
D2 Typhus/Paratyphus
D3 Amöbenruhr
D4 Shigellenruhr

E. Heimische Magen-Darm-Erkrankungen

E1 Infektiöse Gastroenteritis
E2 EHEC/HUS
E3 Salmonellose
E4 Echinokokkose

F. Fiebererkrankungen

F1 Malaria
F2 Fleckfieber
F3 Virusbedingtes hämorrh. Fieber
F4 Gelbfieber

G. Enzophalopathien

G1 FSME
G2 HSE
G3 Meningitis/Enzepahlitis
G4 Lyme-Borreliose

H. Lähmungen/Krämpfe

H1 Botulismus
H2 Tetanus
H3 Tollwut
H4 Poliomyelitis

I. Atemwegserkrankungen

I1 Diphtherie
I2 Q-Fieber
I3 Legionärskrankheit
I4 Ornithose

J. Bakterielle Hauterkrankungen

J1 Erysipel
J2 Lepra
J3 Milzbrand
J4 Impetigo contagiosa

K. Hauterkrankungen

K1 Herpes simplex
K2 Herpes zoster
K3 Pocken
K4 Katenkratzkrankheit

L. Systemische bakterielle Erkrankungen 1

L1 Listeriose
L2 Tuberkulose
L3 Tularämie
L4 Leptospirose

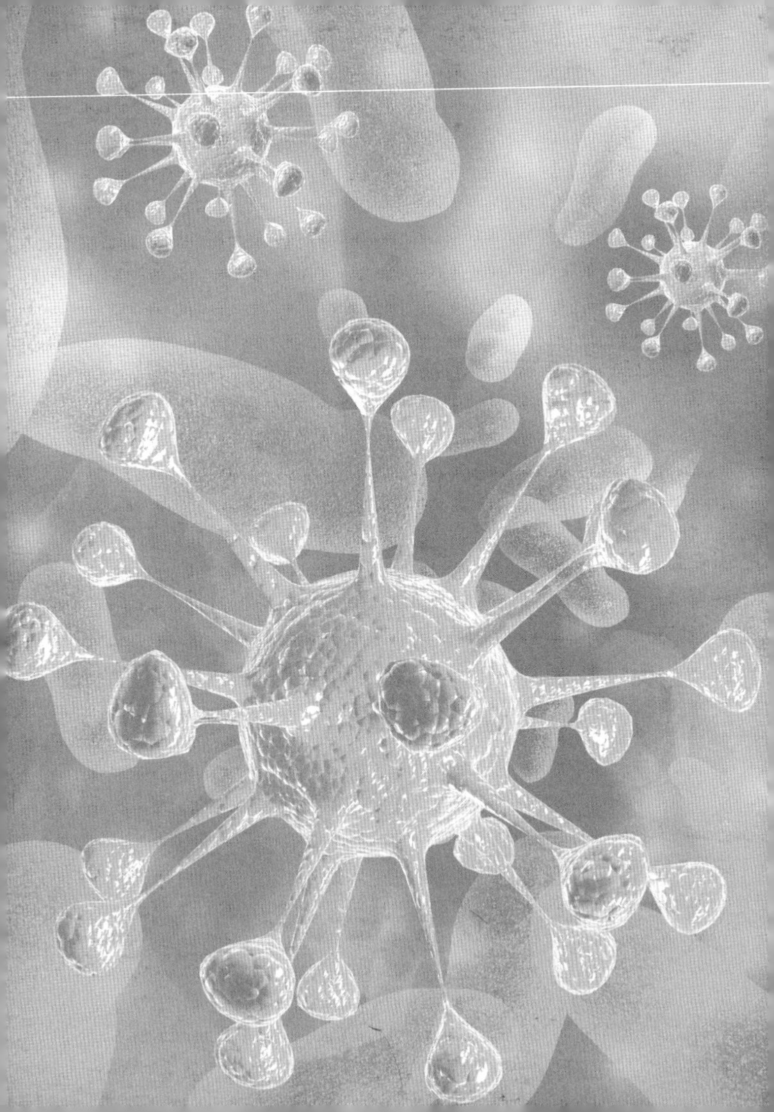